瑞金护理精粹

技术篇 ｜ 第一卷

主　编◎吴蓓雯

副主编◎朱唯一　张　寅

U0295116

上海交通大学出版社
SHANGHAI JIAO TONG UNIVERSITY PRESS

内容提要

本书通过瑞金医院特色护理案例引出瑞金护理传承技术和护理新技术,每个护理技术的撰写,由案例介绍、病情介绍、护理程序、护理记录、护理关键点和护理技术等构成。护理技术的应用,是护理人员的重要工作内容。本书的撰写模式有利于培养护理人员的临床思维,指导其为患者提供合适、精准的护理技术,帮助患者康复;同时也能促进护理人员对临床护理案例进行深入思考,发现和改进更多基于患者需求的护理技术。

本书适合护理人员、在读护生使用。

图书在版编目(CIP)数据

瑞金护理精粹.技术篇.第一卷/吴蓓雯主编.——
上海:上海交通大学出版社,2024.4
ISBN 978-7-313-30622-7

Ⅰ.①瑞… Ⅱ.①吴… Ⅲ.①护理学 Ⅳ.①R47

中国国家版本馆 CIP 数据核字(2024)第 080788 号

瑞金护理精粹(技术篇·第一卷)
RUIJIN HULI JINGCUI (JISHUPIAN·DIYIJUAN)

主　　编:吴蓓雯

出版发行:上海交通大学出版社　　　　　　地　　址:上海市番禺路 951 号
邮政编码:200030　　　　　　　　　　　　电　　话:021-64071208
印　　制:上海万卷印刷股份有限公司　　　经　　销:全国新华书店
开　　本:787mm×1092mm　1/16　　　　　印　　张:19.25
字　　数:461 千字
版　　次:2024 年 4 月第 1 版　　　　　　　印　　次:2024 年 4 月第 1 次印刷
书　　号:ISBN 978-7-313-30622-7
定　　价:68.00 元

本书编委会

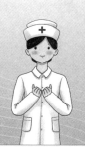

主　审　宁　光

主　编　吴蓓雯

副主编　朱唯一　张　寅

编　委（按姓氏汉语拼音排序）

陈红娟	陈　惠	陈　舒	陈伟红	葛晓莹	顾秋莹	顾艳婷
何秋芸	赫　洋	蒋　琰	景　峰	康　磊	陆　莉	莫伊雯
钱珠萍	乔　祎	秦莉媛	荣　岚	阮　隽	沈晓娴	唐　莲
陶凤来	汪雯靓	王　璐	王敏慧	卫　诺	巫雅萍	奚蓓华
夏　晴	杨振华	姚屹瑾	曾　倩	张蔚青	张永怡	赵林娣
赵淑媛	郑　欣	周莹霞	朱　颖			

前　言

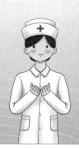

护理学是一门实践性学科，其基本概念包括人、环境、健康、护理；护理的目标是促进健康、预防疾病、减轻痛苦、恢复健康。在医疗机构高质量发展、临床专科高要求推进、人类健康全生命周期建设的当下，护理人员持续聚焦人民群众日益增长的多样化护理服务需求，坚持以人民健康为中心，持续提升患者就医体验。2023年国家卫生健康委在发布的《进一步改善护理服务行动计划（2023—2025年）》中提出"加强临床护理，促进护理服务贴近患者；提高护理质量，促进护理服务贴近临床；拓展护理领域，促进护理服务贴近社会"。为贯彻落实该计划中的指示，护理人员需要做到持续创新，包括技术创新、流程再造、模式创新。

面对这一形势，2023年伊始，瑞金护理人将工作中传承、创新、再造的护理技术、护理模式、护理流程进行了梳理和总结，制订了完整的出版计划，并将丛书名命名为《瑞金护理精粹》。本书为"技术篇·第一卷"，作为丛书第一本，希望能为后续分册树立一个标杆，引导丛书编写和出版的有序开展。

我们深知，在护理实践的各类场景、各个环节中，护理人员均需要夯实自身技术水平，因为护理技术水平的高低直接关系到患者诊疗的效率、体验和结局；并且随着时代的发展、科技的进步，护理人员已然成为新兴技术发明和应用的主角。因此，唯有持续不断提高自身临床护理专业技术水平，才能进一步助推护理高质量发展。

本书的特色之处为通过临床疾病案例，引出不同疾病患者在诊疗期间，由护理人员为其实施的各类基础或专科护理技术。具体案例包括吸入性损伤、淋巴瘤自体移植、重症急性胰腺炎、多器官功能障碍综合征、老年肌少症、重症肺炎、肝衰竭、库欣病、炎症性肠病、急性肾衰竭、肠造口、冠心病、胃癌合并腹膜转移，共13个临床案例，59项护理技术。以此分享给护理同道们，相信能够提供专业指导并可具体借鉴，也欢迎各位同道提供宝贵意见，以臻完善。

目　录

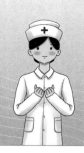

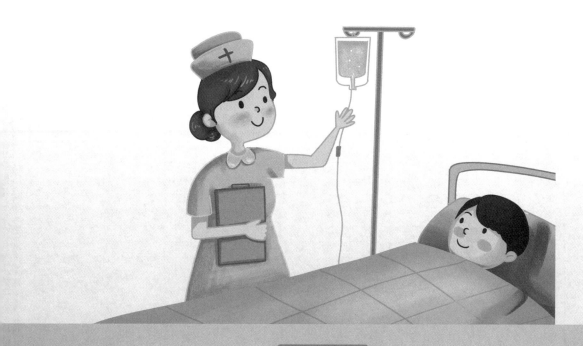

第一章

吸入性损伤案例和相关护理技术

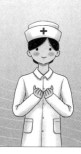

第一章
吸入性损伤案例和相关护理技术

▍一、案例

　　王先生,男,36 岁。于 2023 年 4 月 23 日凌晨 5:00 因家里的电瓶车在充电时电瓶着火,被烟熏醒后先后救出妻子和孩子,在这个过程中被烧伤,伤后 1 h 由 120 救护车送到烧伤急诊科。查体:患者无体表烧伤,无外伤,神志清;咽喉镜检查发现其口腔黏膜附着黑色炭粒,咽部也有大量炭粒附着,无水疱,肿胀不明显,口咽部和喉咽部间隙正常;双肺听诊未闻及啰音。急诊予以建立静脉通路,给予乳酸钠林格液 1 000 ml、5％葡萄糖(glucose, GS)1 500 ml 静脉滴注(当日 5:00 至次日 5:00),暂禁食、禁水。为进一步治疗,急诊拟"吸入性损伤"收治烧伤监护室。患者入院后经过输液、建立人工气道、氧疗、抗感染、营养支持等治疗,于 5 月 15 日出院。

▍二、主要的病情介绍

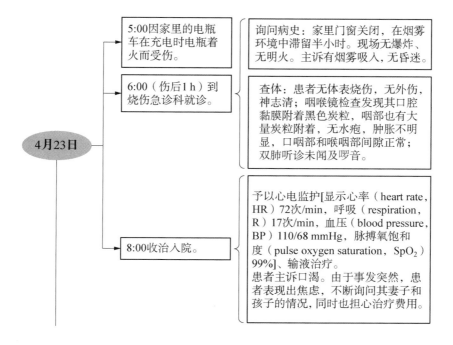

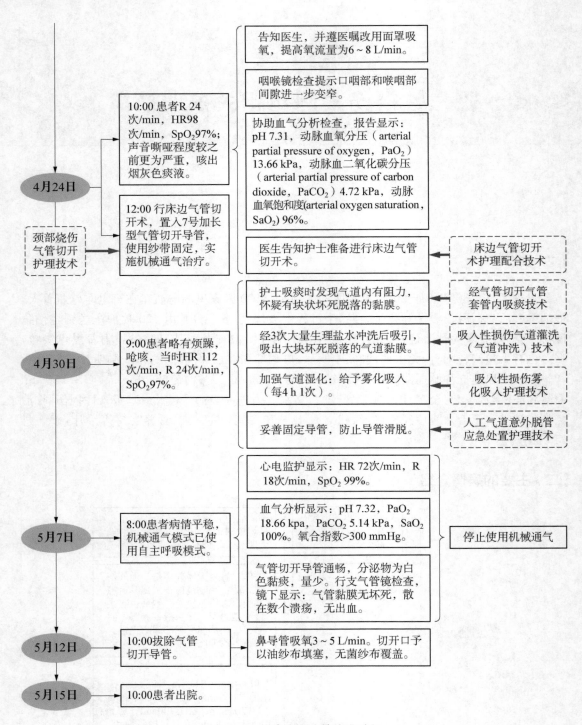

图 1-1　患者主要病情演进过程

三、护理程序

根据本案例制订护理计划,如表 1-1 所示。

表 1-1　患者护理计划

日期	护理诊断	诊断依据	护理目标	护理措施	评价
4 月 23 日	知识缺乏	(1) 缺乏吸入性损伤的相关知识。(2) 缺乏吸入性损伤后需要暂时禁食、禁饮的知识。	(1) 患者了解吸入性损伤的相关知识。(2) 患者了解吸入性损伤后暂时禁食、禁饮的相关知识,无口渴、需喝水的主诉。	(1) 向患者讲解与疾病相关的知识,取得患者的配合。(2) 告知患者早期饮水可能会增加窒息的风险,通过静脉输液可维持机体的需要。	(1) 患者熟悉疾病相关知识。(2) 患者接受建议,无口渴、喝水的主诉。
4 月 23 日	焦虑	与担心妻子和孩子的状况及费用问题有关。	减轻焦虑。	(1) 告知患者其妻子和孩子目前均无受伤,已通知单位和街道,为其支付医药费。(2) 向患者介绍其责任护士/医生、护士长,使患者熟悉病区环境,消除其对周围环境的陌生感。	患者和妻子通话后,安心接受治疗,情绪和心理状态稳定。
4 月 23 日	潜在并发症:体液过多	咽喉部水肿的可能性增加。	减轻咽喉部水肿。	(1) 体位安置:抬高床头 30°。(2) 动态观察呼吸频率和呼吸型态,观察有无声音嘶哑。(3) 5% GS 的输注速度不宜过快,同时观察患者 24 h 内的排尿次数。(4) 遵医嘱暂禁食。	4 月 24 日 6:00 患者口腔黏膜及咽喉部水肿程度略有加重。继续观察患者的病情变化。
4 月 23 日	有窒息的危险	咽喉镜检查发现口腔黏膜附着黑色炭粒,咽部也有大量炭粒附着,口咽部和喉咽部间隙变窄的可能性增加。	保持呼吸道通畅,防止窒息的发生。	(1) 体位安置:给予颈后仰过伸位。(2) 动态观察呼吸频率和呼吸型态,观察有无声音嘶哑或声音嘶哑的进展情况、有无刺激性咳嗽,以及咳出的痰液中有无炭粒。(3) 动态观察有无三凹征症状(吸气时胸骨上窝、锁骨上窝、肋间隙出现明显凹陷)。(4) 动态评估口腔黏膜的水肿程度有无加重。(5) 准备吸引装置,床边备气管插管或气管切开用物。(6) 吸净口腔和鼻腔内的分泌物,吸引时动作轻柔。(7) 遵医嘱给予鼻腔双通道吸氧 3~5 L/min。	4 月 24 日 6:00 患者口咽部和喉咽部间隙略变窄。患者 24 h 内未发生呼吸困难等窒息症状。继续观察患者的病情变化。

日期	护理诊断	诊断依据	护理目标	护理措施	评价
4月24日	自主呼吸受损	与伤后大量的血浆样液体渗出、咽喉部水肿程度加重有关。	保持呼吸道通畅,及时发现病情变化,协助医生进行气管切开。	(1) 安置合理体位:颈后仰过伸体位。 (2) 监测血气分析结果,如有PaO_2、$PaCO_2$、碳氧血红蛋白或肺泡-动脉血氧分压差降低,应及时告知医生。 (3) 及时吸引口腔和鼻腔内的分泌物。 (4) 协助气管切开:①护士协助患者摆放颈后仰过伸位,取下床头挡板;②准备好吸引装置,以及气管切开导管、灯光、气管切开包等无菌用品;③根据医嘱调整氧疗方法。	4月24日12:00实施气管切开术,置管顺利,置入7号气管切开导管。
4月24日	清理呼吸道无效	与气管切开、无法清除呼吸道分泌物有关。	气管切开期间,保持气管切开导管通畅。	(1) 及时判断呼吸道分泌物吸引的指征。 (2) 选择开放式、分段吸痰的吸痰方法。 (3) 每次吸痰时间不超过10~15 s,最长的吸痰间隔时间应<8 h。 (4) 吸痰前给予纯氧或加大氧流量,吸痰完毕后调整至原来的氧流量。 (5) 观察呼吸道分泌物的颜色、性质、量。 (6) 评估湿化效果,及时调整气道湿化的方法。 (7) 结合体位引流、物理排痰等方法促进患者痰液的排出,鼓励患者自主咳嗽。	4月24~29日,患者气管切开导管通畅,痰液量中等,气道湿化后痰液易吸引,呈烟灰色。
4月24日	气体交换受损	与吸入性损伤后肺顺应性、气道阻力和非弹性阻力改变有关。	患者氧合指数正常。	(1) 据医嘱实施氧疗,观察氧疗效果。 (2) 使用机械通气治疗时:①护士协同医生设定合适的呼吸机参数;②观察患者的心率、氧饱和度、呼吸、血压、尿量等;③听诊呼吸音的变化及是否有异常呼吸音出现;④观察呼吸机各项报警指标并及时处理;⑤呼吸机管道每7 d更换一次,若痰培养出现耐药菌定植或感染,应每48 h更换一次;呼吸机管道破损或肉眼可见污染时应立即更换。	患者使用氧疗期间氧合指数≥300 mmHg,于5月12日拔除气管切开导管。

（续表）

日期	护理诊断	诊断依据	护理目标	护理措施	评价
4月24日	语言沟通障碍	与气管切开置管有关。	患者能够用非语言的方式表达诉求。	（1）术前和患者做好解释工作，告知患者气管切开后不能讲话。 （2）经常巡视病房，及时发现患者的需求。 （3）将呼叫铃放置于患者枕边，以方便患者按铃。 （4）采用写字板等方式让患者将需求写下来告知护士。	患者能够理解并配合，通过写字板等工具将其需求告知护士。
4月30日	有窒息的危险	与坏死脱落的气道黏膜阻塞气管和支气管有关。	及时吸引，解除呼吸道梗阻症状。	（1）吸引负压调至 0.45～0.53 MPa，并提高氧浓度。 （2）用 20 ml 生理盐水在患者吸气时快速冲入气道，刺激患者咳嗽，数秒后予以吸引。 （3）可用 5% 碳酸氢钠和生理盐水交替冲洗。 （4）吸引数次后，让患者休息 15～30 min，然后再次吸引。期间观察患者的生命体征、面色、氧饱和度等情况。 （5）必要时准备纤维支气管镜帮助灌洗。 （6）加强呼吸道的湿化，及时评估湿化的效果。	行气道灌洗和吸引后，吸出一块烟灰色呈鸡爪样的细支气管内膜。患者的窒息症状得到缓解。
4月30日	有感染的危险	与吸入性损伤后气道黏膜受损，易引起细菌入侵致肺部感染有关。	不发生肺部感染。	（1）评估呼吸道分泌物的颜色，如呈黄色或黄绿色，提示可能有感染发生。 （2）注意呼吸道分泌物吸引的顺序，每个部位吸痰结束后应更换吸痰管。 （3）采用分段吸痰法，有咳嗽反射或痰液较少者采用浅层吸痰法；咳嗽反射较弱或痰液较多且不易咳出时，可采用深层吸痰法。 （4）进行声门下吸引，直接吸引积聚在气囊上方的分泌物，间歇吸引，每 2 h 一次，最长间隔时间应<8 h，吸引负压为 20～150 mmHg。 （5）加强对气管切口皮肤的护理。 （6）根据医嘱合理使用抗生素。	患者未发生感染。

(续表)

日期	护理诊断	诊断依据	护理目标	护理措施	评价
4月30日	潜在并发症:呼吸道出血	与气道黏膜脱落后气道损伤引起出血有关。	气道黏膜脱落后呼吸道不发生出血。	(1) 加强对呼吸道分泌物颜色的评估,如为鲜红色或痰中带血丝,则考虑为呼吸道出血,应及时处理。并和心力衰竭导致的粉红色泡沫痰相鉴别。 (2) 吸痰时动作轻柔,患者吸气时放置吸引管,呼气时向上提拉。必要时根据医嘱使用止血药物滴入气道。	患者黏膜脱落期未发生呼吸道出血。
4月30日	潜在并发症:气管切开导管滑脱	与气囊压力不当和固定带松弛有关。	不发生气管切开导管滑脱。	(1) 每隔4~6 h测量一次气囊压力,患者改变体位后应及时监测气囊压力,并使其维持在25~30 cmH₂O。 (2) 将气管切开导管用固定带环绕颈部固定牢固。 (3) 做好意外脱管紧急置管的准备,床旁配备气管切开包,可在意外脱管时应急使用。 (4) 吸痰时观察吸引管置入是否通畅。	患者置管期间未发生气管切开导管的滑脱。
5月13日	焦虑	与拔除气管切开导管后患者讲话时气管切开处未封闭有关。	患者能发音并和医护人员进行沟通。	(1) 向患者做好解释工作。 (2) 指导患者需要讲话时用手轻轻按住纱布。 (3) 告知患者在切口愈合前尽量少讲话,有利于伤口的愈合。	患者知晓相关注意事项,并在护士的指导下能进行沟通。
5月14日	知识缺乏	与患者出院后自我护理知识的缺乏有关。	患者知晓出院回家后的自我护理方法和随访过程。	(1) 嘱患者出院后定期门诊随访,告知其专家门诊的时间,并帮助患者做好首次随访的预约。 (2) 指导患者定期在呼吸科检查呼吸功能。 (3) 提醒患者避免进食辛辣刺激食物,忌烟、酒。 (4) 指导患者进行缩唇和腹式呼吸,改善呼吸功能。	患者了解出院回家后的注意事项和自我护理的方法。

▌四、护理记录

　　本例患者的护理记录,如表1-2所示。

表 1-2　患者护理记录表

日期	时间	护 理 记 录
4 月 23 日	7:05	**A(评估)**:患者发生吸入性损伤,不了解疾病相关知识。 ♯1P(诊断):知识缺乏。 **I(措施)**: (1) 告知患者及家属吸入性损伤的生理特性、病情的严重程度,以及目前的辅助检查结果。 (2) 鼓励患者积极配合治疗和护理。 **O(结果)**: 4 月 23 日 11:00 评价:患者了解疾病相关知识,并愿意配合治疗和护理。
4 月 23 日	9:30	**A(评估)**:患者担心其妻子和孩子的状况,以及住院费用问题。 ♯2P(诊断):焦虑。 **I(措施)**: (1) 告知患者其妻子和孩子目前均无受伤,并让其与妻子通话。 (2) 鼓励患者的妻子每天和患者通话,给予情感支持和关爱。 (3) 已通知单位和街道为该患者支付医药费,消除患者的顾虑。 (4) 向患者介绍病区环境和同病室的患者,并介绍其认识自己的责任护士/医生、护士长,使其熟悉周围环境。鼓励患者表达自己的想法,并为其提供心理疏导。 **O(结果)**: 4 月 23 日 16:00 评价:患者了解家人安好和医药费问题已解决,情绪平稳,能与周围患者和护士沟通。
4 月 23 日	10:45	**A(评估)**:患者咽喉部水肿的可能性增加。 ♯3P(诊断):潜在并发症:体液过多。 **I(措施)**: (1) 体位安置:去枕,并将床头抬高 30°。 (2) 每小时观察一次患者的呼吸频率、呼吸型态、头面颈部的肿胀情况,与患者对话,并注意其声音有无改变,或者询问患者感觉其自身声音有无嘶哑。 (3) 恒速控制 5% GS 的输注速度。 (4) 告知患者暂时不能进食和饮水,并落实各项护理标识。 **O(结果)**: 4 月 24 日 6:00 评价:患者口腔黏膜和咽喉部水肿程度略有加重,声音暂无嘶哑表现。继续观察患者的病情变化。 **A(评估)**:咽喉镜检查发现口腔黏膜附着黑色炭粒,咽部也有大量炭粒附着,口腔黏膜、口咽部和喉咽部间隙变窄。 ♯4P(诊断):有窒息的危险。 **I(措施)**: (1) 体位安置:帮助患者安置颈后仰过伸位,在其肩胛处垫软垫,使患者头后仰。 (2) 每小时观察一次患者的呼吸频率和呼吸型态,注意其声音有无改变;询问患者有无咳嗽,让其将痰液吐在白色餐巾纸上并查看有无黑色炭粒;观察患者有无吸气性或呼吸性呼吸困难的症状,有无出现三凹征。 (3) 通过咽喉镜动态评估口腔黏膜的水肿程度有无加重。 (4) 床边准备吸引装置、气管插管用物和气管切开用物。 (5) 吸净口腔和鼻腔内的分泌物,吸引时动作要轻柔。 (6) 给予鼻腔双通道吸氧 3~5 L/min。 **O(结果)**: 4 月 24 日 6:00 评价:患者口咽部和喉咽部间隙略变窄。患者 24 h 内未发生呼吸困难等窒息症状。继续观察患者的病情变化。

(续表)

日期	时间	护理记录
4月23日	11:14	**A(评估)**:患者主诉口渴。 ♯5P(诊断):知识缺乏。 **I(措施)**: 告知患者早期饮水可能会加重头面颈部的水肿程度,且静脉输液可维持其机体需求。 **O(结果)**: 4月23日11:20评价:患者接受建议,不再要求喝水。
4月24日	10:00	**A(评估)**:患者的呼吸频率由18次/min增加到24次/min,心率由76次/min增加到98次/min,SpO$_2$ 97%,患者主诉声音嘶哑较前严重,有烟灰色痰液咳出。 ♯1P(诊断):自主呼吸受损。 **I(措施)**: (1) 安置体位:颈部后仰体位。 (2) 监测血气分析结果有无氧分压、二氧化碳分压、碳氧血红蛋白和肺泡-动脉血氧分压差降低。 (3) 及时吸引口腔和鼻腔内的分泌物。 (4) 协助气管切开:①护士协助患者摆放颈后仰过伸位,取下床头挡板。②准备好吸引装置,以及气管切开导管、灯光、气管切开包等无菌用品。③根据医嘱改用面罩吸氧,氧流量为6~8 L/min。 **O(结果)**: 4月24日12:00评价:实施气管切开术,置管顺利,置入7号气管切开导管。
4月24日	12:00	**A(评估)**:行咽喉镜检查和血气分析检查。咽喉镜检查发现患者口咽部和喉咽部间隙进一步变窄,2 h后血气分析结果显示:pH 7.31,PaO$_2$ 13.66 kPa,PaCO$_2$ 4.72 kPa,SaO$_2$ 96%。 ♯2P(诊断):清理呼吸道无效。 **I(措施)**: (1) 及时判断呼吸道分泌物吸引的指征。 (2) 选择开放式、分段吸痰的吸痰方法。 (3) 每次吸痰时间不超过10~15 s,最长的吸痰间隔时间应<8 h。 (4) 吸痰前给予纯氧或加大氧流量,吸痰完毕后调整至原来的氧流量水平。 (5) 观察呼吸道分泌物的颜色、性质、量。 (6) 评估气道湿化效果,及时调整湿化方法。 (7) 结合体位引流、物理排痰等方法帮助患者促进痰液的排出,鼓励患者自主咳嗽。 **O(结果)**: 4月29日14:00评价:患者气管切开导管通畅,痰液量中等,气道湿化后痰液易吸引,呈烟灰色。 5月12日9:00评价:拔除气管切开导管。 **A(评估)**:血气分析结果显示:pH 7.31,PaO$_2$ 13.66 kPa,PaCO$_2$ 4.72 kPa,SaO$_2$ 96%。 ♯3P(诊断):气体交换受损。 **I(措施)**: (1) 据医嘱实施氧疗,观察氧疗效果。 (2) 使用机械通气治疗时:①护士协同医生设定合适的呼吸机参数。②观察患者的心率、氧饱和度、呼吸、血压、尿量等。听诊患者呼吸音的变化及是否有异常呼吸音出现。③观察呼吸机各项报警指标,并及时处理。⑤呼吸机管道每7 d更换一次,若痰培养出现耐药菌定植或感染时,应每48 h更换一次;呼吸机管道破损或肉眼可见污染时应立即更换。

(续表)

日期	时间	护 理 记 录
4月24日	12:00	**O(结果):** 5月7日8:00评价:患者使用氧疗期间氧合指数≥300 mmHg,停用呼吸机。 **A(评估):**患者气管切开后无法和医护人员沟通。 ♯4P(诊断):语言沟通障碍。 **I(措施):** (1) 术前向患者做好解释工作,告知其气管切开后不能讲话。 (2) 经常巡视病房,及时发现患者的需求。 (3) 将呼叫铃放置在患者枕边,以方便患者按铃。 (4) 采用写字板等方式让患者将需求写下来告知护士。 **O(结果):** 4月25日8:00评价:患者能够理解并配合,通过写字板等工具将其需求告知护士。
4月30日	9:00	**A(评估):**患者略有烦躁,呛咳,当时 HR 112 次/min, R 24 次/min,SpO₂ 97%。护士吸痰时发现气道内有阻力,怀疑有块状坏死脱落的黏膜。 ♯1P(诊断):有窒息的危险。 **I(措施):** (1) 将吸引的负压调至 0.45~0.53 MPa,并提高氧浓度。 (2) 用 20 ml 生理盐水在患者吸气时快速冲入气道,刺激患者咳嗽,数秒钟后予以吸引。 (3) 可用 5%碳酸氢钠和生理盐水交替冲洗。 (4) 吸引数次后,让患者休息 15~30 min,然后再次吸引。期间观察患者的生命体征、面色、氧饱和度等情况。 (5) 必要时准备纤维支气管镜灌洗。 (6) 加强呼吸道的湿化,及时评估湿化效果,根据湿化的效果调整湿化方式或湿化频率,如使用加热加湿器、热湿交换器或呼吸过滤器,行持续气道内滴注(微量泵持续泵入)、气道灌洗或雾化吸入。 **O(结果):** 4月30日10:00评价:气道灌洗和吸引后,吸出一块烟灰色呈鸡爪样的细支气管内膜。患者窒息症状得到缓解。
5月13日	10:00	**A(评估):**患者对气管切开导管拔除后还不能讲话感到担忧。 ♯1P(诊断):焦虑。 **I(措施):** (1) 向患者做好解释工作。 (2) 指导患者需要讲话时用手轻轻按住纱布。 (3) 告知患者在切口愈合前尽量少讲话,有利于伤口的愈合。 **O(结果):** 5月13日16:00评价:患者知晓相关注意事项,并在护士的指导下能进行沟通。
5月14日	15:00	**A(评估):**患者缺乏出院后自我护理知识。 ♯1P(诊断):知识缺乏。 **I(措施):** (1) 嘱患者出院后定期门诊随访,告知其专家门诊的时间,并帮助患者做好首次随访的预约。 (2) 指导患者定期在呼吸科检查呼吸功能。 (3) 提醒患者避免进食辛辣刺激食物,忌烟、酒。 (4) 指导患者进行缩唇和腹式呼吸,改善其呼吸功能。 **O(结果):** 5月15日9:00评价:患者知晓自我护理的方法。

五、吸入性损伤的护理关键点和护理技术

（一）护理关键点

1. 评估

1）入院时评估

（1）对头面部烧伤的患者应评估患者受伤时的环境，如是否为密闭的环境，有无明火或爆炸。询问患者在该环境中停留的时间，有无穿戴具有防护作用的面具和衣服，有无昏迷，有无呼喊。

（2）"一看二听三检查"："一看"是指看患者有无面部、颈部或口咽部烧伤及伤后进行性水肿的情况，观察口腔黏膜有无肿胀、苍白、发红情况；"二听"是指听患者有无声音嘶哑；"三检查"是指用咽喉镜检查患者口咽部和喉咽部有无因肿胀而进行性变窄。伤后应在 48～72 h 内持续动态评估。

2）入院后的评估

（1）未行气管切开的患者：严密观察患者的呼吸频率和呼吸型态，注意患者有无声音嘶哑、刺激性咳嗽，以及有无呼吸困难进行性加重。如出现声音嘶哑、呼吸困难、明显的三凹征时，应及时通知医生，并协助医生进行气管切开术。（具体流程详见护理技术 1：床边气管切开术护理配合技术）

（2）已行气管切开的患者：动态观察患者的呼吸频率和呼吸型态、心率、心律、氧饱和度等生命体征；观察血气分析结果，如有 $PaCO_2$ 增高或 PaO_2 下降，应及时通知医生。

（3）评估呼吸道分泌物的颜色、性质、量。①呼吸道分泌物的颜色：每次吸引时及时评估患者呼吸道分泌物的颜色，如黄脓痰、粉红色泡沫痰、痰中带血、烟灰色痰。其中，烟灰色痰是由于吸入性损伤患者呼吸道受损且分泌物中伴有大量烟灰色的炭粒，有呼吸道内坏死的黏膜组织脱落时，呈大小不一的块状，严重者呈细支气管管型样。②呼吸道分泌物的黏稠度：痰液黏稠度分为三度：Ⅰ度为稀痰，外观呈泡沫样或米汤样痰，吸痰后玻璃接管中无痰液滞留；Ⅱ度为中度黏痰，外观较稀痰黏稠，呈稀米糊状，吸痰后玻璃接管内壁有少量痰液滞留，易被水冲干净；Ⅲ度为重度黏痰，痰液明显黏稠，呈坨状，常呈黄色，吸痰管因吸力过大而塌陷，玻璃接管内壁有大量痰液且不易冲净，如有块状物质则不易吸引，需用大量的湿化液体冲洗后才能吸出。③呼吸道分泌物的量：如无痰、痰量少、痰量中等、痰量多。

（4）评估人工气道湿化效果：通过上述呼吸道分泌物的黏稠程度评价气道湿化的效果。

2. 保持呼吸道通畅

对于未建立人工气道的患者，应加强口鼻腔吸引，保持口鼻腔清洁，清除口鼻腔内的分泌物。每天可用氯己定溶液行口腔护理 2～3 次。行鼻腔吸引时宜轻柔，缓慢轻柔地吸出声带上的分泌物。患者呕吐时要改变其头部位置，使呕吐物容易被咳出或吐出。对于已建立人工气道的患者，应加强人工气道护理，及时吸出坏死脱落的黏膜，保持其呼吸道通畅，防止窒息。

3. 人工气道管理

1）导管的固定 妥善固定气管插管或气管切开导管，伤后 3 天由于患者颈部先逐渐肿胀，后肿胀消退。因此，每班护士须评估和调整固定带的松紧度，防止套管滑出。头面部有

创面的患者的经口气管插管不宜用胶布固定,可使用固定带固定,并在固定带下垫纱布或创面敷料以保护创面。(具体流程详见护理技术 2:颈部烧伤气管切开护理技术)

2) 气囊的管理　每班监测气囊的压力,患者体位改变后也应监测气囊压力,一般保持在 25~30 cmH$_2$O。常用的工具有专用压力表,有条件时也可使用持续的压力监测仪。

3) 气道的湿化　严密观察吸入性损伤患者的呼吸情况,通过评估痰液的黏稠度以选择湿化液的种类和调整气道湿化的方法。①常用的湿化液有 0.45% NaCl 溶液、0.9% NaCl 溶液、1.5% NaHCO$_3$ 溶液、1.25% NaHCO$_3$ 溶液。②常用的气道湿化方法有持续气道内滴注、热湿交换器、气道灌洗(具体流程详见护理技术 4:吸入性损伤气道灌洗技术)。③雾化吸入。(具体流程详见护理技术 5:吸入性损伤雾化吸入护理技术)

4) 气道净化技术

(1) 吸痰的时机:①患者呼吸道内有可看得见的分泌物时;②患者自主要求吸痰时;③改变体位或雾化吸入后或者使用机械通气的患者呼吸机潮气量减小或吸气峰压增大时。对中、重度吸入性损伤患者,在气管切开术后应定时吸痰。

(2) 吸引(吸痰)管的选择:应根据人工气道的型号选择适宜型号的吸引(吸痰)管,吸引(吸痰)管的管道外径应不超过人工气道内径的 50%。

(3) 吸痰技术:一般实施开放式吸痰,更换吸引部位时,更换吸引(吸痰)管,置入过程中感觉有阻力或出现刺激性咳嗽时,应将吸引(吸痰)管退出 1~2 cm,旋转提吸,每次吸痰时间宜控制在 15 s 内,严格无菌操作。吸引过程中应观察患者的面色、呼吸、血氧饱和度、心率、心律和血压,吸引后应评估患者的血氧饱和度、呼吸音和机械通气波形,记录吸引物的颜色、性状和量。(具体流程详见护理技术 3:经气管切开气管套管内吸痰技术)

5) 气管切口皮肤护理　观察切口的颜色和分泌物的量,以及有无脓性分泌物等感染迹象。若颈部无创面,可用生理盐水清洗切口;若颈部有创面,可用碘伏清洗切口。清洗时使用棉签和纱布沿气管切口由内向外,呈半圆形清洗。每 12 h 更换一次气管切口敷料,分泌物较多时应及时更换。(具体流程详见护理技术 2:颈部烧伤气管切开护理技术)

4. 吸入性损伤患者突发紧急情况时的处理措施

吸入性损伤患者常出现的紧急情况有窒息和导管滑脱。

1) 窒息　往往与早期咽喉部水肿或黏膜脱落堵塞气管或支气管有关。如是咽喉部水肿所致,应立即协助医生实施床边气管切开术;如是黏膜脱落所致,需用大量生理盐水灌洗,鼓励患者咳嗽,结合肺部物理治疗,加强气道湿化和雾化。

2) 导管滑脱　导管滑脱与水肿期水肿消退时导致的固定带松弛及气囊压力不当有关。因此,早期可在患者床边备气管切开包,后期可备三叶钳。吸痰时应观察吸引管置入是否通畅,一旦发生导管滑脱,应立即通知医生拔除气管切开导管,并协助医生再次置管。(具体流程详见护理技术 6:人工气道意外脱管应急处置护理技术)

5. 健康宣教

在患者入院、行气管切开术前后、出院时均应做好健康宣教,包括饮食、运动、康复治疗等方面的内容。

6. 出院随访

在患者出院后一周时对其进行电话随访,了解患者的身体状况、心理社会需求及治疗依从性等,给予针对性的健康指导,提醒患者定期前往门诊复查。

(二) 护理技术

1. 床边气管切开术护理配合技术

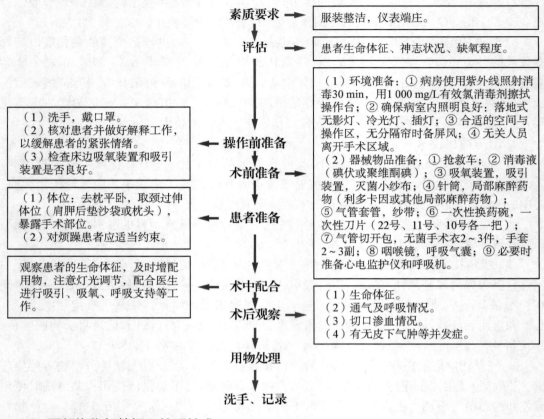

素质要求 → 服装整洁,仪表端庄。

评估 → 患者生命体征、神志状况、缺氧程度。

(1) 洗手,戴口罩。
(2) 核对患者并做好解释工作,以缓解患者的紧张情绪。
(3) 检查床边吸氧装置和吸引装置是否良好。

← **操作前准备**

术前准备 → (1) 环境准备:① 病房使用紫外线照射消毒30 min,用1 000 mg/L有效氯消毒剂擦拭操作台;② 确保病室内照明良好:落地式无影灯、冷光灯、插灯;③ 合适的空间与操作区,无分隔帘时备屏风;④ 无关人员离开手术区域。
(2) 器械物品准备:① 抢救车;② 消毒液(碘伏或聚维酮碘);③ 吸氧装置,吸引装置,灭菌小纱布;④ 针筒,局部麻醉药物(利多卡因或其他局部麻醉药物);⑤ 气管套管,纱带;⑥ 一次性换药碗,一次性刀片(22号、11号、10号各一把);⑦ 气管切开包,无菌手术衣2～3件,手套2～3副;⑧ 咽喉镜,呼吸气囊;⑨ 必要时准备心电监护仪和呼吸机。

(1) 体位:去枕平卧,取颈过伸体位(肩胛后垫沙袋或枕头),暴露手术部位。
(2) 对烦躁患者应适当约束。

← **患者准备**

观察患者的生命体征,及时增配用物,注意灯光调节,配合医生进行吸引、吸氧、呼吸支持等工作。

← **术中配合**

术后观察 → (1) 生命体征。
(2) 通气及呼吸情况。
(3) 切口渗血情况。
(4) 有无皮下气肿等并发症。

用物处理

洗手、记录

2. 颈部烧伤气管切开护理技术

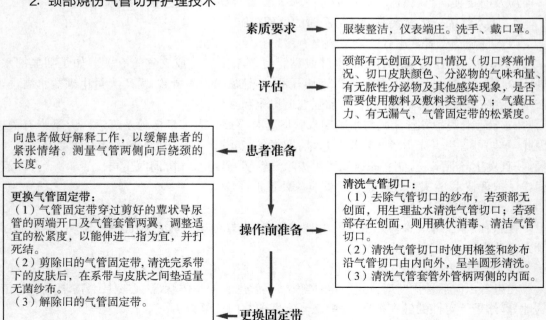

素质要求 → 服装整洁,仪表端庄。洗手、戴口罩。

评估 → 颈部有无创面及切口情况(切口疼痛情况、切口皮肤颜色、分泌物的气味和量、有无脓性分泌物及其他感染现象,是否需要使用敷料及敷料类型等);气囊压力、有无漏气,气管固定带的松紧度。

向患者做好解释工作,以缓解患者的紧张情绪。测量气管两侧向后绕颈的长度。

← **患者准备**

更换气管固定带:
(1) 气管固定带穿过剪好的蕈状导尿管的两端开口及气管套管两翼,调整适宜的松紧度,以能伸进一指为宜,并打死结。
(2) 剪除旧的气管固定带,清洗完系带下的皮肤后,在系带与皮肤之间垫适量无菌纱布。
(3) 解除旧的气管固定带。

操作前准备 → 清洗气管切口:
(1) 去除气管切口的纱布,若颈部无创面,用生理盐水清洗气管切口;若颈部存在创面,则用碘伏消毒、清洁气管切口。
(2) 清洗气管切口时使用棉签和纱布沿气管切口由内向外,呈半圆形清洗。
(3) 清洗气管套管外管柄两侧的内面。

← **更换固定带**

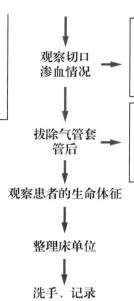

更换气管切口敷料：
（1）切口分泌物较多时，使用泡沫敷料并记录更换敷料的类型。
（2）切口在创面或创面周围时，护士使用含抗菌药物的敷料并记录更换敷料的类型。
（3）切口无创面时使用无菌纱布更换。

观察切口渗血情况 →
（1）切口渗血时，将气囊充气。
（2）切口少量渗血时，在伤口内填塞凡士林油纱或明胶海绵。
（3）切口渗血量大时，检查伤口并通知医生止血。

拔除气管套管后 →
（1）用无菌生理盐水清洗切口，并在切口上方覆盖小块纱布和透明半渗透敷料。
（2）指导患者说话或咳嗽时将手放在切口处。
（3）每日更换纱布直至切口愈合。

观察患者的生命体征

整理床单位

洗手、记录

3. 经气管切开气管套管内吸痰技术

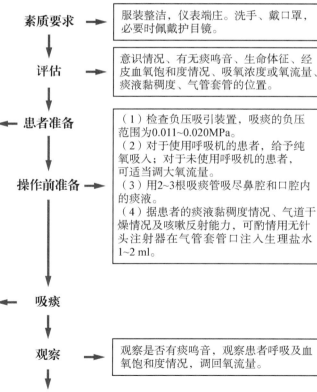

素质要求 → 服装整洁，仪表端庄。洗手、戴口罩，必要时佩戴护目镜。

评估 → 意识情况、有无痰鸣音、生命体征、经皮血氧饱和度情况、吸氧浓度或氧流量、痰液黏稠度、气管套管的位置。

（1）向患者做好解释工作，以缓解患者的紧张情绪。
（2）检查气管套管的固定情况。
← 患者准备

操作前准备 →
（1）检查负压吸引装置，吸痰的负压范围为0.011~0.020MPa。
（2）对于使用呼吸机的患者，给予纯氧吸入；对于未使用呼吸机的患者，可适当调大氧流量。
（3）用2~3根吸痰管吸尽鼻腔和口腔内的痰液。
（4）据患者的痰液黏稠度情况、气道干燥情况及咳嗽反射能力，可酌情用无针头注射器在气管套管口注入生理盐水1~2 ml。

（1）打开吸痰管，右手戴无菌手套，将无菌纸放于患者颌下，右手取吸痰管缠绕在手中，头端朝上，尾端置于小鱼际肌，尾端与负压吸引管相连。
（2）左手分离呼吸滤器或呼吸机，将呼吸滤器或呼吸机的接头置于无菌纸上。
（3）右手快速、轻柔并在半负压状态下置入吸痰管；第一根吸痰管置入的深度不超过气管套管的长度，吸尽气管套管内的痰液；换第二根吸痰管，置入吸痰管至遇到阻力或刺激咳嗽时，将吸痰管上提1~2 cm，然后开放全负压，吸尽痰液。
（4）吸痰时右手拇指、示指、中指边捻搓吸痰管，左手边提拉吸痰管吸尽痰液。
（5）吸痰完毕后，右手迅速缠绕吸痰管，左手连接呼吸滤器或呼吸机接头。
（6）分离负压管，用灭菌注射用水冲洗负压管，判断痰液黏稠度及痰液量；左手反转右手无菌手套包住吸痰管，用无菌纸清洁患者面部污迹并包裹吸痰管。
← 吸痰

观察 → 观察是否有痰鸣音，观察患者呼吸及血氧饱和度情况，调回氧流量。

协助患取舒适位，注意保暖

洗手、记录

4. 吸入性损伤气道灌洗（气道冲洗）技术

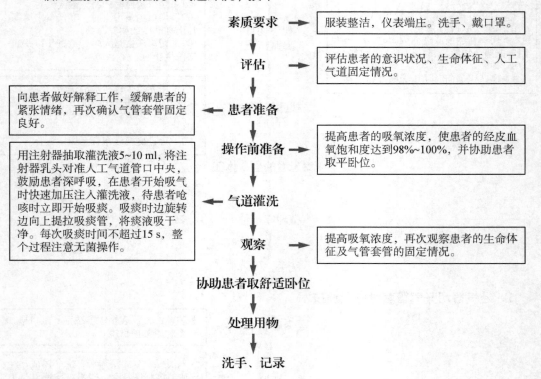

素质要求 → 服装整洁，仪表端庄。洗手、戴口罩。

评估 → 评估患者的意识状况、生命体征、人工气道固定情况。

向患者做好解释工作，缓解患者的紧张情绪，再次确认气管套管固定良好。 ← **患者准备**

操作前准备 → 提高患者的吸氧浓度，使患者的经皮血氧饱和度达到98%~100%，并协助患者取平卧位。

用注射器抽取灌洗液5~10 ml，将注射器乳头对准人工气道管口中央，鼓励患者深呼吸，在患者开始吸气时快速加压注入灌洗液，待患者呛咳时立即开始吸痰。吸痰时边旋转边向上提拉吸痰管，将痰液吸干净。每次吸痰时间不超过15 s，整个过程注意无菌操作。 ← **气道灌洗**

观察 → 提高吸氧浓度，再次观察患者的生命体征及气管套管的固定情况。

协助患者取舒适卧位

处理用物

洗手、记录

5. 吸入性损伤雾化吸入护理技术
1）超声雾化吸入

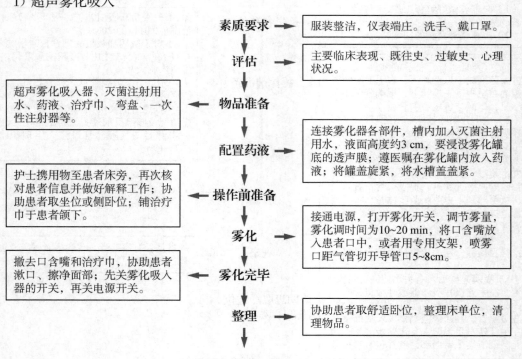

素质要求 → 服装整洁，仪表端庄。洗手、戴口罩。

评估 → 主要临床表现、既往史、过敏史、心理状况。

超声雾化吸入器、灭菌注射用水、药液、治疗巾、弯盘、一次性注射器等。 ← **物品准备**

配置药液 → 连接雾化器各部件，槽内加入灭菌注射用水，液面高度约3 cm，要浸没雾化罐底的透声膜；遵医嘱在雾化罐内放入药液；将罐盖旋紧，将水槽盖盖紧。

护士携用物至患者床旁，再次核对患者信息并做好解释工作；协助患者取坐位或侧卧位；铺治疗巾于患者颌下。 ← **操作前准备**

雾化 → 接通电源，打开雾化开关，调节雾量，雾化调时间为10~20 min，将口含嘴放入患者口中，或者用专用支架，喷雾口距气管切开导管口5~8cm。

撤去口含嘴和治疗巾，协助患者漱口、擦净面部；先关雾化吸入器的开关，再关电源开关。 ← **雾化完毕**

整理 → 协助患者取舒适卧位，整理床单位，清理物品。

洗手、记录、签字

2）压力雾化吸入

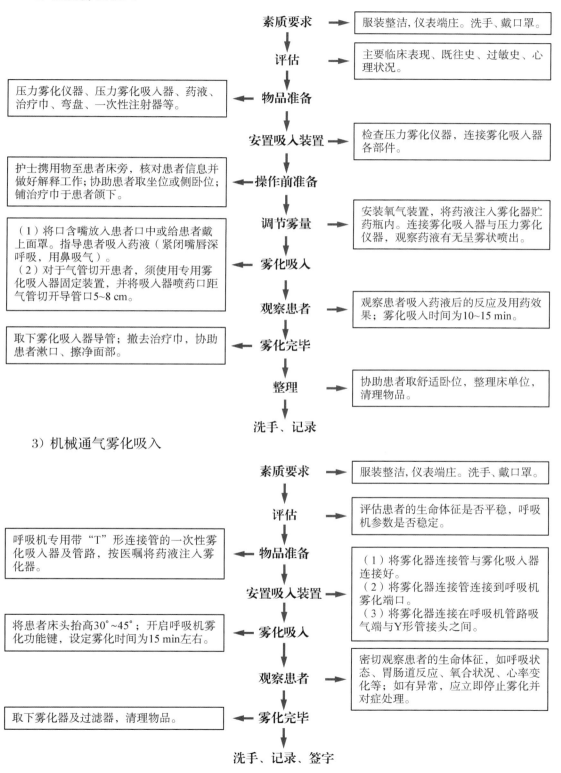

| 素质要求 | 服装整洁,仪表端庄。洗手、戴口罩。 |

评估 → 主要临床表现、既往史、过敏史、心理状况。

压力雾化仪器、压力雾化吸入器、药液、治疗巾、弯盘、一次性注射器等。 ← 物品准备

安置吸入装置 → 检查压力雾化仪器,连接雾化吸入器各部件。

护士携用物至患者床旁,核对患者信息并做好解释工作;协助患者取坐位或侧卧位;铺治疗巾于患者颔下。 ← 操作前准备

调节雾量 → 安装氧气装置,将药液注入雾化器贮药瓶内。连接雾化吸入器与压力雾化仪器,观察药液有无呈雾状喷出。

（1）将口含嘴放入患者口中或给患者戴上面罩。指导患者吸入药液（紧闭嘴唇深呼吸,用鼻吸气）。
（2）对于气管切开患者,须使用专用雾化吸入器固定装置,并将吸入器喷药口距气管切开导管口5~8 cm。 ← 雾化吸入

观察患者 → 观察患者吸入药液后的反应及用药效果;雾化吸入时间为10~15 min。

取下雾化吸入器导管;撤去治疗巾,协助患者漱口、擦净面部。 ← 雾化完毕

整理 → 协助患者取舒适卧位,整理床单位,清理物品。

洗手、记录

3）机械通气雾化吸入

| 素质要求 | 服装整洁,仪表端庄。洗手、戴口罩。 |

评估 → 评估患者的生命体征是否平稳,呼吸机参数是否稳定。

呼吸机专用带"T"形连接管的一次性雾化吸入器及管路,按医嘱将药液注入雾化器。 ← 物品准备

安置吸入装置 → （1）将雾化器连接管与雾化吸入器连接好。
（2）将雾化器连接管连接到呼吸机雾化端口。
（3）将雾化器连接在呼吸机管路吸气端与Y形管接头之间。

将患者床头抬高30°~45°；开启呼吸机雾化功能键,设定雾化时间为15 min左右。 ← 雾化吸入

观察患者 → 密切观察患者的生命体征,如呼吸状态、胃肠道反应、氧合状况、心率变化等;如有异常,应立即停止雾化并对症处理。

取下雾化器及过滤器,清理物品。 ← 雾化完毕

洗手、记录、签字

6. 人工气道意外脱管应急处置护理技术

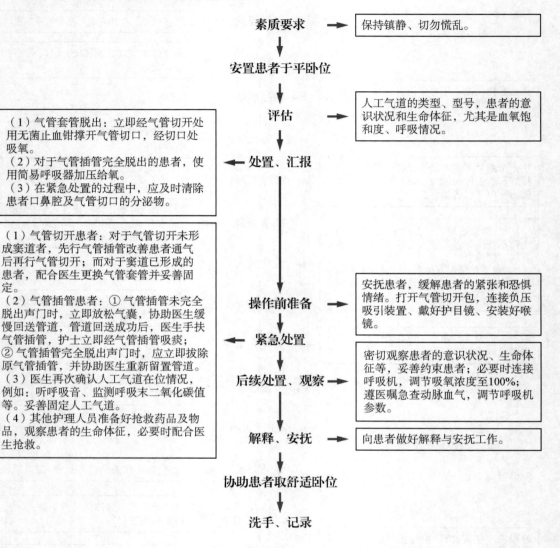

素质要求 → 保持镇静、切勿慌乱。

↓

安置患者于平卧位

↓

评估 → 人工气道的类型、型号，患者的意识状况和生命体征，尤其是血氧饱和度、呼吸情况。

↓

处置、汇报 ←
（1）气管套管脱出：立即经气管切开处用无菌止血钳撑开气管切口，经切口处吸氧。
（2）对于气管插管完全脱出的患者，使用简易呼吸器加压给氧。
（3）在紧急处置的过程中，应及时清除患者口鼻腔及气管切口的分泌物。

↓

操作前准备 ←
（1）气管切开患者：对于气管切开未形成窦道者，先行气管插管改善患者通气后再行气管切开；而对于窦道已形成的患者，配合医生更换气管套管并妥善固定。
（2）气管插管患者：①气管插管未完全脱出声门时，立即放松气囊，协助医生缓慢回送管道，管道回送成功后，医生手扶气管插管，护士立即经气管插管吸痰；②气管插管完全脱出声门时，应立即拔除原气管插管，并协助医生重新留置管道。
（3）医生再次确认人工气道在位情况，例如听呼吸音、监测呼吸末二氧化碳值等。妥善固定人工气道。
（4）其他护理人员准备好抢救药品及物品，观察患者的生命体征，必要时配合医生抢救。

操作前准备 → 安抚患者，缓解患者的紧张和恐惧情绪。打开气管切开包，连接负压吸引装置、戴好护目镜、安装好喉镜。

↓

紧急处置

↓

后续处置、观察 → 密切观察患者的意识状况、生命体征等，妥善约束患者；必要时连接呼吸机，调节吸氧浓度至100%；遵医嘱急查动脉血气，调节呼吸机参数。

↓

解释、安抚 → 向患者做好解释与安抚工作。

↓

协助患者取舒适卧位

↓

洗手、记录

六、吸入性损伤的相关知识

（一）吸入性损伤的定义

吸入性损伤是由于烟雾或化学物质等被吸入气道，或由于热力，造成鼻咽部、气管和支气管甚至肺实质的损伤或全身化学中毒。

（二）吸入性损伤的临床表现

吸入性损伤的严重程度与患者受伤的环境有关，如受伤环境是否为密闭空间等，此外还与患者在现场滞留的时间、有无昏迷史、有无呼救史等有关。根据患者的呼吸道损伤反应将吸入性损伤分为轻度、中度和重度。

1. **轻度吸入性损伤** 表现为鼻毛烧焦、口咽部黏膜充血水肿，可有水疱形成、黏膜剥脱和烟垢残留;咽部尤其是声带部位是上呼吸道最狭窄的部位,发生水肿后可出现声音嘶哑、咽痛、刺激性咳嗽,严重者可出现吸气性喘鸣或进行性呼吸困难等气道梗阻症状。

2. 中度吸入性损伤　可出现呼吸困难、呼气性喘鸣、支气管痉挛等类似哮喘的表现。伤后3~5天,随着水肿消退,呼吸困难症状可缓解;患者痰液中带有黑灰色炭粒和脱落的气管内膜,呼吸道黏膜一般于伤后3~14天脱落,容易阻塞气道,造成呼吸困难,致死率高。

3. 重度吸入性损伤　除了有轻、中度的临床表现外,患者可在伤后数小时内出现严重的呼吸困难、缺氧、发绀,甚至因呼吸衰竭和窒息而死亡。

(三) 吸入性损伤各期的临床特点

轻度吸入性损伤在临床上常无明显的分期。中、重度吸入性损伤按病理和病理生理变化分为4期,但各期相互重叠、不能完全分开。

1. 初期　一般在伤后6h内。表现为痰中带有黑灰色炭粒,或有刺激性咳嗽,严重者可出现急性呼吸困难或呼吸窘迫。局部检查可见咽喉部水肿,甚至肺组织间隙含水量增加。

2. 急性期　又称为肺水肿期。一般为伤后6~8h。局部检查可见声门以上部位进行性肿胀,间质性肺水肿进一步重,甚至有肺泡水肿。主要表现为呼吸困难、分泌物增加,甚至出现血性泡沫痰,可闻及肺部的湿啰音和哮鸣音。

3. 坏死黏膜脱落与感染期　一般在伤后2~21天。由于气道内的分泌物和脱落的坏死黏膜会堵塞支气管,可出现间歇性呼吸困难,严重时可引起肺不张和肺部感染,肺部感染不及时治疗可导致急性呼吸衰竭。此期肺部听诊可闻及湿啰音和哮鸣音,以及呼吸音减弱或消失。

4. 修复期　一般为伤后4~21天。鼻咽部黏膜的修复一般在伤后4~7天,气管和支气管轻度损伤一般在1周内修复,小片状薄层黏膜坏死一般在2周内修复,大片状黏膜坏死、管状黏膜的脱落、溃疡一般需3周左右修复。在气道的坏死黏膜脱落后和新生上皮未形成前,创面的肉芽组织脆弱,纤毛活动低,易出血和并发肺炎。

(四) 吸入性损伤的辅助检查

1. 咽喉镜检查　伤后48~72h内使用咽喉镜动态观察鼻腔、口腔、咽喉有无灼伤痕迹或者充血;观察咽喉部水肿的严重程度,声带水肿有无加重。

2. 实验室检查　主要是血气分析检查,早期动脉血二氧化碳分压下降的意义大于氧分压下降的意义,严重者氧分压进行性下降。碳氧血红蛋白、高铁血红蛋白、肺泡-动脉氧分压差、乳酸、中心静脉血氧饱和度或混合静脉血氧饱和度等指标,亦有助于评估病情和预后。

3. 支气管镜检查　通过支气管镜仅能直视大气道的损伤,镜下可看到气道的充血、水肿及黏膜脱落等现象。对于远端气道,可通过床旁超声检查、胸部X线检查、胸部CT检查评估吸入性损伤的病情。

4. 胸部X线检查　早期为阴性,肺水肿时呈现"毛玻璃"状阴影,肺部感染时呈现弥漫的浸润性阴影,肺不张时呈现绒毛状阴影。

(五) 吸入性损伤的治疗原则

1. 解除气道梗阻,改善通气　应及时清除气道内分泌物及脱落的坏死黏膜等。如口腔、咽喉部有水疱需刺破,以排出水疱液。必要时建立人工气道:①经口或鼻行气管内插管,此方法适用于3~7天内可拔管者;②气管切开:气管内插管放置的时间超过3~7天,应做气管切开;面部和颈前部深度烧伤时应做预防性气管切开。

2. 支持气体交换功能,纠正低氧血症 氧疗对于纠正低氧血症、消除一氧化碳中毒、改善机体氧供和代谢有重要作用。常用的方法有鼻导管给氧、面罩给氧、高流量湿化吸氧、机械通气。

3. 清除分泌物 未建立人工气道时可经鼻腔吸引或在纤维支气管镜下吸痰;需反复吸痰者须行气管切开。对于重度吸入性损伤者,应加强气道湿化以利于清除分泌物和坏死组织。

4. 合理补液治疗 严重吸入性损伤患者可并发肺水肿,休克期时可适当减少水分的补给,增加胶体溶液在复苏液体中的比例。必要时加强心肺功能的监测,根据尿量和血流动力学变化来调节补液速度。

5. 应用冬眠合剂 冬眠合剂可以降低代谢率,减少组织耗氧量,减少呼吸功。在重度吸入性损伤者出现呼吸功能不全或坏死黏膜脱落时,应用冬眠合剂可暂时缓解呼吸困难症状。

6. 预防感染 定期进行痰液和颈部周围创面的细菌培养和药敏试验,根据其结果选择合理的抗生素。严格遵循无菌操作原则和消毒隔离制度,减少医院内交叉感染。

7. 解除支气管痉挛 及时清除呼吸道内的分泌物和坏死脱落的黏膜以减少对气道的刺激。给予支气管扩张剂,如氨茶碱等。还可使用一些激素类药物或冬眠合剂。

参考文献

［1］张寅,陈雅琴,周洁. 烧伤科护理基本知识与技能 650 问［M］. 北京:科学出版社,2010.

［2］郇京宁. 医师考核培训规范教程［M］. 上海:上海科学技术出版社,2018.

［3］李乐之,路潜. 外科护理学［M］. 6 版. 北京:人民卫生出版社,2017.

［4］中华医学会烧伤外科学分会康复与护理学组,上海护理学会重症监护专委会. 吸入性损伤人工气道护理的专家共识［J］. 海军医学杂志,2023,44(1):1 - 6.

［5］中国老年医学学会烧创伤分会. 吸入性损伤临床诊疗全国专家共识(2018 版)［J］. 中华烧伤杂志,2018,34(11):770 - 775.

［6］SCHAUER S G, NAYLOR J F, DION G, et al. An analysis of airway interventions in the setting of smoke inhalation injury on the battlefield ［J］. Mil Med, 2021,186(5 - 6):e474 - e479.

［7］中国老年医学学会烧创伤分会. 烧伤患者气管切开置管全国专家共识(2018 版)［J］. 中华烧伤杂志,2018,34(11):782 - 785.

［8］王淑君,祝红娟,申传安. 我国吸入性损伤患者人工气道管理的研究进展［J］. 中华现代护理杂志,2017,23(34):4309 - 4313.

［9］程雨虹,孟美芬,陈丽娟,等. 烧伤合并吸入性损伤患者气管切开管理的最佳证据总结［J］. 中华护理杂志,2020,55(7):1084 - 1090.

［10］冯苹,张寅,黎宁. 烧伤外科护理实践技能［M］. 上海:上海科学技术文献出版社,2023.

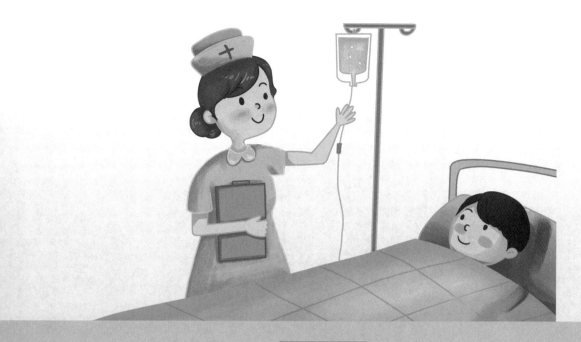

第二章

淋巴瘤自体移植桥接 CAR－T 和相关护理技术

1. 骨髓穿刺护理配合技术
2. 超声引导下 3CG 心电定位 PICC 置管技术
3. 外周血造血干细胞采集术
4. PICC 导管维护
5. PICC 导管拔除术

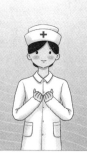

第二章
淋巴瘤自体移植桥接 CAR-T 和相关护理技术

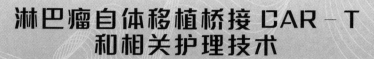

一、案例

张女士,女,36 岁,已婚。2021 年 2 月自觉咽部异物感,经喉镜检查发现占位病变,病理结果"左舌根高级别 B 细胞淋巴瘤";患者右上肢肿胀伴疼痛,测得右上肢臂围 28 cm,左上肢臂围 25 cm;经超声检查未见血管栓塞,考虑右肩病灶压迫、回流不畅所致。PET-CT 示,以下异常高代谢病灶考虑淋巴瘤浸润:鼻咽右侧壁代谢增高;舌根部黏膜代谢增高;双侧颈部多发高代谢淋巴结显示;右侧肩关节区广泛软组织肿胀伴高代谢分布,右侧上臂、右侧肩胛区软组织受累;右侧腋窝多发片絮状软组织密度影;腹腔内肠系膜根部、膈脚后间隙、腹膜后腹主动脉旁多发高代谢淋巴结显示;双侧肱骨近段(右侧显著)、胸骨、双侧锁骨胸骨端、右侧第 8 肋椎关节、骶骨、双侧髂骨、右侧坐骨、右侧股骨中上段多发高代谢灶;其中右侧肱骨近段骨皮质稍毛糙,结合免疫组化标记和分子检测结果,诊断为弥漫性大 B 细胞淋巴瘤。肿瘤细胞双表达 C-MYC、BCL2,伴 IRF4 重排。2021 年 3 月 1 日予 R-CHOP 方案(利妥昔单抗 600 mg d0,环磷酰胺 1 192 mg d1,表柔比星 140 mg d1,长春新碱 2 mg d1,泼尼松 100 mg d1~5)。患者基因检测显示 TP53 突变,分别在 2021 年 3 月 26 日、4 月 20 日行 DR-CHOP 方案(地西他滨 16 mg d1~5,利妥昔单抗 600 mg d6,环磷酰胺 1 192 mg d7,表柔比星 140 mg d7,长春地辛 4 mg d7,泼尼松 100 mg d7~11),化疗 2 个疗程。2021 年 5 月行 PET-CT 中期评估,基本同前,疗效评价 SD(病情稳定),未达到缓解。2021 年 5 月 27 日开始行 PRICE 化疗方案(泊马度胺 4 mg d1~10+利妥昔单抗 600 mg d0+依托泊苷 0.159 g d1~3+卡铂 800 mg d2+异环磷酰胺 2.385 g d1~3)。患者主诉右上肢仍肿胀伴疼痛,右上肢臂围 32 cm,左上肢臂围 25 cm;准备后续进行桥接自体移植后嵌合抗原受体 T 细胞免疫治疗(chimeric antigen receptor T cell immuno-therapy, CAR-T)。

患者于 2021 年 6 月 13 日行外周血 T 细胞采集,进入 CAR-T 细胞制备流程。在 2021 年 6 月 14 日行 ICE(异环磷酰胺+卡铂+依托泊苷)造血干细胞动员,在 2021 年 6 月 28 日行自体造血干细胞采集。治疗期间,患者右肩关节周围软组织肿块持续生长中,右上肢臂围持续增加至 41 cm,左上肢臂围 25 cm。2021 年 6 月 30 日行移植前 PET-CT 评估,2021 年 7 月 4 日起进行 BEAM 方案(卡莫司汀+依托泊苷+阿糖胞苷+注射用盐酸美法仑)移植前预处理。于 2021 年 7 月 12 日行自体造血干细胞回输,2021 年 7 月 14 行 CAR-T 细胞回输,2021 年 8 月 12 日患者自体干细胞移植后再次行 PET-CT 评估,肿块明显缩小,病情稳定，血象稳定，右上肢无疼痛，右上肢臂围 26 cm，左上肢臂围 25 cm，予以出院。

二、主要的病情介绍

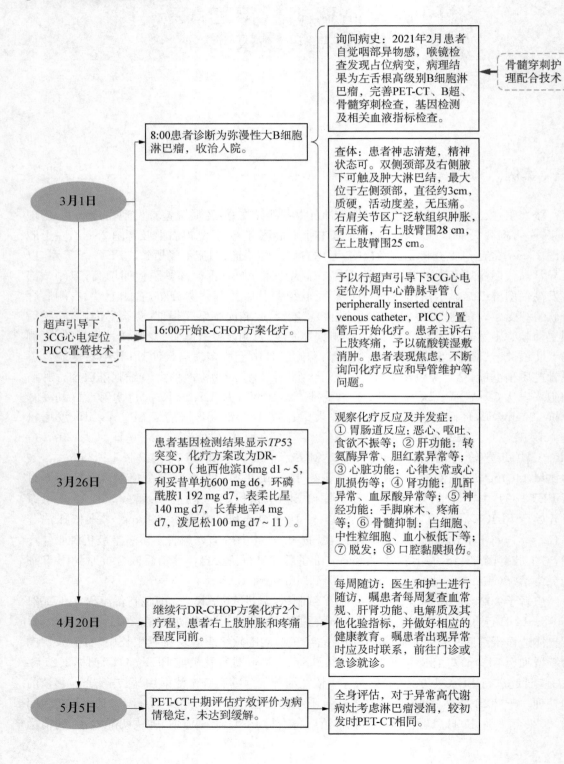

询问病史：2021年2月患者自觉咽部异物感，喉镜检查发现占位病变，病理结果为左舌根高级别B细胞淋巴瘤，完善PET-CT、B超、骨髓穿刺检查，基因检测及相关血液指标检查。

骨髓穿刺护理配合技术

8:00患者诊断为弥漫性大B细胞淋巴瘤，收治入院。

查体：患者神志清楚，精神状态可。双侧颈部及右侧腋下可触及肿大淋巴结，最大位于左侧颈部，直径约3cm，质硬，活动度差，无压痛。右肩关节区广泛软组织肿胀，有压痛，右上肢臂围28 cm，左上肢臂围25 cm。

3月1日

超声引导下3CG心电定位PICC置管技术

16:00开始R-CHOP方案化疗。

予以行超声引导下3CG心电定位外周中心静脉导管（peripherally inserted central venous catheter，PICC）置管后开始化疗。患者主诉右上肢疼痛，予以硫酸镁湿敷消肿。患者表现焦虑，不断询问化疗反应和导管维护等问题。

3月26日

患者基因检测结果显示TP53突变，化疗方案改为DR-CHOP（地西他滨16mg d1～5，利妥昔单抗600 mg d6，环磷酰胺1 192 mg d7，表柔比星140 mg d7，长春地辛4 mg d7，泼尼松100 mg d7～11）。

观察化疗反应及并发症：① 胃肠道反应：恶心、呕吐、食欲不振等；② 肝功能：转氨酶异常、胆红素异常等；③ 心脏功能：心律失常或心肌损伤等；④ 肾功能：肌酐异常、血尿酸异常等；⑤ 神经功能：手脚麻木、疼痛等；⑥ 骨髓抑制：白细胞、中性粒细胞、血小板低下等；⑦ 脱发；⑧ 口腔黏膜损伤。

4月20日

继续行DR-CHOP方案化疗2个疗程，患者右上肢肿胀和疼痛程度同前。

每周随访：医生和护士进行随访，嘱患者每周复查血常规、肝肾功能、电解质及其他化验指标，并做好相应的健康教育。嘱患者出现异常时应及时联系，前往门诊或急诊就诊。

5月5日

PET-CT中期评估疗效评价为病情稳定，未达到缓解。

全身评估，对于异常高代谢病灶考虑淋巴瘤浸润，较初发时PET-CT相同。

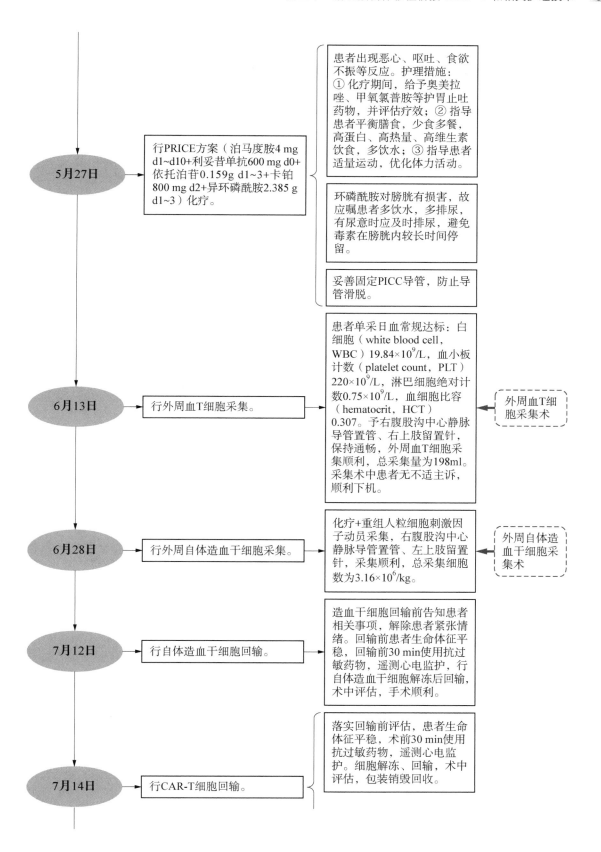

5月27日 → 行PRICE方案（泊马度胺4 mg d1~d10+利妥昔单抗600 mg d0+依托泊苷0.159g d1~3+卡铂800 mg d2+异环磷酰胺2.385 g d1~3）化疗。

患者出现恶心、呕吐、食欲不振等反应。护理措施：①化疗期间，给予奥美拉唑、甲氧氯普胺等护胃止吐药物，并评估疗效；②指导患者平衡膳食，少食多餐，高蛋白、高热量、高维生素饮食，多饮水；③指导患者适量运动，优化体力活动。

环磷酰胺对膀胱有损害，故应嘱患者多饮水，多排尿，有尿意时应及时排尿，避免毒素在膀胱内较长时间停留。

妥善固定PICC导管，防止导管滑脱。

6月13日 → 行外周血T细胞采集。

患者单采日血常规达标：白细胞（white blood cell，WBC）$19.84×10^9$/L，血小板计数（platelet count，PLT）$220×10^9$/L，淋巴细胞绝对计数$0.75×10^9$/L，血细胞比容（hematocrit，HCT）0.307。予右腹股沟中心静脉导管置管、右上肢留置针，保持通畅，外周血T细胞采集顺利，总采集量为198ml。采集术中患者无不适主诉，顺利下机。

外周血T细胞采集术

6月28日 → 行外周自体造血干细胞采集。

化疗+重组人粒细胞刺激因子动员采集，右腹股沟中心静脉导管置管、左上肢留置针，采集顺利，总采集细胞数为$3.16×10^6$/kg。

外周自体造血干细胞采集术

7月12日 → 行自体造血干细胞回输。

造血干细胞回输前告知患者相关事项，解除患者紧张情绪。回输前患者生命体征平稳，回输前30 min使用抗过敏药物，遥测心电监护，行自体造血干细胞解冻后回输，术中评估，手术顺利。

7月14日 → 行CAR-T细胞回输。

落实回输前评估，患者生命体征平稳，术前30 min使用抗过敏药物，遥测心电监护。细胞解冻、回输，术中评估，包装销毁回收。

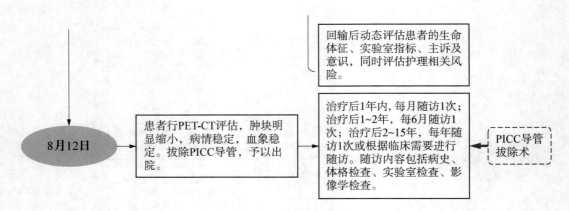

图 2‑1　患者主要病情演进过程

三、护理程序

根据本案例制订护理计划,如表 2‑1 所示。

表 2‑1　患者护理计划

日期	护理诊断	诊断依据	护理目标	护理措施	评价
3 月 1 日	知识缺乏	(1) 缺乏疾病诊疗相关知识。(2) 缺乏化疗期间饮食和饮水相关知识。(3) 缺乏住院安全相关知识。	(1) 患者了解淋巴瘤规范诊疗过程、化疗用药的相关知识。(2) 患者了解化疗期间饮食和饮水的相关知识,无体重减轻。(3) 患者了解住院安全相关知识,提升安全意识。	(1) 讲解与疾病相关的知识。(2) 告知患者清淡饮食、少食多餐;高热量、高蛋白、高维生素饮食;多饮水。(3) 讲解住院安全相关知识,取得患者的理解与配合。	(1) 患者熟悉疾病相关知识。(2) 患者了解化疗期间饮食的相关知识,主诉无恶心、呕吐。(3) 患者接受安全宣教,并能积极配合。
3 月 1 日	焦虑	与担心疾病预后、费用问题有关。	患者心情放松,焦虑得到缓解。	(1) 告知淋巴瘤规范诊疗过程和使用医保后大致的费用。(2) 向患者介绍病区环境、医务人员,消除其对周围环境的陌生感。(3) 邀请患者加入淋巴瘤康复联盟,帮助患者建立信心。	患者安心接受治疗,情绪和心理状态稳定。
3 月 26 日	恶心	与使用化疗药物有关。	患者了解化疗期间饮食要求及饮食相关知识。	(1) 告知患者化疗阶段清淡饮食、少食多餐的饮食要求。(2) 向患者及家属做好饮	患者进食量未减少,体重未下降,无恶心、呕吐发生。

（续表）

日期	护理诊断	诊断依据	护理目标	护理措施	评价
				食指导,告知患者家属烹饪食物的相关食谱。	
5月27日	有便秘的危险	与活动减少及化疗药物的使用有关。	患者排便正常,不发生便秘。	(1) 鼓励患者多饮水,多进食清淡、易消化的粗纤维食物。 (2) 鼓励患者养成定时排便的习惯。 (3) 指导患者进行适当的腹部按摩,刺激肠蠕动,帮助排便。 (4) 必要时使用缓泻剂。	(1) 患者掌握腹部按摩方法。 (2) 患者排便正常,未发生便秘。
5月27日	活动无耐力	与长期卧床、化疗后三系(红细胞、白细胞、巨核细胞)减少导致发热、贫血有关。	患者能改善自身的活动状况,并能达到特定的活动水平。	(1) 指导患者循序渐进地增加活动,根据自身情况安排休息时间。 (2) 监测患者活动后的反应,与患者一起制订个体活动计划表和功能活动目标。 (3) 指导患者活动时保存体能的方法。	患者活动状况得到改善。
5月27日	营养失调:低于机体需要量	(1) 与肿瘤消耗增加有关。 (2) 与化疗引起胃肠道不适有关。	(1) 患者能叙述保持或增加体重的主要措施。 (2) 患者能接受所规定的饮食。 (3) 患者体重不下降。	(1) 监测并记录患者每天的进食量。 (2) 评估患者的营养需求,制订适合患者的饮食计划。 (3) 鼓励患者适当活动,以增加营养物质的代谢和作用,促进食欲。 (4) 提供良好的就餐环境。	患者的体重未下降,继续观察。
6月1日	睡眠型态紊乱	(1) 与疾病引起疼痛有关。 (2) 与焦虑有关。 (3) 与环境改变有关。	(1) 患者能描述有利于改善睡眠状况的方法。 (2) 患者主诉已得到充足的睡眠,表现出睡眠后精力充沛。	(1) 打造有利于患者睡眠和休息的环境。 (2) 有计划地安排护理活动,不打扰患者休息。 (3) 遵医嘱使用镇静、催眠药,并评估效果。 (4) 积极实施心理治疗及心理护理。	患者能正常入睡,每天保证8h以上睡眠时间。
6月1日	恐惧	(1) 与知晓 TP53 突变、化疗方案更改有关。 (2) 与担心疾病预后有关。	患者的恐惧心理得到缓解。	(1) 鼓励患者表达自己的感受,对患者的恐惧表示理解。 (2) 向患者解释化疗方案中药物的作用和不良反应。 (3) 了解患者的心理特征,	患者的恐惧心理得到缓解,能配合治疗与护理。

(续表)

日期	护理诊断	诊断依据	护理目标	护理措施	评价
		（3）与化疗用药后引起身体不适有关。		并进行有针对性的心理疏导。 （4）对接淋巴瘤康复志愿者,制订患者的心理护理计划。 （5）指导家属为患者提供心理支持,增强患者的安全感。	
6月13日	有感染的危险	与患者白细胞下降、免疫功能低下有关。	患者住院期间PICC导管不发生导管相关性感染。	（1）严密观察穿刺处的皮肤有无红、肿、热、痛等感染现象。 （2）每次更换敷贴时,应彻底洗手、戴口罩、帽子,严格消毒皮肤。	患者住院期间PICC导管未发生导管相关性感染。
7月9日	皮肤完整性受损	与右上肢肿块持续生长及皮肤破溃有关。	患者右上肢肿块缩小,破溃皮肤愈合。	（1）遵医嘱在患者皮肤完整处外敷皮硝。 （2）抬高患肢。 （3）定时、定部位做好臂围测量,告知患者皮肤破溃的原因,取得患者配合。 （4）勤翻身,协助患者摆放体位,预防右上肢发生压力性损伤。 （5）做好患者皮肤疼痛的护理,遵医嘱使用止痛药。 （6）定时对皮肤破溃处换药、消毒、涂抹皮肤保护剂。	7月9日患者右上肢出现2 cm×3 cm的皮肤破溃,右上肢最肿胀时臂围为41 cm;破溃处的皮肤于7月16日愈合;8月26日,右上肢臂围26 cm,左上肢臂围25 cm,皮肤完整。
7月9日	疼痛	与右上肢肿块持续生长、皮肤张力持续增大有关。	正确使用镇痛药物,配合护理措施,使患者疼痛减轻或消失。	（1）协助患者适当抬高右上肢。 （2）协助患者每天做好皮肤护理,保持皮肤清洁,注意皮肤保湿,每天涂抹皮肤润肤乳。 （3）定时做好疼痛评估,遵医嘱正确使用止痛药,做好用药评估。	患者右上肢疼痛得到有效缓解,夜间能保证8 h的睡眠时间。
7月12日	潜在并发症:循环负荷过重	与大量输注造血干细胞等血液制品有关。	患者未发生心脏循环负荷过重。	（1）按照造血干细胞的回输要求,正确设置输血速度,密切观察患者的生命体征,及时听取患者的主诉。 （2）评估患者是否有呼吸困难、胸闷气促、心率加快、恶心、呕吐、咳泡沫样痰等表现。	造血干细胞顺利输注结束,患者无不适主诉。

（续表）

日期	护理诊断	诊断依据	护理目标	护理措施	评价
				（3）遵医嘱回输造血干细胞后使用利尿剂，及时向医生汇报出入水量及患者生命体征的变化。	
7月12日	潜在并发症：过敏性休克	与干细胞保存液二甲基亚砜回输至患者体内有关。	患者无过敏反应发生。	（1）遵医嘱在造血干细胞回输前30 min使用地塞米松等抗过敏药物。（2）加强对患者生命体征的监测，及时听取患者的主诉，密切观察患者有无过敏表现。	造血干细胞顺利输注结束，患者无不适主诉。
7月13日	营养失调：低于机体需要量	与大剂量化疗后食欲减退、消化功能紊乱等有关。	患者配合临床营养科的要求，保证每天的营养摄入量。	（1）记录患者的进食量，每天做好体重监测。（2）请临床营养科会诊，制订患者的饮食计划。（3）指导患者适当活动。（4）提供良好的就餐环境。（5）协助患者做好口腔护理。	患者了解营养摄入的重要性，保证每天的营养摄入量。
7月14日	焦虑	与害怕造血干细胞回输后的不良反应及担心治疗效果有关。	患者焦虑程度得到减轻。	（1）向患者解释病情，告知CAR－T治疗的全流程内容。（2）告知疾病并发症的症状和体征表现，以及相应的治疗、护理应对措施。（3）每日评估患者的心理状态，做好心理护理，加强护患沟通，对患者的不良情绪及时给予心理疏导。（4）患者焦虑程度加重时，应请心理科会诊，介入干预。	患者焦虑程度得到减轻，并能积极配合治疗和护理。
7月15日	气体交换受损	与CAR－T细胞回输后出现细胞因子风暴有关。	（1）患者呼吸道通畅，未有胸闷主诉。（2）监测呼吸治疗的效果，氧合指数恢复正常。	（1）遵医嘱予以低流量氧气吸入。（2）行床边心电监护，密切监测SpO_2的变化，必要时进行血气分析检查。（3）遵医嘱使用托珠单抗，吸氧效果不佳时，可6 h后重复使用。（4）24 h内无改善时，按Ⅲ级细胞因子释放综合征（cytokine release syndrome, CRS）处理，高流量鼻导管、	7月15日6:00患者的氧饱和度下降至90%，鼻腔双通道低流量（3 L/min）吸氧。7月17日患者持续低流量（3 L/min）吸氧，氧饱和度为99%，未主诉胸闷气促。

日期	护理诊断	诊断依据	护理目标	护理措施	评价
				面罩吸氧,必要时使用呼吸器辅助呼吸,做好正压通气相关护理工作。 (5) 对于Ⅲ级及以上 CRS,遵医嘱执行激素治疗。 (6) 加强巡视,观察患者有无呼吸困难、发绀、心动过速、头疼、烦躁不安等呼吸衰竭的表现,及时通知医生对症处理。	
7 月 15 日	口腔黏膜受损	(1) 与机体抵抗力下降有关。 (2) 与化疗药物引起口腔黏膜损伤有关。	口腔黏膜受损处愈合。	(1) 保持口腔清洁,每天三餐前后及睡前协助患者漱口。 (2) 每班评估口腔黏膜炎分级,做好记录;每天 3 次口腔护理,根据口腔黏膜炎的程度正确使用药物止痛。 (3) 使用红外线定时照射口腔黏膜,指导患者正确使用西瓜霜或锡类散喷雾。 (4) 指导患者饮食,鼓励患者进食。 (5) 若疼痛影响患者的睡眠,可遵医嘱使用助眠药物、止痛药,保证患者睡眠充足。 (6) 进行口腔黏膜病原体培养,根据检查结果正确使用各类抗生素。	患者 7 月 15 日起出现 1 级口腔黏膜炎,后逐渐发展至 3 级,而后慢慢恢复;7 月 22 日口腔黏膜炎 0 级。
7 月 16 日	潜在并发症:感染性休克	体温 38.5℃,与患者白细胞极度低下有关。	体温控制正常,生命体征平稳。	(1) 密切监测患者生命体征变化,警惕感染性休克可能,遵医嘱抽血进行血培养。 (2) 高热期间给予清淡、易消化的流质或半流质饮食,鼓励患者多饮水,记录患者的出入水量。 (3) 当患者体温高达 39℃时,使用冰块物理降温,做好降温时的护理,注意保暖。 (4) 遵医嘱使用抗菌药物,合理安排抗生素的输注顺序。 (5) 严格做好移植仓的消毒隔离及管理工作。	7 月 17 日患者体温正常。

(续表)

日　期	护理诊断	诊断依据	护理目标	护理措施	评价
7 月 18 日	体温过高	(1) 与 CAR‑T 细胞回输后出现细胞因子风暴,导致体温中枢失调有关。 (2) 与细胞因子的免疫调节有关。	体温恢复正常。	(1) 嘱患者卧床休息,适当活动。 (2) 密切监测患者的生命体征,加强巡视。 (3) 给予清淡、易消化的高热量、高蛋白、富含维生素的流质或半流质饮食。 (4) 遵医嘱给予药物和(或)物理降温。 (5) 给予药物降温后应评估出汗量,协助更换掉潮湿的衣物,注意保暖。 (6) 静脉输液维持循环血量,准确记录液体出入量。	7 月 21 日患者体温下降,体温恢复正常。
7 月 18 日	皮肤完整性受损	与患者失禁性腹泻有关。	患者肛周皮肤完整、无破损。	(1) 及时清理排泄物,保持肛周皮肤干燥、清洁,勤翻身,避免使用纸尿裤。 (2) 每次清洁肛周皮肤时应避免用力擦拭,使用婴儿柔湿巾擦拭,用温水清洗肛周皮肤,自然待干。 (3) 避免皮肤接触刺激性物质,给予保湿剂等涂抹肛周皮肤。 (4) 遵医嘱每天给予两次红外线照射肛周皮肤。	7 月 18 日患者肛周出现轻度失禁性皮炎,肛周皮肤发红。 7 月 21 日患者肛周皮肤颜色恢复正常,皮肤完好、无破损。
7 月 20 日	潜在并发症:免疫效应细胞相关神经毒性综合征(immune effector cell‑associated neurotoxicity syndrome, ICANS)	与 CAR‑T 细胞治疗后出现神经系统功能失调及相关病理性变化有关。	(1) 患者理解并配合护士的评估。 (2) 采取预防措施进行提前干预,减轻 ICANS 症状。	(1) 使用免疫效应细胞相关性脑病(immune effector cell encephalopathy, ICE)评分表(附录 1)每日评估 2 次。 (2) 加强巡视,观察患者是否有头痛、头晕等症状,密切观察患者的生命体征及神志情况,预防误吸、癫痫的发生。患者出现症状时停止口内进食(食物、液体、药物),并评估其吞咽功能。 (3) 动态评估患者是否出现失语、记忆受损、迟钝、四肢震颤、抽搐、感觉和运动障碍等表现。 (4) 准确执行医嘱,回输当日起予以左乙拉西坦药物	患者住院周期内未发生 ICANS。

(续表)

日期	护理诊断	诊断依据	护理目标	护理措施	评价
				口服,预防癫痫发作。 (5)做好癫痫发作的应急预案。 (6)每日落实护理风险评估,预防跌倒或坠床。	
7月21日	潜在并发症:出血	与血小板极度低下有关。	患者未见明显活动性出血,血小板稳步恢复正常。	(1)告知患者血小板低下的危险性,血小板低于$20×10^9$/L时嘱患者绝对卧床,做好安全指导。 (2)评估患者的出血倾向。 (3)静脉采血时,止血带禁忌缚扎太久。 (4)告知患者避免食用辛辣、油炸类食物。 (5)告知患者禁用硬毛牙刷刷牙,给予口腔护理。 (6)告知患者避免刺激和摩擦皮肤,衣着松软。 (7)告知患者保持鼻腔湿润,勿用力擤鼻涕。 (8)遵医嘱正确输注血小板,做好输血观察及记录。 (9)密切关注患者有无肺出血、脑出血症状。	7月22日患者双下肢出现散在出血点。 7月29日患者出血点消退。 8月10日患者血小板回升至出院指标。
8月12日	知识缺乏	与出院后自我护理知识及随访相关知识缺乏有关。	患者能熟知出院后护理的注意事项,掌握随访流程。	(1)指导患者出院后免疫恢复期的自我防护及护理注意事项。 (2)告知患者移植和CAR-T门诊随访时间。 (3)指导患者疾病的自我观察要点。	患者知晓出院后护理及随访相关知识。

四、护理记录

本例患者的护理记录,如表2-2所示。

表2-2　患者护理记录表

日期	时间	护理记录
3月1日	8:10	**A(评估)**:缺乏淋巴瘤诊疗相关知识。 ♯1P(诊断):知识缺乏。 **I(措施)**: (1)告知患者和家属淋巴瘤的规范治疗过程及具体方案。

（续表）

日期	时间	护理记录
		（2）告知患者和家属具体用药介绍和目前的辅助检查结果。 （3）鼓励患者积极配合治疗和护理。 **O(结果)：** 3月1日10:00评价:患者了解疾病相关知识,配合治疗和护理。
3月1日	9:30	**A(评估)：** 患者担心疾病治疗效果和住院费用问题。 ♯2P(诊断)：焦虑。 **I(措施)：** （1）告知患者淋巴瘤规范诊疗后使用医保的大致费用范围。 （2）鼓励患者与其家属及时沟通,使患者获得情感支持和关爱。 （3）邀请患者加入淋巴瘤康复联盟,通过更多的正规渠道了解淋巴瘤相关知识,制订志愿者服务计划,帮助患者建立信心。 （4）做好病区环境的介绍,以及责任护士/医生、护士长的介绍。向其介绍同病室的患者,消除其对周围环境的陌生感。 （5）鼓励患者表达自己的想法,为其提供心理疏导。 **O(结果)：** 3月1日12:00评价:患者及家属安排好医药费,情绪平稳。能与周围其他患者和护士沟通,已加入淋巴瘤康复联盟。
3月26日	18:30	**A(评估)：** 患者出现恶心并呕吐胃内容物 50 ml。 ♯3P(诊断)：恶心。 **I(措施)：** （1）告知患者导致恶心、呕吐等胃肠道反应的原因,缓解患者的紧张情绪。 （2）指导患者在化疗阶段应清淡饮食,少食多餐,尽量避免在化疗药物使用前后立即进食,与护士一起制订饮食计划。 （3）遵医嘱在化疗前正确使用止吐药,做好用药评估,止吐效果不明显时,应及时更换用药。 （4）正确记录呕吐物的颜色、性质、量。 （5）鼓励患者在进食前后适当活动,增加食欲,促进食物消化。 **O(结果)：** 3月27日18:00评价:医生及时调整用药,患者未再出现恶心、呕吐。
6月1日	22:00	**A(评估)：** 患者尚未入睡,主诉入睡困难。 ♯4P(诊断)：睡眠型态紊乱。 **I(措施)：** （1）关闭病房顶灯,开启小夜灯,安排有利于睡眠的房间,保持病房安静,调节舒适的温、湿度,避免大声喧哗。 （2）了解患者的入睡习惯,尽量满足患者的入睡要求。 （3）有计划地安排治疗和护理活动,减少对患者睡眠的干扰。 （4）指导患者促进睡眠的措施:睡前减少活动量,避免饮浓茶或咖啡;睡前可以泡脚或洗热水澡;调整舒适的体位,指导患者放松肌肉,听轻音乐或阅读书籍。 （5）限制睡前饮水量,睡前排便。 （6）遵医嘱使用镇静、催眠药物,并评估效果。 **O(结果)：** 6月1日23:00评价:患者已入睡。
7月9日	7:00	**A(评估)：** 患者右上肢肿胀处皮肤出现 2 cm×3 cm 皮肤破溃,右上肢臂围 41 cm,左上肢臂围 25 cm。

(续表)

日期	时间	护 理 记 录
		♯1P(诊断):皮肤完整性受损。 **I(措施):** (1) 遵医嘱在皮肤完整处外敷皮硝,做好皮硝外敷后渗出液的记录,减少肿块处体液潴留。 (2) 抬高患肢,促进右上肢静脉回流,减轻肿胀处的皮肤张力。 (3) 定时、定部位做好臂围记录,告知患者皮肤破溃的原因,取得患者的配合。 (4) 帮助患者勤翻身,协助患者摆放体位,预防右上肢压力性损伤的发生。 (5) 做好破溃处皮肤的消毒,待干后给予凡士林纱布覆盖。 (6) 在肿块皮肤完整处涂抹皮肤保护剂,增加皮肤抵抗力。 **O(结果):** 7月16日8:30评价:患者皮肤破溃处愈合。 8月26日8:00评价:患者右上肢臂围26 cm,左上肢臂围25 cm。 **A(评估):**患者面部表情痛苦,主诉右上肢疼痛难忍,采用数字评分法(Numerical Rating Scale, NRS)评估疼痛程度,疼痛评分为8分。 ♯2P(诊断):疼痛。 **I(措施):** (1) 协助患者抬高患肢,告知患者抬高患肢有利于促进静脉血液回流,减轻肢体肿胀程度,减轻皮肤张力引起的疼痛。 (2) 保持皮肤清洁,涂抹皮肤保湿剂,增强皮肤抵抗力。 (3) 定时做好疼痛评估,遵医嘱给予口服止痛药,同时局部使用利多卡因凝胶止痛,做好用药评估。 **O(结果):** 7月10日8:00评价:患者配合护士抬高患肢,右上肢臂围41 cm,疼痛评分5分,主诉夜间可保证6 h睡眠。
7月14日	8:00	**A(评估):**患者因家属无法陪同,担心药物不良反应及治疗效果,出现情绪波动。 ♯1P(诊断):焦虑。 **I(措施):** (1) 向患者做好宣教工作,让患者了解疾病相关知识及未来可能会出现的症状,避免因对未知的恐惧而产生焦虑情绪。 (2) 注意倾听患者的主诉,鼓励患者主动表达自己的想法,及时发现患者的不适,遵医嘱予以处理。 (3) 与患者建立良好的护患关系,在日常工作中注意人文关怀,使患者在住院期间感受到温暖。 (4) 鼓励患者通过与家属视频聊天或者打电话等形式转移注意力,减少孤独感与紧张感,增强患者对抗疾病的信心。 (5) 必要时请心理科医生介入。 **O(结果):** 7月15日10:00评价:患者的焦虑症状有所缓解,并表示能积极配合治疗。
7月15日	6:00	**A(评估):**患者的氧饱和度下降至90%,CRS Ⅱ级反应。 ♯1P(诊断):气体交换受损。 **I(措施):** (1) 遵医嘱给予鼻腔双通道低流量(3 L/min)持续吸氧。 (2) 通过遥测心电监护密切观察患者的氧饱和度情况,氧流量以患者的氧饱和度能达到95%以上为佳。

（续表）

日期	时间	护 理 记 录
		（3）注意观察患者对吸氧的耐受情况，每日进行 2 次鼻导管护理，使用金霉素药膏涂抹鼻腔以防止干燥出血。 （4）嘱患者勿自行调节氧流量及摘下鼻导管。 （5）如双通道吸氧不能改善缺氧症状，应及时通知医生，遵医嘱改为面罩吸氧或高流量氧疗。 **O(结果)：** 7 月 17 日 8:00 评价：患者的氧饱和度恢复至 99%，未出现 CRS Ⅲ 级反应。
7 月 15 日	8:00	**A(评估)：** 患者的口腔黏膜出现红斑，疼痛评分为 3 分，不影响进食。 ♯2P(诊断)：口腔黏膜受损。 **I(措施)：** （1）保持口腔清洁，每天三餐前后及睡前协助患者漱口，指导患者正确使用漱口水，适当延长漱口液含漱的时间。 （2）每班评估口腔黏膜炎分级，做好记录。每天进行 3 次口腔护理，保持口腔黏膜清洁。根据口腔黏膜炎的严重程度正确使用药物止痛。 （3）遵医嘱使用红外线定时照射口腔黏膜，促进口腔黏膜恢复。 （4）正确使用西瓜霜或锡类散喷雾，促进黏膜炎愈合。 （5）嘱患者勿进食过热、对黏膜有刺激性的食物，同时鼓励患者进食，可进食软食、半流质食物。 （6）若患者因口腔黏膜炎的疼痛而影响睡眠时，遵医嘱使用助眠药物、止痛药，保证患者充足的睡眠，提升患者的机体抵抗力。 （7）遵医嘱进行口腔黏膜病原体监测，根据检查报告正确使用抗生素，减少感染。 **O(结果)：** 7 月 17 日 8:00 评价：患者口腔黏膜炎分级发展至 3 级，疼痛评分为 5 分。 7 月 18 日 8:00 评价：患者口腔黏膜炎分级下降至 2 级，疼痛评分为 4 分。 7 月 20 日 8:00 评价：患者口腔黏膜炎分级下降至 1 级，疼痛评分为 2 分。 7 月 22 日 8:00 评价：患者口腔黏膜炎 0 级，无疼痛。
7 月 16 日	10:00	**A(评估)：** 患者白细胞 0.02×10^9/L，体温 38.5℃。 ♯1P(诊断)：潜在并发症：感染性休克。 **I(措施)：** （1）密切监测和记录患者的体温变化，及时通知医生；遵医嘱抽血进行血培养，做好病原学监测；遵医嘱正确使用退烧药，做好用药观察。 （2）患者高热期间给予清淡、易消化的流质或半流质饮食，鼓励患者多饮水，记录患者的出入水量，避免其体液不足。 （3）若患者体温高达 39℃，应给予冰块物理降温，降温时注意保暖、防虚脱，保持皮肤清洁、干燥，及时更衣、更换床单和被套等。 （4）遵医嘱使用抗菌药物，合理安排抗生素的输注顺序，保证一定的血药浓度。 （5）严格做好移植仓的消毒隔离及管理工作。 （6）注意与 CRS Ⅰ 级反应引起的发热相鉴别。 （7）密切监测患者生命体征的变化，警惕感染性休克的发生。 **O(结果)：** 7 月 17 日 8:00 评价：患者体温正常，未发热。
7 月 18 日	10:00	**A(评估)：** 患者体温升高，最高至 39.8℃，CRS Ⅰ 级反应。 ♯1P(诊断)：体温过高。 **I(措施)：** （1）每 4 h 测量一次患者的体温，监测患者的呼吸、脉搏、血压情况及观察意识状态。

(续表)

日期	时间	护 理 记 录
		(2) 避免病室周围环境对患者带来刺激,嘱患者卧床休息。 (3) 患者寒战时增加盖被使全身保暖,大量出汗时及时更换衣物,避免着凉。 (4) 遵医嘱抽取血进行血培养,使用非甾体类解热镇痛药及糖皮质激素进行治疗。 (5) 患者持续高热时,遵医嘱加用冰毯降温,同时根据白介素-6指标遵医嘱使用托珠单抗进行药物降温。 (6) 使用冰毯时根据患者的体温情况适当调节水温,在冰毯上垫一中单,使患者处于平卧位,冰毯上缘与患者肩部平行,下缘与患者臀部平行。体温探头贴于患者的腋下,实时监测患者的体温。注意患者受压处的皮肤,每2 h观察一次皮肤有无青紫,可给予适当按摩。翻身时应注意身体不要脱离冰毯。 (7) 保持患者皮肤和冰毯表面干燥,及时更换中单。 (8) 在冰毯机使用过程中,根据患者体温变化及主诉调节水温。 (9) 如患者出现寒战、四肢冰冷或体温降至38℃以下等情况,应暂停使用冰毯机。 (10) 拉起床旁两侧的护栏,防止患者因虚脱乏力而坠床,嘱其床旁如厕,需要帮助时可按铃。 (11) 嘱患者多饮水,记录液体出入量,防止因大量出汗造成水、电解质紊乱。 (12) 嘱患者进食易消化的高蛋白、高热量食物,可少食多餐。 **O(结果):** 7月21日6:00评价:患者体温逐渐恢复正常。
7月18日	14:00	**A(评估):**患者腹泻13次,不能自主控制大便,肛周皮肤发红,向周边扩散,出现1级失禁性皮炎。 ♯2P(诊断):皮肤完整性受损。 **I(措施):** (1) 观察并记录患者大便的颜色、性质、量,遵医嘱正确使用生长抑素类药物和止泻药,做好用药宣教。 (2) 及时清理排泄物,保持肛周皮肤干燥、清洁,勤翻身,避免使用纸尿裤。 (3) 每次清理排泄物时避免用力擦拭肛周皮肤,使用婴儿柔湿巾擦拭,用温水清洗肛周皮肤,自然待干。 (4) 避免肛周皮肤接触刺激性物质,给予保湿剂涂抹肛周皮肤,再厚涂金霉素眼膏或甘油制品,锁住角质层水分,最后用凡士林纱布覆盖以保护皮肤,隔离再次大便时对肛周皮肤的刺激。 (5) 遵医嘱每天进行2次红外线照射,促进肛周皮肤生长恢复,增强皮肤的抵抗力。 **O(结果):** 7月21日8:00评价:患者腹泻症状得到控制,24 h内排便2次,失禁性皮炎愈合。
7月21日	8:00	**A(评估):**患者血小板报告:$2×10^9$/L,双下肢出现散在出血点。 ♯1P(诊断):潜在并发症:出血。 **I(措施):** (1) 告知患者血小板低下(血小板低于$20×10^9$/L)的危险性,嘱患者绝对卧床休息,增强患者的住院安全意识,做好安全指导。 (2) 检查患者皮肤、黏膜有无出血点、瘀点或瘀斑,注意观察有无鼻出血、血尿及大便颜色的变化。遵医嘱及时进行粪便隐血试验,关注患者有无上、下消化道出血。 (3) 静脉采血时,止血带禁忌绷扎太久,以免引起皮肤和黏膜出现出血点。出血后,应按压穿刺点10 min以上。 (4) 嘱患者禁食辛辣、油炸类食物。 (5) 给予口腔护理,嘱患者勿用硬毛牙刷刷牙。 (6) 避免刺激和摩擦皮肤,衣着松软,保持鼻腔湿润,防干燥出血。

（续表）

日期	时间	护 理 记 录
		（7）遵医嘱正确输注血小板,做好输血观察及记录。 （8）密切关注患者有无肺出血、脑出血症状。 **O(结果)：** 7 月 22 日 8:00 评价:患者双下肢出现散在出血点。 7 月 29 日 8:00 评价:患者出血点消退。 8 月 10 日 8:00 评价:患者血小板回升至出院指标。
8 月 12 日	9:00	**A(评估)：**患者不了解出院后自我护理知识及随访相关知识。 ♯1P(诊断)：知识缺乏。 **I(措施)：** （1）指导患者出院后在免疫恢复期的自我防护措施及注意事项。 （2）告知患者移植和 CART 门诊随访时间。 （3）指导患者疾病的自我观察要点。 **O(结果)：** 8 月 12 日 10:00 评价:患者熟知出院后护理及随访相关知识。

五、淋巴瘤自体移植桥接 CART 的护理关键点和护理技术

（一）护理关键点

1. 评估

1）入院时的评估

（1）皮肤完整性。

（2）血常规和出凝血指标。

2）入院后的评估

（1）骨髓穿刺术:严密观察患者的生命体征、神志状况、面色、瞳孔、穿刺点渗血情况,嘱患者平卧休息 2 h。(具体流程详见护理技术 1:骨髓穿刺护理配合技术)

（2）行 PICC 导管置管的患者:评估患者的病情和全身情况,包括穿刺处皮肤及静脉情况,穿刺时观察患者的生命体征,注意患者有无不适主诉。

2. PICC 导管护理管理

（1）导管的穿刺和维护。(具体流程详见护理技术 4:PICC 导管维护)

（2）导管拔管。(具体流程详见护理技术 5:PICC 导管拔除术)

3. 手臂皮肤护理

遵医嘱在皮肤完整处外敷皮硝,做好皮硝外敷后渗出液的记录,减少肿块处体液潴留,抬高患肢,促进右上肢静脉回流,减轻肿胀。定时、定部位做好臂围测量,告知患者皮肤破溃的原因,取得患者的配合。帮助患者勤翻身,协助患者摆放体位,预防右上肢压力性损伤的发生。做好患者皮肤疼痛的护理,遵医嘱使用止痛药。做好皮肤破溃处的换药消毒工作,涂抹皮肤保护剂,增强皮肤的抵抗力,促进皮肤愈合。

4. 外周血造血干细胞采集术护理管理

采集外周血造血干细胞前做好评估,体格检查内容包括生命体征(体温、脉搏、呼吸、血

压)及血氧饱和度;实验室检查的内容包括全血细胞计数及分类、CD34$^+$细胞计数、血生化指标;评估患者外周血管情况。

(1) 采集 T 细胞者:排除既往治疗中可能影响淋巴细胞采集的因素,使用淋巴细胞毒性药物、免疫抑制剂、全身应用治疗剂量的激素的患者要先停用,单采前停用免疫抑制剂($\geqslant$1 月),如有发热则需排除感染,处于乙型肝炎病毒、丙型肝炎病毒、人类免疫缺陷病毒等活动期时不宜采集。单采前一天或当天同时满足血红蛋白>80 g/L、血细胞比容>0.24、淋巴细胞绝对计数>0.2×10^9/L、血小板计数>50×10^9/L。

(2) 采集自体造血干细胞者:入院后遵医嘱进行干细胞动员,主要采用重组人粒细胞刺激因子、化疗+重组人粒细胞刺激因子、粒细胞集落刺激因子+趋化因子受体 4 抑制剂皮下注射三种方法。每日监测 CD34$^+$细胞化验指标、血细胞计数及分类,常规在第五天进行采集,在动员针注射期间出现低热或浑身酸痛时,须给予对症处理,外周血造血干细胞(peripheral blood stem cell, PBSC)采集的 CD34$^+$细胞数量要大于 2×10^6/kg,否则会降低植入率。

(3) 采集期间:双上肢使用 18 G 留置针建立静脉采集通路及回输通路,必要时进行 CVC 导管穿刺,选择正确的采集程序,安装管路,输入患者性别、身高、体重及血细胞比容、血小板、白细胞,设置循环量、循环次数、抗凝比例。及时处理采集过程中的异常报警,例如,采血压力不足、回输压力高时检查血管通路情况,必要时重新穿刺,漏液报警时立即停止采集,更换管路重新采集。采集过程中观察患者是否出现不良反应,并及时进行处理。①低钙血症。具体表现:口周、头面部、四肢麻木,可伴有针刺感,严重者可出现胸闷、心律失常、喉痉挛,甚至心搏骤停。对症处理:减慢全血流速、静脉注射 10%葡萄糖酸钙注射液,予以氧气吸入。②低血容量。具体表现:心动过速、低血压、头晕、面色苍白、出冷汗、烦躁不安、呼吸急促,严重者可发生晕厥甚至昏迷。对症处理:减慢全血流速、去枕平卧、扩容、补充电解质,严重者暂停采集。③过敏。具体表现:皮肤瘙痒、畏寒、发热、皮疹。对症处理:停止采集程序,遵医嘱予以抗组胺药。

(4) 采集后:严格按照冷链包装要求对采集物进行包装。留取标本进行检验,关注检验报告结果并做好记录。拔针后按压穿刺处 10 min 以上,出现肿胀时可予以冰敷,穿刺局部保持清洁、干燥,24 h 不可接触水,平卧位休息 15~30 min。(具体流程详见护理技术 3:外周血造血干细胞采集术)

5. 自体移植护理管理

(1) 病房环境要求:空气层流洁净病房,设备应随时保持清洁、无致病菌。

(2) 环境卫生学监测指标:空气层流洁净病房应按时进行空气、物表及工作人员的手卫生学监测,结果应符合卫生学标准。

(3) 入造血干细胞移植病房(移植仓)管理:移植仓是通过空气净化设备的层流装置改变室内空气环境的洁净度,保持微生物含量接近 0 的病房。告知患者根据移植用物清单准备物品。入仓前剃除患者的身体毛发,患者使用皮肤清洁剂沐浴进行皮肤清洁和五官清洁后进入移植仓,向患者介绍正压病房环境、移植患者特有消毒饮食宣教、各类住院安全宣教,实施安全护理,预防跌倒、坠床和压力性损伤等护理不良事件的发生;向患者介绍移植流程,告知各项检查的目的,消除患者因环境陌生和对移植的恐惧而导致的紧张情绪;患者的饮食应保证干净卫生,低微生物饮食,应选择高营养、高蛋白、高维生素饮食;应严格执行消毒隔离制度,遵守各项操作规程;对患者进行全面准确的护理评估。

(4) 自体移植患者静脉通路管理:患者在移植预处理前应至少留置一条中心静脉通路,

操作维护按《临床静脉导管维护操作要求》执行。

（5）移植预处理的护理管理：预处理方案为卡莫斯丁＋依托泊苷＋阿糖胞苷＋美法仑，做好化疗用药观察，遵医嘱监测并记录患者的生命体征；严密观察患者的病情变化，记录出入水量，观察大小便的颜色和性质等有无异常，监测并记录 pH 值的变化情况；观察用药后不良反应，采取针对性的措施，可遵守医嘱预防性地应用药物；注意口腔黏膜炎与肛周感染的预防及护理。

（6）自体造血干细胞输注的护理管理：冷冻保存的造血干细胞由专业运送人员送至病房。病房工作人员与运送人员双人核对患者信息，确认回输体积等；冷冻保存的造血干细胞应在 37℃ 恒温水浴箱中解冻，用符合要求的专用输血器输注，建立中心静脉通路，回输前 30 min 遵医嘱使用抗过敏药物。输注过程中严格执行无菌操作，若病情允许，应在 20 min 内输注结束；输注过程中观察有无发热、血压升高、腹痛、头痛、呼吸困难、排尿异常等表现。

（7）自体移植后骨髓抑制期的护理管理：根据患者的病情和自理能力，指导患者适当活动，注意休息；观察和记录患者口腔黏膜炎分级，根据不同分级，采用不同的护理应对措施，选用合适的漱口液及药物进行治疗。每日观察患者鼻黏膜的变化，选用合适的药物保持鼻黏膜湿润，防止发生出血和感染；协助患者坐浴，保护肛周黏膜，防止发生肛周感染；每日观察患者全身皮肤的变化，对发生静脉炎或皮肤破损者应用药物或敷料协助治疗；每天监测并记录患者的体重，评估患者的营养状况，必要时应用肠外营养支持。

（8）自体移植后并发症的护理管理：自体移植后主要的并发症有感染、出血、各脏器功能损伤。监测患者各项检查指标是否正常，定时监测患者的生命体征及氧饱和度；根据患者的病情变化，遵医嘱给予药物治疗及输注血液制品等对症支持治疗；指导患者坐浴以减少感染。

（9）心理护理及健康教育：心理护理和健康教育应贯穿治疗全程，评估患者的心理状况，了解患者的情绪变化并加强与患者的沟通，为患者提供心理支持，帮助患者达到最佳的身心状态。

6. CAR - T 护理管理

1）CAR - T 细胞治疗前患者评估　在患者入院后需要完善常规实验室检查、影像学检查，以评估肿瘤负荷情况、体能状态、脏器功能，还需要了解患者既往使用药物的情况，所有评估结果须符合 CAR - T 细胞免疫治疗要求。

2）单个核细胞采集（单采）护理管理　采集前了解患者既往治疗中可能影响淋巴细胞采集的因素，评估患者的身体状况，有无静脉血栓史，测量患者的身高、体重、生命体征、血氧饱和度，询问有无枸橼酸过敏史等，单采前 24 h 内血常规报告应符合采集要求。采集过程中正确处理常见的不良反应及异常，包括低钙血症、低血容量反应、过敏、采血压力不足、回输压力高、漏液报警、界面建立异常。

3）淋巴细胞清除化疗管理　淋巴细胞清除化疗是指 CAR - T 细胞输注前的清淋预处理，主要是在回输前 1 周通过化疗清除患者体内的淋巴细胞。目的是清除免疫抑制因素，为 CAR - T 细胞在体内的增殖创造有利环境。化疗前建立深静脉血管通路，遵医嘱准确执行 FC 方案（福达拉滨＋环磷酰胺）化疗 3 天，按规定速度和顺序输注，化疗期间注意水化治疗、止吐、预防便秘，化疗后间歇 2 天等待回输。

4）CAR - T 细胞回输的护理管理

（1）环境准备：尽可能选择独立、清洁的环境，有条件时可选择百级层流病房或层流床。

(2) 物品准备:准备床边心电监护仪,备好氧气装置、推泵、滴泵。

(3) 药物准备:回输前肌内注射抗组胺类药物,解热镇痛药、抗癫痫药、白介素-6受体拮抗剂(托珠单抗注射液)呈备用状态。

(4) 操作过程:①选用静脉推注方式输注:首先需要对产品进行复融从而使细胞复苏,复苏后的细胞在生物安全柜内用匹配的注射器配合18～20 G针头准确抽吸细胞剂量,先用0.9%氯化钠注射液冲洗导管,后将注射器紧密连接导管,以0.5 ml/min的速度静脉推注。②选用静脉滴注方式输注:用0.9%氯化钠注射液预冲导管后,将输注装置缓慢插入药品袋,动作轻柔,避免刺破袋子,30 min内输注完毕。输注时全程按照无菌要求操作。

5) CAR-T细胞输注后的护理管理　CAR-T细胞回输后常见的不良反应为细胞因子释放综合征(CRS)、免疫效应细胞相关神经毒性综合征(ICANS)、感染、血细胞减少、噬血细胞性淋巴组织细胞增生症、巨噬细胞活化综合征、肿瘤溶解综合征、低丙种球蛋白血症、病毒再激活,须动态监测患者的生命体征,根据患者的病情调整监测频率。定期监测其他相关指标,如血常规、血生化、凝血功能、细胞因子水平(白介素-6、铁蛋白及C-反应蛋白)等。观察患者的体温变化,出现体温升高时,给予相应的护理或遵医嘱予解热镇痛类药物降温。同时还须观察患者的神志有无异常情况,及时发现潜在隐患,并提前干预处理。观察患者的情绪反应及行为,必要时给予心理疏导。

6) CAR-T发生CRS紧急情况的处理　CRS常见的症状有发热、低血压、低氧血症,通常发生在CAR-T细胞输注后14天内。

(1) 高热:CRS最早出现的症状之一,可进行物理降温及口服对乙酰氨基酚,排除感染;若持续发热>3 d,可予以使用托珠单抗,2剂托珠单抗使用后效果不佳时给予激素治疗。

(2) 低血压:进行输液治疗,加快补液速度,补充胶体溶液扩充血容量,每小时监测1次血压,遵医嘱使用激素、托珠单抗;如果补液效果不佳,可使用升压药。

(3) 低氧血症:密切监测血氧指数,观察患者有无憋气、胸闷等表现,遵医嘱及时使用氧疗工具,纠正酸碱失衡、电解质紊乱,必要时予以高流量氧疗或实施正压通气,做好相关护理措施。

7) CAR-T发生ICANS紧急情况的处理　ICANS常见的症状:免疫效应细胞脑病、癫痫(痉挛性、非痉挛性)、颅内压增高(脑脊液压力、视盘水肿、脑水肿)、肌无力。中位发生时间为8.5天,中位持续时间为12.5天,每日进行ICE评分,并进行分级对症处理。

(1) 每日进行2次ICE评分,监测患者的生命体征和神志情况。观察患者是否有头痛、头晕等症状,预防误吸、癫痫的发生,备好压舌板。评估患者的吞咽功能是否受到影响,将口服药物改为静脉输注,遵医嘱给予躁动患者镇静剂。

(2) 遵医嘱预防性地给予左乙拉西坦预防癫痫发作。

(3) 如果合并CRS,给予白介素-6受体拮抗剂(托珠单抗8 mg/kg)静脉滴注;如果使用白介素-6受体拮抗剂治疗无效或未合并CRS,可给予甲泼尼龙1 mg/kg,每12 h静脉滴注1次。

(4) 癫痫发作的应急预案:床旁备负压吸引器、开口器、压舌板、舌钳、气管切开包等急救物品及约束带;预防舌后坠、舌咬伤、跌倒及坠床的发生;正确实施约束护理,观察约束部位的皮肤及血液循环状况,注意约束放松期的安全护理,做好护理管理。

7. 化疗后发生紧急情况的处理

化疗后常见的紧急情况有感染、出血、贫血、导管滑脱。

1）感染　　与化疗后骨髓抑制、血白细胞下降及机体免疫受化疗攻击导致抵抗力下降有关。白细胞特别是粒细胞下降时,患者感染的机会将增加。用紫外线消毒病房,减少探视。密切监测患者的体温。当白细胞$<1\times10^9/L$时,患者容易发生严重感染,须进行保护性隔离,如使用层流床。护理人员必须严格执行消毒隔离制度和无菌技术操作,防止医源性感染的发生。保持患者皮肤清洁,做好口腔护理、会阴及肛门护理,预防各种感染。观察患者有无发热、感染等伴随症状及体征。注意保暖,高热时给予物理或药物降温,避免用酒精擦浴。鼓励患者多饮水,警惕感染性休克。遵医嘱给予抗感染治疗,合理配制抗生素,严格遵守抗生素的间隔给药时间,密切观察药物效果及不良反应。

2）出血　　与化疗后骨髓抑制、血小板下降有关。当血小板$<50\times10^9/L$时,患者会有出血的危险,观察患者皮肤有无淤血、瘀斑及其他出血的症状。协助患者做好生活护理,避免碰撞;拔针后增加按压时间,静脉注射或采血时扎止血带不宜过紧,时间不宜过长;指导患者进食软食,保持大便通畅;提醒患者避免抠鼻、剔牙、用力咳嗽、擤鼻涕等动作。当血小板下降至$<10\times10^9/L$时,患者易发生中枢神经系统、胃肠道、呼吸道出血,应严密观察患者的病情变化,嘱患者绝对卧床休息,一旦患者出现头痛等症状应考虑颅内出血,须及时通知医生。女性患者月经期间出血量及出血持续时间异常时,应及时报告医生。

3）贫血　　与化疗后骨髓抑制、血红蛋白下降有关。密切观察患者有无贫血症状,如面色、睑结膜、口唇、甲床是否苍白;注意患者有无头昏眼花、耳鸣、困倦等中枢性缺氧症状;注意患者有无心悸、气促、心前区疼痛等贫血性心脏病的症状。根据贫血程度及发展速度决定白血病患者能耐受的活动量:①严重贫血(血红蛋白$<60\,g/L$)或贫血发展速度较快者,需要卧床休息,限制活动,避免突然改变体位后发生晕厥、跌倒。②轻、中度贫血或贫血发展速度缓慢的患者,可下地活动。护士根据患者的贫血程度和体力情况制订活动(范围、时间)、休息、睡眠计划,减少患者体内耗氧量。在制订的过程中请患者参与,取得患者的配合。对于中度以上贫血、有心悸/气促的患者,可给予低流量间歇式吸氧,改善缺氧症状。嘱患者进食高热量、高蛋白质、高维生素类食物,如猪肝、豆类、新鲜蔬菜等。认真做好输血的规范查对工作,严密观察输血反应,给重度贫血的患者输血时要注意输血速度,宜缓慢滴注,以免诱发心力衰竭。

4）导管滑脱　　与长期补液、患者出汗较多有关。防止 PICC 管道滑脱,应本着预防为主的原则,认真评估是否存在管道滑脱的危险因素;PICC 导管部分脱出时,严禁将脱出的导管回送。如果 PICC 导管完全脱落,则需要测量导管的长度,观察导管有没有损坏或者断裂的情况,评估穿刺部位是否有血肿和渗血。需要用无菌棉签压迫穿刺部位,直到完全止血;消毒穿刺点,并用无菌敷料覆盖;评估渗出液的性状和量,根据治疗的需要可以重新置入 PICC 导管。导管发生断裂时,如果是体外部分断裂,可以修复导管或者拔管;如果是体内部分断裂,应立即报告医生并使用止血带扎于上臂;如果导管尖端已经漂移到心脏,应该让患者制动,协助医生在 X 线透视下确定导管的位置,通过介入手术的方式取出导管。

8. 健康宣教

在患者入院时、化疗前后、出院时均应做好健康宣教,包括饮食、心理支持、康复治疗等方面的内容。

9. 出院随访

(1)居家指导:CAR - T 细胞输注后 28 天,患者居住在治疗中心附近,以便在出现可能的严重不良反应时,能够及时复诊治疗。在输注后的前 3 个月内,如为患儿,则需要有一个成年照护者陪护。对疾病诊疗情况充分知情的照护者对于患者居家管理至关重要。

(2)疾病症状的监测与就医指导:向患者发放 CAR－T 细胞治疗自体移植就诊卡和药物治疗相关指导手册,建议患者随身携带患者就诊卡,在就诊时向医疗保健专业人员出示,尤其是到其他医院入院时。患者应知晓关于 CRS 和严重神经系统不良反应等症状的信息。患者出现以下情况,如发热(体温≥38℃)、呼吸困难、寒战、意识模糊、头晕目眩、心动过速、心律不齐、严重的恶心/呕吐或腹泻时须立即就医。

(3)活动指导:在化疗间隙期,鼓励患者做适合自身的体力活动,以恢复体力和增进食欲。对免疫功能减退且易发生并发症的患者,应卧床休息。

(4)复查指导:向患者及其陪护者强调 CAR－T 细胞输注后和自体移植后定期随访的重要性,制订随访的具体方案,提醒并确定回访时间,预约登记并预留病床。制订快速再入院途径,一旦出现病情变化,可立即住院治疗。

(二) 护理技术

1. 骨髓穿刺护理配合技术

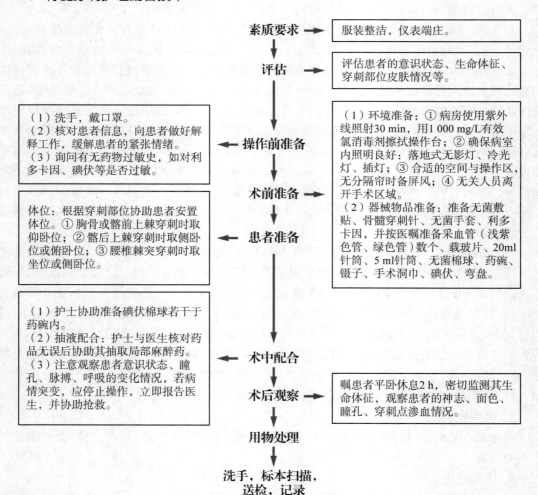

2. 超声引导下 3CG 心电定位 PICC 置管技术

超声心电一体机（Sherlock 3CG模块）、传感器、心电导联线（包含无菌鳄鱼夹导联线）、2个电极片、POWER PICCSOLO导管、穿刺护理包、导针器、75%酒精、2%葡萄糖酸氯己定乙醇溶液、耦合剂、止血带、利多卡因、生理盐水100 ml、1 ml注射器、20 ml注射器、正压接头、知情同意书、PICC资料袋。

素质要求 → 服装整洁，仪表端庄。

评估 → 评估患者的意识状态、局部皮肤情况、置管处静脉条件（应避开瘢痕、静脉瓣等）、出凝血功能，注意患者有无主诉疼痛、心电图P波有无异常；确认患者穿刺侧手臂无外伤手术史。

物品准备

（1）核对患者信息，向患者做好解释工作。
（2）协助患者戴口罩。
（3）体位：平卧位，置管侧手臂外展90°。
（4）超声扫查双上肢：打开超声心电一体机；扎止血带，涂抹超声耦合剂，扫查患者双侧上臂并选择静脉。
（5）选择穿刺静脉：按照ZIM分区（是指以肘关节内上髁为起点测量到腋窝线的距离，标注为患者的上臂长度，并将之分为三等分，划分为三个区域，在上臂中三分之一的距离选择静脉。首选右侧贵要静脉，其次为肱静脉，最后为头静脉，使用记号笔标志好穿刺点后松开止血带。
（6）观察穿刺处皮肤：无红肿、硬结、局部感染、皮肤病等。
（7）测量双侧臂围（肘横纹上10 cm）及预置入长度（穿刺点到右胸锁关节内侧再往下到第三肋）。

环境准备 → 病房使用紫外线照射30 min；拉上分隔帘；无关人员离开病房。

患者准备

传感器准备 →
（1）心电导联线（导联线部分）连接电极片：黑色电极（RA）置于患者右肩偏下；红色电极（LL）置于患者左侧偏下、肚脐下方，沿腋中线外侧。
（2）心电导联线与传感器相连。
（3）传感器平稳放置于患者胸骨柄，上缘两端平两侧锁骨。
（4）观察原始P波，记录体表心电图。

PICC穿刺 →
（1）常规消毒铺巾，无菌屏障最大化，穿无菌手术衣，戴无菌手套。
（2）连接无菌鳄鱼夹与翼片组件：通过手术洞巾触摸翼片组件并连接。
（3）超声引导下行常规PICC穿刺。
（4）导管送入20 cm时，鳄鱼夹连接PICC导丝末端，将系统切换到心电图界面。
（5）观察P波变化：当导管达到上腔静脉时，心电图显示腔内P波振幅变大；当导管达到预测长度时，P波抬高，波形颜色由黄变绿（即导管尖端位于上腔静脉与右心房的交界处），保存最佳图形。
（6）常规冲管与封管，妥善固定导管。

洗手、记录

用物处理

拍摄胸片、评估 ← 确定PICC导管尖端的位置。

置管后宣教

3. 外周血造血干细胞采集术

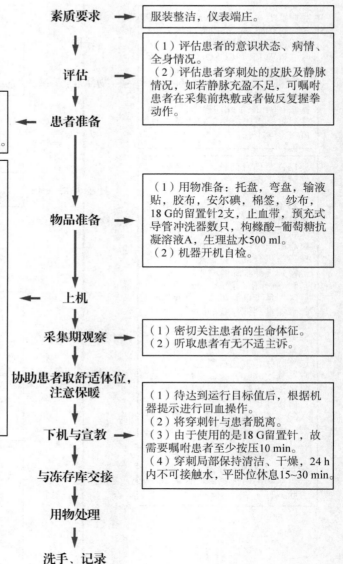

素质要求 → 服装整洁，仪表端庄。

评估 →
（1）评估患者的意识状态、病情、全身情况。
（2）评估患者穿刺处的皮肤及静脉情况，如若静脉充盈不足，可嘱咐患者在采集前热敷或者做反复握拳动作。

（1）向患者做好解释工作，缓解患者的紧张情绪。
（2）患者取平卧位，尤其要保证需要穿刺的双侧肢体放置在舒适的位置。
← **患者准备**

（1）机器开机后点击"选择程序"按键，选择要执行的程序（MNC单个核细胞采集，TPE血浆置换，RBCX红细胞置换）。
（2）按照机器提示的安装顺序，将管路的组件正确地安装在机器的对应部位。
（3）安装完毕后再次检查并核对管路组件的安装情况，确保安装正确。
（4）双人核对，将标签贴于采集袋上。协助患者取舒适体位，根据治疗需求设定相关参数。
（5）进行静脉穿刺的相关操作，妥善固定穿刺针。
（6）将采集管路的采血管、回输管分别与患者的采血端、回输端相连，按照机器屏幕提示打开管夹，点击"开始运行"即开始治疗。
（7）告知患者采集过程中相关注意事项。

物品准备 →
（1）用物准备：托盘，弯盘，输液贴，胶布，安尔碘，棉签，纱布，18 G的留置针2支，止血带，预充式导管冲洗器数只，枸橼酸–葡萄糖抗凝溶液A，生理盐水500 ml。
（2）机器开机自检。

← **上机**

采集期观察 →
（1）密切关注患者的生命体征。
（2）听取患者有无不适主诉。

协助患者取舒适体位，注意保暖

下机与宣教 →
（1）待达到运行目标值后，根据机器提示进行回血操作。
（2）将穿刺针与患者脱离。
（3）由于使用的是18 G留置针，故需要嘱咐患者至少按压10 min。
（4）穿刺局部保持清洁、干燥，24 h内不可接触水，平卧位休息15~30 min。

与冻存库交接

用物处理

洗手、记录

4. PICC 导管维护

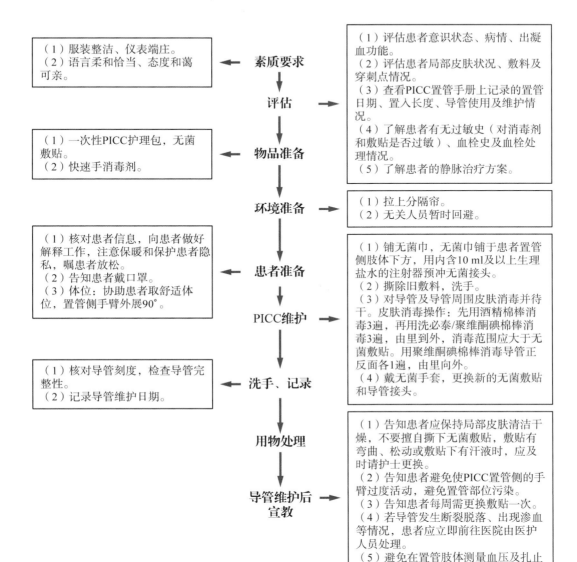

（1）服装整洁、仪表端庄。
（2）语言柔和恰当、态度和蔼可亲。

素质要求

（1）评估患者意识状态、病情、出凝血功能。
（2）评估患者局部皮肤状况、敷料及穿刺点情况。
（3）查看PICC置管手册上记录的置管日期、置入长度、导管使用及维护情况。
（4）了解患者有无过敏史（对消毒剂和敷贴是否过敏）、血栓史及血栓处理情况。
（5）了解患者的静脉治疗方案。

评估

（1）一次性PICC护理包，无菌敷贴。
（2）快速手消毒剂。

物品准备

环境准备

（1）拉上分隔帘。
（2）无关人员暂时回避。

（1）核对患者信息，向患者做好解释工作，注意保暖和保护患者隐私，嘱患者放松。
（2）告知患者戴口罩。
（3）体位：协助患者取舒适体位，置管侧手臂外展90°。

患者准备

PICC维护

（1）铺无菌巾，无菌巾铺于患者置管侧肢体下方，用内含10 ml及以上生理盐水的注射器预冲无菌接头。
（2）撕除旧敷料，洗手。
（3）对导管及导管周围皮肤消毒并待干。皮肤消毒操作：先用酒精棉棒消毒3遍，再用洗必泰/聚维酮碘棉棒消毒3遍，由里到外，消毒范围应大于无菌敷贴。用聚维酮碘棉棒消毒导管正反面各1遍，由里向外。
（4）戴无菌手套，更换新的无菌敷贴和导管接头。

（1）核对导管刻度，检查导管完整性。
（2）记录导管维护日期。

洗手、记录

用物处理

导管维护后宣教

（1）告知患者应保持局部皮肤清洁干燥，不要擅自撕下无菌敷贴，敷贴有弯曲、松动或敷贴下有汗液时，应及时请护士更换。
（2）告知患者避免使PICC置管侧的手臂过度活动，避免置管部位污染。
（3）告知患者每周需更换敷贴一次。
（4）若导管发生断裂脱落、出现渗血等情况，患者应立即前往医院由医护人员处理。
（5）避免在置管肢体测量血压及扎止血带。

5. PICC 导管拔除术

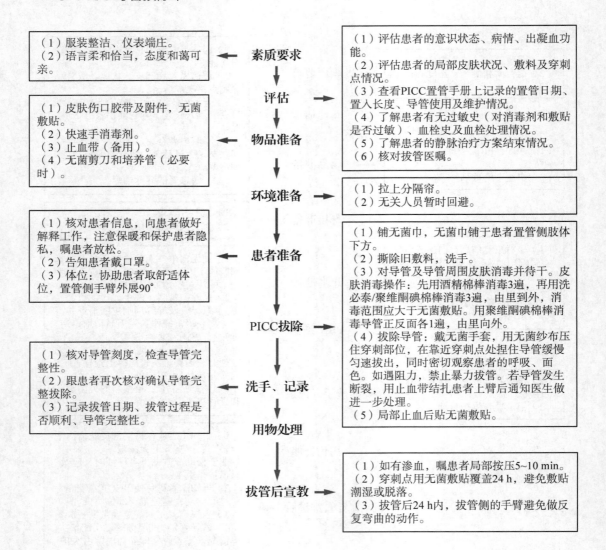

六、淋巴瘤的相关知识

（一）淋巴瘤的定义

淋巴瘤是起源于淋巴造血系统的恶性肿瘤，主要表现为无痛性淋巴结肿大，肝、脾肿大，全身各组织器官均可受累，伴发热、盗汗、消瘦、瘙痒等全身症状。分为霍奇金淋巴瘤和非霍奇金淋巴瘤。弥漫性大 B 细胞淋巴瘤是非霍奇金淋巴瘤中最常见的类型。

自体造血干细胞移植是指先收集患者自身体内的造血干细胞，然后对患者进行超大剂量放疗或化疗预处理，随后将收集的造血干细胞回输到患者体内，使其重建正常的造血及免疫功能的治疗方法。

CAR - T 疗法是通过基因工程修饰患者自体 T 细胞,以表达靶向肿瘤抗原的嵌合抗原受体分子,由激活的 T 细胞介导杀伤肿瘤细胞。

（二）弥漫性大 B 细胞淋巴瘤的临床表现

典型症状为无痛性进行性淋巴结肿大,腹部、胸部有压迫感,体重减轻,贫血、出血。

（三）淋巴瘤的辅助检查

（1）PET - CT:能显示脏器或组织的代谢活性及受体的功能与分布,是早期诊断恶性肿瘤的最灵敏的方法之一。由于肿瘤细胞代谢活跃,其摄取显像剂的能力为正常细胞的 2～10 倍,形成图像上明显的"光点"。因此,在肿瘤早期尚未产生解剖结构变化前,即能发现隐匿的微小病灶。PET - CT 除能发现原发部位的病变外,还可以发现全身各部位软组织、器官及骨骼有无转移病变,对治疗肿瘤的各种方法的疗效进行评估并进行预后判断,指导进一步的治疗。

（2）实验室检查:检查血常规,血沉,肝、肾功能等。

（3）淋巴结病理检查:取淋巴结活检,明确诊断,同时进行病理组织学分型。

（4）骨髓穿刺检查:了解肿瘤细胞有无侵犯骨髓。

（四）淋巴瘤的治疗原则

淋巴瘤具有高度异质性,不同病理类型和分期的淋巴瘤在治疗强度和预后方面都存在很大差别。淋巴瘤的治疗方法主要有以下几种。

（1）放射治疗:简称放疗,某些类型的淋巴瘤在早期可以单纯放疗。放疗还可用于化疗后巩固治疗效果及移植时辅助治疗。

（2）化学药物治疗（化疗）:淋巴瘤化疗多采用联合化疗,同时还可以结合免疫靶向药物、生物制剂及细胞免疫治疗来提升治疗效果。

（3）骨髓移植:能耐受大剂量化疗的中高危患者,可考虑进行自体造血干细胞移植。部分复发或骨髓侵犯的年轻患者还可考虑异基因造血干细胞移植。

（4）手术治疗:仅限于活组织检查或并发症处理;合并脾功能亢进而无禁忌证,有切脾指征者可以切脾,为以后化疗创造有利条件。

参考文献

［1］刘昊东,刘丽萍,孙振容,等.含苯达莫司汀预处理方案在淋巴瘤自体移植中疗效及安全性分析［J］.临床血液学杂志,2022,35(11):817 - 820.

［2］蒋瑛,刘慧霞,朱骏,等.自体移植联合抗 CD19 CAR - T 治疗难治性弥漫大 B 细胞淋巴瘤的临床观察研究［J］.临床血液学杂志,2021,34(11):771 - 775.

［3］颜霞.实用血液科护理及技术［M］.北京:科学出版社,2008.

［4］黄晓军.实用造血干细胞移植［M］.2 版.北京:人民卫生出版社,2019.

［5］应志涛,林宁晶,吴梦,等.北京大学肿瘤医院嵌合抗原受体 T 细胞治疗淋巴瘤全流程管理原则［J］.白血病·淋巴瘤,2021,30(11):674 - 684.

［6］田敏,李向民,徐冬梅,等.外周动脉穿刺对造血干细胞采集的影响［J］.护士进修杂志,2021,36(13):1220 - 1223.

［7］中国临床肿瘤学会指南工作委员会.中国临床肿瘤学会(CSCO)恶性血液病诊疗指南［M］.北京:人民卫生出

版社,2021.

[8] 黄河,徐开林,周剑峰.CAR-T细胞免疫治疗学[M].北京:人民卫生出版社,2021.

[9] 中国临床肿瘤学会(CSCO)淋巴瘤专家委员会,中华医学会血液学分会,中国医师协会血液科医师分会.瑞基奥仑赛注射液临床应用指导原则(2021年版)[J].白血病·淋巴瘤,2022,31(1):1-10.

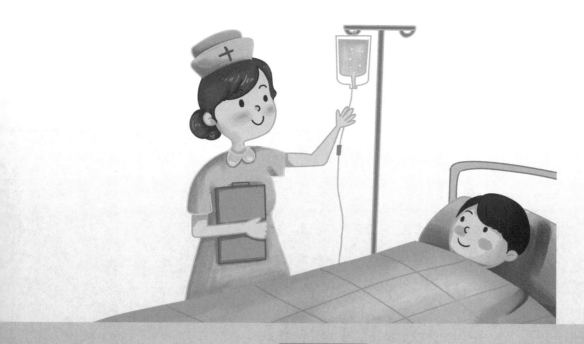

第三章

重症急性胰腺炎案例和相关护理技术

① 经结肠输液技术

② 体外血脂分离技术

③ 密闭式胆汁即时回输技术

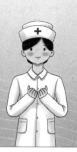

第三章
重症急性胰腺炎案例和相关护理技术

一、案例

方先生,男,41岁。既往有高脂血症病史。于2023年11月2日晚上进食夜宵后出现中上腹剧烈持续性疼痛,伴有恶心、呕吐、发热、气促,休息后无缓解,次日晨由120救护车送至医院急诊抢救室。查体:患者T 38.3℃,P 132次/min,R 30次/min,BP 102/54 mmHg,SpO₂ 95%;急性面容,神志清醒、精神萎靡;双肺呼吸音粗,双下肺呼吸音减弱;脐周和两侧腰背部有大片青紫,中上腹部有压痛,腹部膨隆。急诊予以禁食、禁水、胃肠减压、吸氧、补液扩容等对症治疗。因患者病情危重,拟"重症急性胰腺炎(胆-脂型)"收治急诊医学科重症病区进一步治疗。入院后予以气管插管接呼吸机辅助通气、静脉液体复苏联合经结肠输液、血脂分离(热循环式双重滤过体外血脂分离技术)、肠内营养联合密闭式胆汁即时回输、抗炎保肝、早期康复等支持治疗,经过积极治疗和精心护理,患者于12月8日康复出院。

二、病情简介

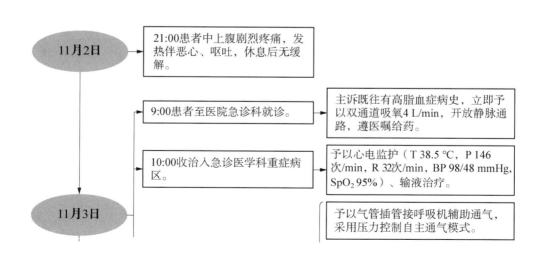

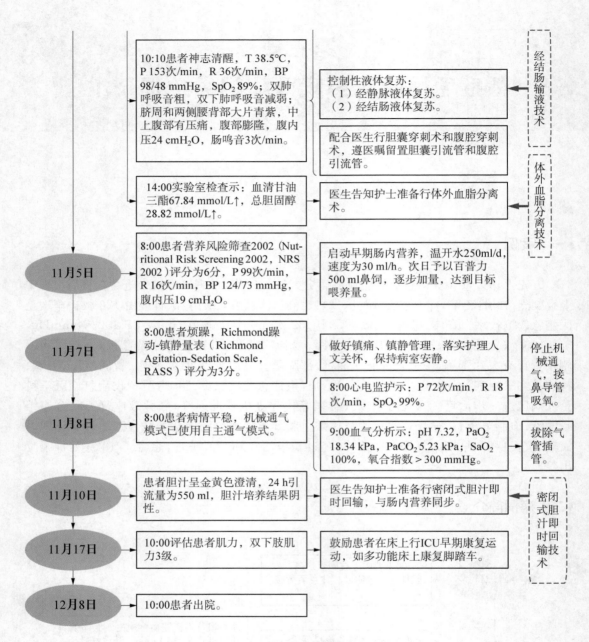

图 3-1　患者主要病情演进过程

三、护理程序

根据本案例制订护理计划,如表 3-1 所示。

表 3-1　患者护理计划

日期	护理诊断	诊断依据	护理目标	护理措施	评价
11月3日	体液不足	与患者腹腔大量渗出液有关。	（1）实施个体化液体复苏治疗方案。 （2）入院后尽早实现液体复苏达标。 （3）维持患者在治疗期间的液体平衡。	（1）"经静脉控制性液体复苏＋经结肠输液"联合治疗法进行液体复苏。 （2）采用早期目标导向性液体复苏管理。 （3）液体复苏达标后,对患者体液分布予以调整。	患者在液体复苏的过程中无并发症发生;且在入院后24 h实现液体复苏达标。
11月3日	潜在并发症:出血和凝血功能异常	与血脂分离期间使用抗凝剂有关。	血脂分离期间未出现出血和凝血功能异常。	（1）严密观察患者神志状况和生命体征。 （2）观察导管穿刺点部位有无渗血、皮下出血点、血尿等出血倾向。 （3）遵医嘱监测患者的弥散性血管内凝血(disseminated intravascular coagulation,DIC)指标。	患者血脂分离期间穿刺部位未见血肿和渗血,DIC指标较前无明显改变。
11月5日	营养失调:低于机体需要量	与疾病引起的高代谢、高分解有关。	患者营养状况得到改善。	重症急性胰腺炎集束化肠内营养护理,具体内容如下: （1）使用 NRS 2002 对患者进行营养筛查。 （2）使用中西医结合治疗方法疏通肠道。 （3）尽可能早期启动肠内营养。 （4）制订个性化的营养治疗方案,实施密闭式胆汁即时回输联合肠内营养支持治疗。	早期启动肠内营养,患者营养状况得到有效改善。
11月7日	潜在并发症:导管滑脱	与导管留置数量多、镇痛/镇静药物减量有关。	导管引流通畅,无导管滑脱。	（1）优化人工气道护理技术,有效保证患者气道畅通。 （2）采用重症急性胰腺炎患者腹部导管管理方案。	导管引流通畅,未发生导管滑脱。
11月7日	焦虑	与疼痛和处于陌生环境有关。	患者焦虑得到缓解。	（1）优化镇痛镇静管理方案。 （2）提供心理护理。	患者焦虑有所缓解。
11月17日	有活动无耐力的危险	与长期卧床有关。	未出现活动无耐力。	（1）开展早期康复运动:减少患者卧床和制动时间,尽早开始肢体活动可以增强患者肌力,减少肌肉萎缩。 （2）鼓励患者使用多功能床上康复脚踏车,进行肢体功能锻炼。	患者肢体功能良好。

(续表)

日期	护理诊断	诊断依据	护理目标	护理措施	评价
				(3) 密切关注患者生命体征的变化。	
12月8日	知识缺乏	与疾病相关知识缺乏有关。	患者知晓疾病相关知识和掌握健康生活知识。	(1) 告知患者疾病相关知识。 (2) 做好健康生活指导和饮食宣教。 (3) 做好出院随访宣教。	患者掌握疾病相关知识和健康生活的注意事项。

四、护理记录

本例患者的护理记录,如表3-2所示。

表3-2　患者护理记录表

日期	时间	护理记录
11月3日	10:10	**A(评估):**患者腹腔有大量渗出液。 ♯1P(诊断):体液不足。 **I(措施):** (1) 遵医嘱予以控制性液体复苏。按晶体液:胶体液=2∶1的最佳比例原则,采用乳酸林格液+白蛋白+血浆的液体复苏方案,输注速度控制在250~500 ml/h。 (2) 采用静脉液体复苏联合经结肠输液:遵医嘱予以乳酸林格液500 ml/h经结肠输液,有效保护脏器功能,避免体液潴留、急性肺损伤、腹腔压力增高导致腹腔间隔室综合征等并发症。 (3) 采用早期目标导向性液体复苏管理:密切监测患者的中心静脉压、心率和血压的变化,以避免过度输液。患者24 h静脉补液为7 600 ml,经结肠输液量为1 200 ml,尿量为1 980 ml,胃液量为1 200 ml,腹腔引流量为3 100 ml,解便1 500 ml(大便不成形),做到量出为入,精准动态控制患者液体复苏。 (4) 液体复苏达标后,对患者体液分布予以调整:密切观察患者的生命体征、尿量、平均动脉压、中心静脉压和血细胞比容等,根据患者病情予以乳酸林格液+白蛋白+血浆的联合治疗。当患者的平均动脉压≥65 mmHg,或尿量≥1 ml/(kg·h)时,减慢输液速度或者终止快速输液。 (5) 遵医嘱完成血标本采集,进行实验室指标监测,并及时评估结果。 **O(结果):** (1) 11月3日11:30评价:患者平均动脉压80 mmHg;P 106 次/min,中心静脉压11 cmH$_2$O,患者入院后24 h液体复苏达标,无相关并发症发生。 (2) 患者生化指标达到正常范围,血细胞比容0.39。
11月3日	14:00	**A(评估):**患者血清甘油三酯67.84 mmol/L↑,遵医嘱行体外血脂分离技术。体外血脂分离时,遵医嘱使用生理盐水50 ml+肝素钠12 500 U,静脉微量泵注入速度为750 U/h,与血脂分离同步进行,患者存在凝血功能障碍的风险。 ♯2P(诊断):潜在并发症:出血和凝血功能异常。 **I(措施):** (1) 严密监测患者生命体征及意识变化,并每小时落实一次护理记录。

(续表)

日期	时间	护 理 记 录
		(2) 行体外血脂分离,设置分浆目标量为 3.0 L,持续时间为 2 h,血流速度为 80～100 ml/min。每小时记录血脂分离相关参数(血流速度、分浆速度、动脉血压、静脉血压、跨膜压、净化器压、滤过压等)的变化。 (3) 加强巡视,观察穿刺部位有无血肿或渗血等情况发生。 (4) 保持管路通畅,避免管路扭曲、受压和折叠。对于依从性较差的患者应严加看护,必要时行保护性约束或制动,避免因患者肢体过度活动导致穿刺点渗血,输入、输出端压力异常会影响血脂分离进展。 (5) 重视患者提出的主诉,加强保暖。 (6) 正确记录和评估治疗效果。 (7) 监测患者的 DIC 指标,观察抗凝效果。 **O(结果):** 11 月 3 日 17:00 评价:患者体外血脂分离治疗结束,期间患者心率和血压平稳,未出现低血容量。复查患者血清甘油三酯 29.48 mmol/L。DIC 指标较前无明显变化:活化部分凝血活酶时间(activated partial thromboplastin time, APTT)38.5 s,凝血酶原时间(prothrombin time, PT)12.6 s,国际标准化比值(international normalized ratio, INR)1.07,凝血酶时间(thrombin time, TT)14.50 s,纤维蛋白原(fibrinogen, Fg)3.4 g/L,纤维蛋白降解产物 4.9 mg/L,D-二聚体定量 2.68 mg/L↑。
11 月 5 日	8:00	**A(评估):**患者入院时 NRS 2002 评分为 6 分,该患者存在营养不良。 ♯1P(诊断):营养失调:低于机体需要量。 **I(措施):** (1) 营养风险筛查:每班护士使用 NRS 2002 对患者进行评估。 (2) 留置鼻肠管:鼻肠管尖端的位置位于幽门下 20 cm 处,内置 110 cm,拍摄床旁胸片确认鼻肠管尖端位置正确。 (3) 腹内压监测:由于该患者出现腹腔间隔室综合征,腹内压持续较高,遵医嘱每 12 h 监测一次患者的腹内压变化,患者入院后腹内压为 24 cmH$_2$O,CT 结果显示患者存在肠壁水肿。因此,早期开展肠内营养支持存在风险。 (4) 中西医结合治疗疏通肠道:包括大承气汤鼻饲、甘油灌肠剂纳肛、生理盐水灌肠和新斯的明足三里注射。由于重症急性胰腺炎会导致大量液体渗出至腹腔,可使用新型皮硝外敷袋放置在患者腹部外敷 24 h,改善腹腔内液体渗出,有效减轻腹内压,促进胰腺假性囊肿的吸收,缓解患者腹胀及疼痛程度。 (5) 早期启动肠内营养:患者入院 24 h 后,腹内压 19 cmH$_2$O,触诊腹部膨隆较前有所改善,且血流动力学稳定,P 99 次/min, R 16 次/min, BP 124/73 mmHg。11 月 5 日予以启动早期肠内营养,每日予以温开水 250 ml 鼻饲,速度为 30 ml/h,患者无不适主诉。11 月 6 日予以百普力 500 ml,以 30 ml/h 的速度鼻饲。 (6) 肠内营养联合密闭式胆汁即时回输。 (7) 在营养输注的过程中,严格把控"五度",即"速度、浓度、温度、清洁度、适应度"。 (8) 使用重症超声技术,实时监测患者的胃肠功能,评估患者对肠内营养的耐受性。 (9) 加强对患者体位的管理,尽可能抬高床头,预防误吸,确保营养支持顺利开展,早日达到目标喂养量,改善患者预后。 (10) 进行肠内营养治疗前告知患者置管途径、膳食种类、灌注方法及可能发生的并发症,介绍肠内营养治疗的优势,增强患者战胜疾病的信心;及时解决治疗过程中出现的问题,提升患者的安全感;每日予以口腔护理 3～4 次,提升患者的舒适度。 **O(结果):** (1) 11 月 10 日评价:患者胆汁呈金黄色澄清,24 h 引流量为 550 ml,胆汁培养结果为阴性。遵医嘱实施密闭式胆汁即时回输,遵循量出为入的原则,每小时回输量同上一

(续表)

日期	时间	护 理 记 录
		小时胆汁引流量,与肠内营养同步。输注期间密切观察患者有无不适主诉,如恶心、呕吐、腹胀、腹泻等胃肠道反应。 (2) 11月12日14:00评价:患者营养状况得到改善。目前患者肠内营养方案为百普力1500 ml/d,热量值为2250 kcal,蛋白质112.5 g/d,达到目标喂养量。实验室指标显示:前白蛋白161 g/L,白蛋白51 g/L。
11月7日	8:00	**A(评估):** 患者留置经口气管插管、腹腔引流管、胆囊引流管等多根导管,由于导管留置数量较多,存在导管折叠、扭曲、受压和滑脱的风险。目前患者RASS评分为+1分,双上肢处于保护性约束中。 ♯1P(诊断):潜在并发症:导管滑脱。 **I(措施):** (1) 优化人工气道护理技术:针对该患者机械通气的重点环节进行干预。①妥善固定气管导管,保证导管得到安全有效的固定,避免导管意外滑脱,防止医源性压力性损伤发生;②优化呼吸机管路固定架以保证管路通畅,确保患者有效通气;③使用手持气囊测压表联合最小气道密闭技术精准监测气囊压力,有效预防和减少误吸的发生;④按照规范脱机流程操作,有效降低再置管率。 (2) 重症急性胰腺炎患者腹部导管的管理方案:患者留置多根腹腔引流管,存在导管滑脱、扭曲、受压等安全隐患,会直接影响治疗效果,增加患者的痛苦。可使用"拱形"腹部护理支架,有效避免管道受压,保持管道通畅,减少非计划性拔管等护理不良事件的发生,降低腹腔内感染风险,提升患者的舒适度,确保临床护理安全。 **O(结果):** (1) 11月8日8:00评价:心电监护显示:P 72次/min, R 18次/min, SpO₂ 99%,予以行脱机前训练。9:00 血气分析显示:pH 7.32, PaO₂ 18.34 kPa, PaCO₂ 5.23 kPa;SaO₂ 100%,氧合指数>300 mmHg,予以拔除气管插管,接双通鼻导管吸氧,氧流量4 L/min。 (2) 11月10日9:00评价:体温正常,血白细胞计数正常,引流液中淀粉酶值正常,患者肠功能好转,无腹胀、腹痛,CT复查示腹腔内无积液,考虑逐步拔除腹腔引流管。 (3) 患者留置导管期间无主诉相关不适,未发生腹腔导管感染、导管滑脱等不良事件。
11月7日	9:00	**A(评估):** 患者担心疾病预后不良,出现焦虑情绪。 ♯2P(诊断):焦虑。 **I(措施):** (1) 优化镇痛镇静管理方案:使用"长海痛尺"和RASS评分等对患者进行实时动态监测,评估患者的疼痛程度和镇静状态,及时与医生沟通,调整镇痛镇静方案。根据每小时的评分结果,调整患者的用药剂量,减轻患者的疼痛,缓解焦虑、躁动症状,确保治疗顺利实施,为患者提供安全、舒适的护理。 (2) 实施人文关怀护理:加强重症监护室(intensive care unit, ICU)护理管理,保持病房安静。护理人员在进行护理操作时要集中进行,做到"四轻"。在病房内减少不必要的人员走动,为患者营造一个舒适、静谧、平和的住院环境。责任护士向患者讲解疾病相关知识,缓解患者的焦虑情绪。鼓励患者积极接受治疗,同时鼓励患者家属为患者提供心理支持,帮助患者建立战胜疾病的信心。 **O(结果):** 11月10日9:00评价:患者能积极配合治疗,焦虑较前有所缓解。

（续表）

日期	时间	护理记录
11 月 17 日	10:00	**A(评估)**：患者长期卧床治疗,目前肌力 3 级。 ♯1P(诊断)：有活动无耐力的危险。 **I(措施)**： (1) ICU 早期康复运动：护士联合康复治疗师鼓励患者早期开始康复训练,包括被动运动和主动运动,减少患者卧床和制动时间,增强患者肌力,减少肌肉萎缩。 (2) 责任护士协助患者使用多功能床上康复脚踏车进行床上肢体功能锻炼。具体操作方法：患者取半卧位,床头抬高 20°～30°,安置好各类管道；将床上康复脚踏车推至患者床尾,根据患者的体位调节适宜的高度和长度,并且固定底盘,将患者下肢和脚部用毛巾包裹放置在踏脚架上,使患者静止状态下膝关节和髋关节的弯曲度均为 90°；在正式开始前先进行 2 min 被动运动热身(10 转/min),待患者适应后再调至合适的模式、转速、阻力,一般为 15～30 转/min,根据患者的肌力和耐力情况逐渐增加,每次持续时间为 20 min,每日上午、下午各锻炼 1 次。 (3) 早期锻炼时,护士在旁协助并密切观察患者的病情变化,如患者出现劳累等不适主诉,则立即停止功能锻炼。 **O(结果)**： 11 月 24 日 9:00 评价：患者肢体功能恢复良好,肌力 5 级。
12 月 8 日	9:00	**A(评估)**：患者对疾病相关知识和出院后注意事项不了解。 ♯1P(诊断)：知识缺乏。 **I(措施)**： (1) 告知患者疾病相关知识。 (2) 做好健康生活指导,做好饮食宣教,提醒患者避免吃辛辣刺激食物,忌烟、酒。 (3) 嘱患者出院后定期随访血脂等指标,告知门诊时间,并帮助患者做好首次随访预约。 **O(结果)**： 12 月 8 日 8:00 评价：患者知晓疾病相关知识,了解出院后注意事项,康复出院。

五、重症急性胰腺炎的护理关键点和护理技术

(一) 护理关键点

1. 早期液体复苏

1) 治疗目的　血容量不足是重症急性胰腺炎早期最突出的病理生理变化,液体复苏不充分会增加并发症的发生率。早期液体复苏对于改善组织氧合和微循环灌注具有关键性作用,不仅有助于保证胰腺的灌注,而且可以增加肾脏和心脏等脏器的灌注。

2) 早期目标导向性液体复苏策略　重症急性胰腺炎患者的液体复苏应在患者入院后立即开始,并采用早期目标导向性液体复苏策略,避免过度液体复苏。可分为快速扩容和调整体液分布 2 个阶段,必要时使用血管活性药物。

3) 早期液体复苏的目标　尿量＞0.5～1 ml/(kg·h)、平均动脉压＞65 mmHg、P＜120 次/min、血尿素氮＜7.14 mmol/L、血细胞比容 35%～44%。应重新评估血流动力学的状态以指导液体复苏,并避免液体过负荷。血细胞比容、血尿素氮、肌酐和乳酸是判断循环血量和组织灌注是否充足的实验室指标,应加以监测。

4）护理措施 在整个液体复苏过程中，护理人员配合医生完成输注治疗和血标本采集。根据患者的生命体征、实验室检查结果及每小时液体出入量，实时调整用药剂量和速度，做到精准治疗和护理。

2. 经结肠输液技术

1）定义 经结肠输液技术是一种新颖、有效的液体复苏方法，是将大量无菌溶液或药液由肛门经直肠输入结肠，通过肠道黏膜吸收，达到液体复苏目的的一项新技术。

2）原理机制 肠道是吸收水分的重要器官，特别是结肠可以吸收进入其内的80％的水以及90％的Na^+、Cl^-等电解质。肠道特有的吸收机制可根据自身需求主动调节结肠吸收水分的量，能减轻体循环负荷，对肺脏、肾脏、心脏等脏器起到保护作用。

3）经结肠输液的优势 经结肠输液技术作为一种液体复苏方式，可根据机体的循环血容量自主调节水分的吸收，联合静脉液体复苏既可以达到快速扩容的目的，又可以根据结肠出入量指导后续的液体复苏，防止由于液体过负荷产生急性肺损伤、急性肾功能衰竭、腹腔间隔室综合征等并发症。经结肠输液技术作为静脉输液的辅助手段，优化了临床液体复苏方案，既可增加患者的有效循环血容量、改善血流动力学，又可避免液体过负荷，减少并发症的发生，保护重要脏器功能。

4）适应证和禁忌证 经结肠输液技术适用于有效循环血容量不足的患者。该技术的禁忌证包括肛门、直肠、结肠等部位存在置管禁忌，妊娠及急腹症患者等。

5）操作流程 （具体流程详见护理技术1：经结肠输液技术）。

6）护理观察要点

（1）生命体征：如心率、呼吸、血压等，及时动态评估患者的循环血容量。

（2）液体出入量：若经结肠输液的液体大部分被肠道吸收，说明机体循环血容量不足，应继续液体复苏；反之则说明机体循环血容量问题得到纠正，可停止液体复苏。

（3）肠道情况：是否存在便血、腹痛、腹胀、便意感；关注患者的主诉，若患者出现剧烈腹痛，应警惕消化道出血、肠穿孔等并发症的发生。

7）相关并发症 经结肠输液技术常见的并发症包括肛门、肠道黏膜受损，肠穿孔和消化道出血等。在患者治疗期间应加强巡视，观察患者体征，是否存在脉速、面色苍白、出冷汗、剧烈腹痛等表现；结肠引流液是否存在异常颜色。若出现以上情况，应立即停止经结肠输液，并遵医嘱采取急救措施。

8）经结肠输液治疗目标

（1）中心静脉压5～12 cmH_2O。

（2）平均动脉压≥65 mmHg。

（3）尿量≥0.5 ml/(kg·h)。

（4）混合静脉血氧饱和度≥70％。

当患者达到液体复苏目标值时，即可遵医嘱终止经结肠输液治疗。

3. 体外血脂分离技术

1）定义 通过体外循环的方式，利用分子筛网膜滤过原理，去除血液中的胆固醇、甘油三酯、低密度脂蛋白等成分后，再回输血液至体内，从而快速缓解高脂血症型重症急性胰腺炎的严重脂质代谢紊乱，改善血液高凝状态的一种血液净化疗法。

2）病情评估

（1）了解患者病史，确认已签署知情同意书。

（2）测量患者的生命体征，评估意识情况。

（3）了解患者的检验指标，特别是 DIC 指标、血脂、人类免疫缺陷病毒、梅毒等的报告，为正确设置参数等提供参考。

3）导管评估

（1）测量导管外露长度，观察导管有无移位脱出。

（2）检查置管处皮肤有无红肿，局部有无渗血、渗液，导管周围皮肤有无破溃。

4）操作流程　（具体流程详见护理技术 2：体外血脂分离护理技术）。

5）注意事项

（1）严格执行无菌操作。

（2）严密监测患者的生命体征，根据患者的病情变化调整血流量及分浆速度。

（3）根据患者病情，至少每小时监测并记录各种治疗参数（如血流速度、分浆速度、动脉血压、静脉血压、跨膜压、净化器压、滤过压等）。

（4）正确采取各类标本，密切监测 DIC 指标、血脂等检验值的变化。

（5）及时处理各类异常报警及相关并发症。

（6）维持血管通路的通畅，妥善固定导管，防止导管扭曲、受压。若患者出现神志不清、烦躁不安等情况，可适当进行保护性约束。

6）应急预案

（1）破膜：①预冲时不要使用血管钳敲打分浆器，防止破膜。②监测跨膜压，控制血流速度，以防跨膜压过高导致破膜。③安抚患者的情绪，结束治疗并联系主治医生。④监测患者的生命体征，采取对症处理措施。⑤卸除管路，处理用物，并落实相应消毒制度。⑥若有血液直接喷溅至护士的眼部、脸部等，先用大量流动水反复冲洗，然后按照职业防护流程规范处理。

（2）导管栓塞：使用生理盐水冲洗，必要时可重复多次。若无效，应及时通知医生，予以拔除导管，并重新置管。

（3）感染：严格执行无菌操作，及时通知医生进行处理。①皮肤感染：局部外涂抗生素软膏，直至皮肤红、肿、热、痛等症状消失。②导管感染：停用并拔除血液透析管，进行血培养及导管尖端培养，给予抗感染及对症支持治疗。若仍要行体外血脂分离治疗，应重新置管。

（4）低血压：一般为有效血容量减少引起。应加强观察患者面色及生命体征的变化。检查血管通路是否正常，可适当减慢血流速度。给予适当胶体液或晶体液补液扩容，保持血浆胶体渗透压的稳定。对于反应特别严重且处理无效者，应立即回血，停止治疗。

（5）过敏反应：倾听患者的主诉，观察患者有无瘙痒、皮疹等症状。遵医嘱给予激素、抗组胺药等进行对症处理。

（6）出血：①严密观察患者皮肤及黏膜有无出血点，出凝血指标有无异常。②在穿刺前须使用超声引导，避免反复穿刺造成出血。③对症处理，必要时使用鱼精蛋白拮抗肝素钠。

（7）穿刺点血肿：拔管后予以长时间压迫。可用无菌纱布加压包扎，必要时使用沙袋压迫穿刺点。

4. 密闭式胆汁即时回输技术

1) 临床意义　胆汁对维持肠道的酸碱平衡和胃肠功能有重要的作用。重症急性胰腺炎术后经胆囊造瘘行胆汁引流,患者因长期的胆汁外流,易出现食欲不振、腹泻,导致水、电解质紊乱,酸碱平衡失调,以及循环血量不足,影响脂肪消化和脂溶性维生素吸收,最终影响术后恢复时间。胆汁回输可避免体液、电解质等大量丢失,促进脂肪消化和脂溶性维生素吸收,维护肠道屏障功能、促进肠道菌群平衡,有助于肠道功能恢复,加速患者术后康复。

2) 密闭式胆汁即时回输　传统的胆汁回输方法是将 24 h 引流的胆汁收集到无菌玻璃容器内,加庆大霉素 8 万 U,48 h 内回输完毕。此方法操作烦琐,操作中造成胆汁污染的可能性大,同时医务人员接触患者体液的风险也较大,不利于自身防护。密闭式胆汁即时回输系统可以实现"随时引流—即时回输—实时监控"的运作流程,实现胆汁回输一体化,可避免胆汁污染,提高治疗效果,缩减操作环节,降低护理不良事件的发生率。

3) 操作装置　密闭式胆汁回输装置是一套"引流-收集-转运-输注"一体式密闭循环系统。该系统由一次性精密集尿袋(由计量器和储蓄袋组成)、外科引流管、无菌橡胶管、针刺式复尔凯泵管(附空气阀门)、复尔凯蠕动式肠内营养泵管组成。一次性精密集尿袋连接胆囊造瘘管,集尿袋尾端通过外科引流管和橡胶管连接针刺式营养泵管,泵管末端与肠内营养泵形成"Y"形对接,实现密闭式胆汁即时回输。

4) 操作流程　(具体流程详见护理技术 3:密闭式胆汁即时回输技术)。

5. 健康教育

1) 体位指导　在重症急性胰腺炎患者治疗期间,应指导患者绝对卧床休息,以降低机体代谢率,增加脏器血流量,促进组织修复和体力恢复。可指导患者取半卧位,以利于肺扩张,利于胰腺炎性渗出物的局限、吸收,从而减轻中毒症状。

2) 导管相关知识宣教　导管留置期间,指导患者在床上活动或翻身时应注意防止各引流管松动与脱出,引流装置的位置在引流口以下,必须保证能有效引流,避免引流管扭曲、堵塞、污染。指导患者观察引流液的颜色、性质、量,不得自行拔除引流管。在导管冲洗过程中出现腹痛、腹胀或冲洗液体外渗时,应及时予以处理。

3) 减少诱因　积极治疗胆道疾病,指导患者正确服药,预防感染,告知患者应戒酒。

4) 休息与活动　告知患者应注意劳逸结合,保持良好心情,避免疲劳和情绪激动。

5) 饮食指导　对重症急性胰腺炎患者进行出院宣教时,可为其提供以下几方面的饮食指导。

(1) 腹痛、腹胀基本消失,且能自行排便(不论血/尿淀粉酶是否升高)时,可进食少量流质饮食,如米汤、菜汤、蜂蜜水、稀藕粉、果汁、西瓜汁、莲子汤等,无脂肪、低蛋白食物,少食多餐,每次 100 ml 左右。

(2) 随着病情的稳定,患者的食欲和消化功能逐渐恢复,可过渡为低脂流质饮食,如面糊、烂面条、大米粥、小米粥等。每日进餐 5～6 次,每次 150～300 ml,待逐步适应后再增加进食量。进食后,要随时注意病情的变化,如出现腹痛、腹胀或腹泻等消化道症状,说明胃肠道对脂肪的消化、吸收还不能耐受,可继续通过鼻空肠管注入肠内营养液、果汁、低脂牛奶。禁止食用含脂肪较多的食物,因其可刺激胆汁和胰液的过度分泌,使症状加重。

(3) 出院半个月后可从低脂半流质饮食(如粥、面条)开始,然后逐渐过渡到软饭、蒸或煮的无渣的青菜鱼汤、瘦肉汤、蛋清汤等。如进食量较少,可经鼻空肠管注入肠内营养液、少油鱼汤、瘦肉汤、脱脂或低脂牛奶、豆浆等,注意进食量应由少到多。嘱患者1个月后至门诊复查,待痊愈后,再恢复米饭、少量植物油做的清淡的菜,但仍宜低脂饮食,不宜进食肥肉等富含脂肪的食物。

(二)护理技术

1. 经结肠输液技术

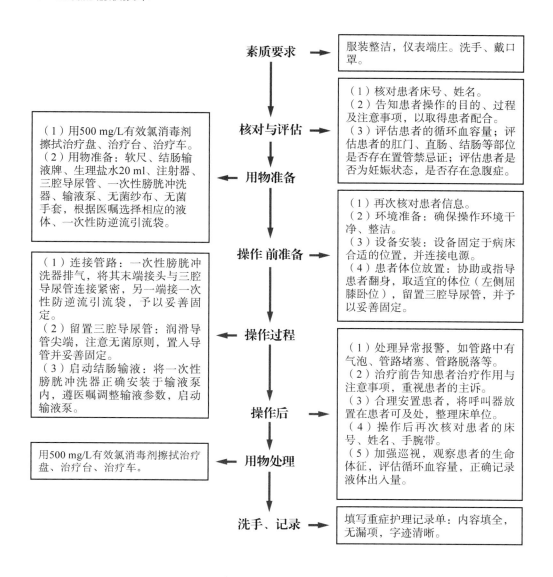

2. 体外血脂分离技术

素质要求 → 服装整洁，仪表端庄。洗手、戴口罩。

核对与评估 →
（1）双人核对医嘱。
（2）向患者做好解释工作，取得患者的配合。
（3）评估患者状况，包括生命体征，血脂指标，有无出凝血异常等。

用物准备 ←
血液净化装置的体外循环管路，膜型血浆分离器，膜型血浆成分分离器，生理盐水3 500 ml，抗凝剂，50 ml注射器1个，血管钳3把，废液容器1个，无菌手套，酒精棉球，10 ml注射器2个，30 ml注射器2个，无菌纱布，隔离衣。

管路安装 ←
（1）戴口罩，穿隔离衣，戴无菌手套。
（2）开机自检，评估设备是否正常运作。
（3）管路安装过程：① 按照设备提示进行管路板的安装。将管路板对准前面板，固定在主机的挂钩上。将回血腔体装在腔体支架上。② 按照设备提示进行泵轨道的安装。打开左侧的泵盖，将泵导轨装在泵上，合上泵盖。将P1入口侧管路装在左侧夹子上。将P1出口侧管路、P2的两条管路装在中间的夹子上。③ 按照设备提示进行引血及回血管路的安装。从管路板上取下引血管路，将小气枕装在小气枕传感器上，引血管路装在PV1上。引血管路及紧急输液管路的各端部悬挂在挂钩上。从管路板上取下回血管路，将端部悬挂在挂钩上。将回血管路的回血腔体下方管路装在气泡检测传感器、ADV上。④ 按照设备提示进行压力测定管路的连接。将传感器保护器装在各压力测定管路上。滤过压测定管路装在滤过压接口上；入口压测定管路装在入口压接口上；回血压测定管路装在回血压接口上；净化器压测定管路装在净化器压接口上。⑤ 按照设备提示进行泵轨道的安装。打开右侧的泵盖，将泵导轨装在泵上，合上泵盖。将P3入口侧管路的腔体装在腔体固定夹上。将P3出口侧管路、P4的两条管路装在右侧夹子上。⑥ 按照设备提示进行加温管路的安装。将加温管路插入加温器内；将血浆循环管路连在净化器腔体入口部上；将传感器保护器装在V2管路上；将V2管路连在V2接口上。⑦ 按照设备提示将血浆成分分离器与血液回路连接。入口侧和血液回路接口连接；滤过侧和血液回路接口连接；出口侧和血液回路连接口连接；将废液管路装在PV3上。⑧ 按照设备提示进行回血浆管路的连接。将回血浆管路装在PV2上。

操作前准备及管路预冲 ←
（1）操作前准备：往3袋1000 ml的生理盐水中分别加入肝素钠0.6 ml、0.6 ml、0.8 ml。
（2）管路预冲操作过程：① 将生理盐水悬挂在补液吊杆上；② 紧急输液管路连接在生理盐水袋上，生理盐水填充满管路后，关闭滚动夹。③ 将用于预冲的生理盐水袋管路与生理盐水袋连接，再将液体中断传感器安装在此管路的腔体和生理盐水袋之间，使腔体中充满生理盐水。④ 补液管路也与同一生理盐水袋连接，使其腔体中充满生理盐水。⑤ 引血管路的前端放入废液容器内。⑥ 开始预冲。⑦ 预冲结束后，用血管钳夹住PV3正下方。⑧ 用血管钳夹闭引血管路近红色端，并悬挂在补液吊杆上。⑨ 用血管钳夹闭回血管路近蓝色端，拆开其前端连接的用于预冲的生理盐水管路，回血端管路悬挂在补液吊杆上。

导管维护 ←
（1）戴口罩，穿隔离衣，戴无菌手套。
（2）操作过程：① 在导管处铺上无菌治疗巾，两根管路接头处垫无菌纱布。② 打开动脉端管路肝素帽，使用酒精棉球常规消毒管路接头；打开管路夹子。③ 用30 ml注射器抽吸回血约10 ml，将导管内封存的肝素钠及血栓抽出，观察血管通路是否通畅。④ 弃去血液，切勿回输。用装有10 ml生理盐水的注射器脉冲式冲管，以冲洗干净导管中的血迹。⑤ 夹闭管路夹子。⑥ 使用同一方法维护静脉端管路。

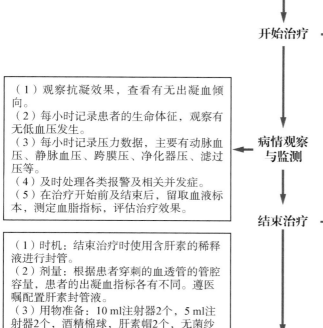

开始治疗

（1）使用酒精棉球消毒管路接头。
（2）操作过程：分别连接引血端和患者动脉端，连接回血端和患者静脉端，取下管路上的血管钳。
（3）参数设置：根据患者情况设定相关参数。包括目标量、加温器温度、抗凝剂速度、使用注射器的容量等。
（4）根据患者的病情需要给予抗凝剂的首剂。
（5）开始引血并治疗。

病情观察与监测

（1）观察抗凝效果，查看有无出凝血倾向。
（2）每小时记录患者的生命体征，观察有无低血压发生。
（3）每小时记录压力数据，主要有动脉血压、静脉血压、跨膜压、净化器压、滤过压等。
（4）及时处理各类报警及相关并发症。
（5）在治疗开始前及结束后，留取血液标本，测定血脂指标，评估治疗效果。

结束治疗

血透机发出提示信号表示血脂分离结束，进行回血。
（1）准备用物：口罩，无菌手套，生理盐水500 ml，抗凝剂，10 ml注射器2个，5 ml注射器2个，肝素帽2个，3M敷贴，碘伏棉球，酒精棉球，无菌纱布。
（2）洗手，戴口罩，穿隔离衣，戴无菌手套。
（3）操作过程：设定回收血液量。暂停血泵，动脉端连接生理盐水500 ml。调节血泵速度，开始回血。
（4）设备发出报警信号即表示达到回收量，回血结束。断开与患者连接的管路。观察穿刺点周围皮肤情况，落实导管维护。

封管

（1）时机：结束治疗时使用含肝素的稀释液进行封管。
（2）剂量：根据患者穿刺的血透管的管腔容量，患者的出凝血指标各有不同。遵医嘱配置肝素封管液。
（3）用物准备：10 ml注射器2个，5 ml注射器2个，酒精棉球，肝素帽2个，无菌纱布，无菌手套。
（4）洗手，戴口罩，戴无菌手套。
（5）方法：① 在导管处铺上无菌治疗巾，导管接口处垫无菌纱布。② 夹闭患者动脉端夹子，断开接口，用酒精棉球消毒接口。③ 打开动脉端夹子，用装有10 ml生理盐水的注射器脉冲式冲管，以冲洗干净导管中的血迹。④ 抽取配置好的肝素封管液，正压封管。⑤ 夹闭导管，拧上肝素帽。⑥ 使用同一方法封管静脉端管路。

更换敷料

（1）准备用物：换药碗（内含药碗2个，弯盘1个，镊子2把），3M敷贴、胶布、无菌手套、碘伏棉球、无菌纱布。
（2）洗手，戴口罩。打开换药碗，夹取碘伏棉球及酒精棉球备用。
（3）操作过程：① 揭除敷贴，观察局部皮肤情况。② 用免洗消毒液洗手。③ 用碘伏棉球以穿刺点为中心，由内向外，顺时针、逆时针交替螺旋状消毒3遍，消毒直径为10～12cm，然后消毒导管。④ 打开3M敷贴置于药碗内。⑤ 戴无菌手套。根据穿刺点情况，可内垫少量无菌纱布。⑥ 以穿刺点为中心覆盖透明贴膜，去除气泡。⑦ 用无菌纱布包裹外露的双腔导管，贴胶布固定于大腿处。⑧ 脱手套，处理用物。⑨ 做好记录，注明敷料更换时间。

用物处理

（1）撤除血液透析机上的所有体外循环血液管路，关机，关电源。
（2）一次性物品置于黄色医疗废物垃圾袋。
（3）治疗结束后使用消毒液对机器进行清洁和消毒。
（4）定期保养血液透析机。

洗手、记录

记录患者本次血脂分离的分浆量。

3. 密闭式胆汁即时回输技术

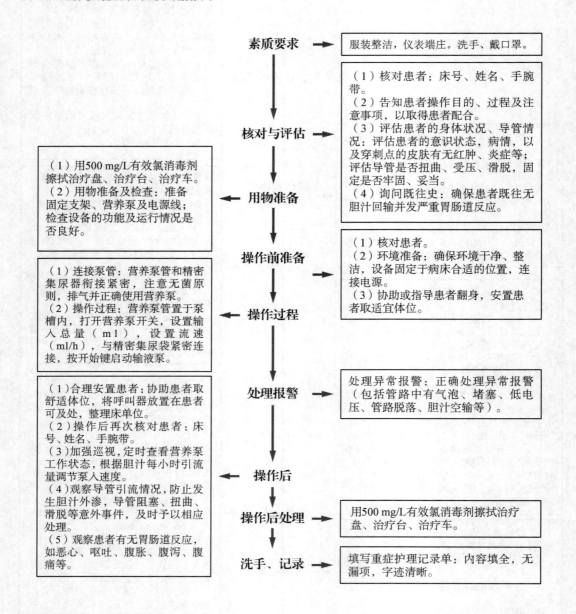

素质要求 → 服装整洁,仪表端庄。洗手、戴口罩。

核对与评估 →
（1）核对患者:床号、姓名、手腕带。
（2）告知患者操作目的、过程及注意事项,以取得患者配合。
（3）评估患者的身体状况、导管情况:评估患者的意识状态,病情,以及穿刺点的皮肤有无红肿、炎症等;评估导管是否扭曲、受压、滑脱,固定是否牢固、妥当。
（4）询问既往史:确保患者既往无胆汁回输并发严重胃肠道反应。

（1）用500 mg/L有效氯消毒剂擦拭治疗盘、治疗台、治疗车。
（2）用物准备及检查:准备固定支架、营养泵及电源线;检查设备的功能及运行情况是否良好。
← **用物准备**

操作前准备 →
（1）核对患者。
（2）环境准备:确保环境干净、整洁,设备固定于病床合适的位置,连接电源。
（3）协助或指导患者翻身,安置患者取适宜体位。

（1）连接泵管:营养泵管和精密集尿器衔接紧密,注意无菌原则,排气并正确使用营养泵。
（2）操作过程:营养泵管置于泵槽内,打开营养泵开关,设置输入总量（ml）,设置流速（ml/h）,与精密集尿袋紧密连接,按开始键启动输液泵。
← **操作过程**

处理报警 → 处理异常报警:正确处理异常报警（包括管路中有气泡、堵塞、低电压、管路脱落、胆汁空输等）。

（1）合理安置患者:协助患者取舒适体位,将呼叫器置在患者可及处,整理床单位。
（2）操作后再次核对患者:床号、姓名、手腕带。
（3）加强巡视,定时查看营养泵工作状态,根据胆汁每小时引流量调节泵入速度。
（4）观察导管引流情况,防止发生胆汁外渗,导管阻塞、扭曲、滑脱等意外事件,及时予以相应处理。
（5）观察患者有无胃肠道反应,如恶心、呕吐、腹胀、腹泻、腹痛等。
← **操作后**

操作后处理 → 用500 mg/L有效氯消毒剂擦拭治疗盘、治疗台、治疗车。

洗手、记录 → 填写重症护理记录单:内容填全,无漏项,字迹清晰。

六、重症急性胰腺炎的相关知识

(一) 重症急性胰腺炎定义

重症急性胰腺炎是指伴有持续(≥48 h)器官功能衰竭的急性胰腺炎,还可伴随胰腺局部并发症,如坏死、脓肿或假性囊肿,病死率为36%~50%。

(二) 常见病因

胆道疾病、高脂血症、摄入乙醇和药物刺激等。

（三）临床表现

腹痛、恶心、呕吐、发热、低血压、休克、皮下瘀斑，以及出现腹水、胸腔积液、电解质紊乱等。

（四）诊断依据

修订版 Atlanta 分级（revised Atlanta classification，RAC）标准提出：①轻症急性胰腺炎占急性胰腺炎的 $80\%\sim85\%$，不伴有器官功能障碍及局部或全身并发症，通常在 1～2 周内恢复，病死率极低；②中重症急性胰腺炎伴有一过性（$\leqslant48\,h$）的器官功能障碍和（或）局部并发症，早期病死率低，如有坏死组织合并感染，则病死率增高；③重症急性胰腺炎占急性胰腺炎的 $5\%\sim10\%$，伴有持续（$>48\,h$）的器官功能障碍，病死率高。器官功能障碍的诊断标准是基于改良 Marshall 评分系统，任何器官评分 $\geqslant2$ 分可定义存在器官功能障碍。

（五）疾病分期

我国修订版急性胰腺炎亚特兰大分类标准新版指南在修改后将重症急性胰腺炎分为：

（1）早期（急性期，发病后 2 周内）：早期主要表现为全身炎症反应综合征（systemic inflammatory response syndrome，SIRS）引发全身毛细血管渗漏综合征，继而导致器官功能不全或衰竭，构成第 1 个死亡高峰。该阶段的重点是加强监护、稳定内环境及保护器官功能。

（2）中期（演进期，发病 2～4 周）：中期以胰周液体积聚或坏死物积聚为主要表现，重在综合防治感染。

（3）后期（感染期，发病 4 周后）：后期可发生各种感染性局部或全身并发症，构成第 2 个死亡高峰，此时以控制感染及治疗并发症为主。

（六）瑞金医院的强化治疗方案

1. 三大特点

（1）时间依从性（急救理念）：必需的治疗措施要在规定时间内完成，属于时间依从性范畴。

（2）统筹性（3R 原则）：合适治疗措施（right strategies）、合理实施顺序（right sequence）和合理治疗场所（right ward）。

（3）目标性：必需治疗措施的疗效在规定的时间内达标及周期性（每 4 h1 次）疗效评估。

2. 八大治疗措施

作为重症急性胰腺炎急救的核心方向与目标，构建了急性反应期的综合救治体系，并且就方案管理及如何实施进行标准量化。瑞金医院急诊医学科对每一项治疗策略均进行基础与临床研究，同时结合了长期大量的临床实践与验证，在国内外率先建立和提出了全新的诊治标准。

（1）首次提出了急性胆源性胰腺炎的诊断标准与 3 个分型（梗阻型、非梗阻型和非完全梗阻型）。

（2）提出"假性重症急性胰腺炎"的概念与分类。分为两类：第一类是胰酶的胰腺外激活（胰漏导致的胰酶在胰腺外激活），常见于十二指肠侧后壁穿孔（如内镜下逆行胰胆管造影/Oddi 括约肌切开异物吞食史、胆道手术史等）、胰周器官手术（结肠、肾脏、胃部、脾脏手术）引起胰腺损伤；第二类是无胰酶激活（全身中毒或胰腺周围器官炎症导致的胰腺水肿）。

（3）提出控制性液体复苏的标准与流程。2013 年，这一策略被国际胰腺学会制定的诊治指南采纳,到目前为止这一策略是该领域唯一的合理化方案。

(4) 首次提出了腹腔间隔室综合征的临床分型,即涨气型和液体型。制订了"疏通肠道、负水平衡、血液滤过、镇痛肌松、神经阻滞和外科干预"的策略。

(5) 提出"根据病因和严重度分级选择抗生素"的策略。

(6) 提出应维护脏器功能与控制全身炎症反应。

(7) 提出早期应用大剂量 vitamin C 和乌司他丁防治感染期大出血;1999 年,在国际上第一次提出和研究短时血液滤过阻断胰腺坏死和防治 SIRS 的治疗方法,获得显著成效,到目前为止仍引领该领域的治疗。

(8) 肠道功能保护和经结肠液体复苏。在国际上首次提出经结肠液体复苏,有助于肠功能恢复和保护多脏器功能,且提出发病后 3～5 天内启动肠内营养是最佳的治疗时机。

(七) 并发症

重症急性胰腺炎可引起全身或局部并发症。

1. 全身并发症　主要有 SIRS、脓毒血症、多器官功能障碍综合征(multiple organ dysfunction syndrome,MODS)、腹腔高压及腹腔间隔室综合征。

2. 局部并发症　主要与胰腺和胰周液体积聚、组织坏死有关,包括急性胰周液体积聚、急性坏死物积聚、胰腺假性囊肿、包裹性坏死。以上局部并发症又分为无菌性和感染性两种类型。其他并发症还包括消化道出血、腹腔出血、胆道梗阻、肠梗阻、肠瘘等。

参考文献

[1] 刘敬莉,姚彦蓉,薛红梅,等.芒硝热敷袋的改良及在重症急性胰腺炎患者中的应用[J].中华急危重症护理杂志,2022,3(4):381-384.

[2] 陈宇,李响,宁佳曦,等.高脂血症性急性胰腺炎的临床特征及其并发全身炎症反应综合征的预测[J].现代消化及介入诊疗,2023,28(3):300-304.

[3] GUO W X, LU X G, ZHAN L B, et al. Chinese herbal medicine therapy for hyperlipidemic acute pancreatitis: a systematic review and meta-analysis of randomized controlled trials [J]. Eur Rev Med Pharmacol Sci, 2023,27(6):2256-2276.

[4] GUO Q, LI A, XIA Q, et al. The role of organ failure and infection in necrotizing pancreatitis: a prospective study [J]. Ann Surg, 2014,259(6):1201-1207.

[5] CHEN Y, MA L, SONG X, et al. Beneficial effects of fluid resuscitation via the rectum on hemodynamic disorders and multiple organ injuries in an experimental severe acute pancreatitis model [J]. Pancreatology, 2015,15(6):626-634.

[6] RADENKOVIC D V, JOHNSON C D, MILIC N, et al. Interventional treatment of abdominal compartment syndrome during severe acute pancreatitis: current status and historical perspective [J]. Gastroenterol Res Pract, 2016,2016:5251806.

[7] NI T, CHEN Y, ZHAO B, et al. The impact of fluid resuscitation via colon on patients with severe acute pancreatitis [J]. Sci Rep, 2021,11(1):12488.

[8] 严玉娇,丁娟,刘晁含,等. 成人危重症患者气道管理的最佳证据总结[J].护理学报,2021,28(3):39-45.

[9] GAUTAM S C, LIM J, JAAR B G. Complications Associated with Continuous RRT [J]. Kidney360,2022, 3(11):1980-1990.

[10] 刘锐芮,高静,柏丁兮,等.血液透析患者导管相关性血流感染危险因素的 Meta 分析[J].临床肾脏病杂志,

2022,22(8):674-680.

[11] 缪妙,王昱,鲍晓荣.维持性血液透析患者营养不良与预后关系研究[J].中国中西医结合肾病杂志,2022,23(10):904-906.

[12] 韩汝宁,李秀川,赵士兵,等.ICU患者早期康复方案的构建及应用研究[J].中华护理杂志,2020,55(1):8-15.

[13] 中国医疗保健国际交流促进会急诊医学分会,脓毒症预防与阻断联盟.重症急性胰腺炎预防与阻断急诊专家共识[J].中国急救医学,2022,42(5):369-379.

[14] 中华医学会外科学分会胰腺外科学组.中国急性胰腺炎诊治指南(2021)[J].中华外科杂志,2021,59(7):578-587.

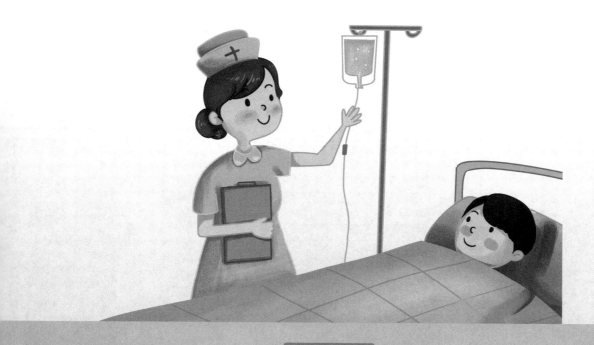

第四章

多器官功能障碍综合征案例和相关护理技术

① ECMO 护理配合技术

② 血栓超声筛查技术

③ ECMO 联合俯卧位通气护理技术

④ ECMO 联合 CRRT 护理技术

⑤ ECMO 氧合器更换技术

⑥ 皮下水肿超声量化评估技术

第四章
多器官功能障碍综合征案例和相关护理技术

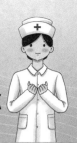

▌一、案例概述

　　王女士,75 岁,因发热(39.3℃)伴咳嗽、咳痰 10 日,胸闷气短 5 日,于 2022 年 1 月 3 日收治入我院急诊科,考虑重度急性呼吸窘迫综合征(acute respiratory distress syndrome, ARDS)。1 月 16 日,在经鼻高流量湿化氧疗(high-flow nasal canula oxygen therapy, HFNC)＋面罩吸氧情况下,监护仪显示 SpO_2 下降至 70％以下,行气管插管呼吸机辅助通气。1 月 18 日,胸部 X 线片示:两肺多发炎症改变。与入院时胸部 X 线片进行比较,可见纵隔增宽,心影增大,主动脉迂曲伴主动脉壁钙化。患者遂于 1 月 19 日转入重症医学科。在患者入 ICU 时予以镇静、镇痛(瑞芬太尼＋力月西＋丙泊酚＋顺阿曲库铵),去甲肾上腺素维持血压;无创血压(noninvasive blood pressure, NBP)151/78 mmHg, P 100 次/min, T 36.3℃;经口气管插管接呼吸机辅助通气,辅助/控制(assist/control, A/C)模式,设置潮气量(tidal volume, VT)380 ml,呼吸频率 26 次/min,呼气末正压(positive end-expiratory pressure, PEEP)12 mmHg,吸入氧浓度(fraction of inspired oxygen, FiO_2)100％,监测到 SpO_2 94％～96％。入科后血气分析报告显示:pH 7.23, PaO_2 83.8 kPa, $PaCO_2$ 7.7 kPa,乳酸 1.8 mmol/L,氧合指数小于 100。考虑重度 ARDS,立即于床边行静脉-静脉体外膜肺氧合(veno-venous extracorporeal membrane oxygenation, VV-ECMO)治疗,后予以深镇痛、镇静、肌松治疗,行肺保护性通气,应用容量控制通气(volume controlled ventilation, VCV)模式,设置 VT 250 ml, PEEP 10 cmH_2O, FiO_2 40％,联合俯卧位通气治疗 5 次(1 月 20 日至 2 月 4 日)。2 月 8 日,患者 PaO_2 78.6 mmHg, $PaCO_2$ 56.5 mmHg, APTT 65.2 s, D-二聚体 45 mg/L, Fg 0.8 g/L,血小板 $25×10^9$/L,患者出现凝血功能障碍,经血浆、血小板和 Fg 输注后凝血功能未见明显改善,同时氧合器及 ECMO 管路内可见明显血栓形成并呈逐渐增多趋势,考虑 ECMO 氧合器功能障碍,先后于 2 月 10 日和 3 月 16 日两次对患者的 ECMO 氧合器及管路进行了更换。2 月 15 日起,患者尿量持续减少,血清肌酐和尿素氮持续增加,最高至肌酐 386 μmol/L 和尿素氮 27 mmol/L,全身水肿逐渐显现,考虑急性肾功能损伤;给予间断性 ECMO 联合连续性肾脏替代治疗(continuous renal replacement therapy, CRRT),持续 31 天。该多器官功能障碍综合征患者经过多脏器功能支持治疗后成功撤离 ECMO,而后患者心、肺、肾及凝血功能逐步恢复,患者出院。

二、主要的病情介绍

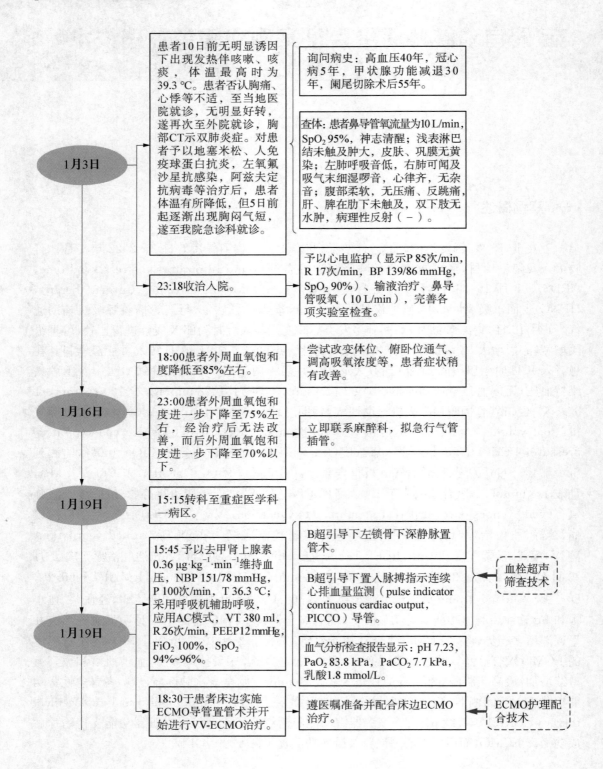

1月3日

患者10日前无明显诱因下出现发热伴咳嗽、咳痰，体温最高时为39.3 ℃。患者否认胸痛、心悸等不适，至当地医院就诊，无明显好转，遂再次至外院就诊，胸部CT示双肺炎症。对患者予以地塞米松、人免疫球蛋白抗炎，左氧氟沙星抗感染，阿兹夫定抗病毒等治疗后，患者体温有所降低，但5日前起逐渐出现胸闷气短，遂至我院急诊科就诊。

询问病史：高血压40年，冠心病5年，甲状腺功能减退30年，阑尾切除术后55年。

查体：患者鼻导管氧流量为10 L/min，SpO₂ 95%，神志清醒；浅表淋巴结未触及肿大，皮肤、巩膜无黄染；左肺呼吸音低，右肺可闻及吸气末细湿啰音，心律齐，无杂音；腹部柔软，无压痛、反跳痛，肝、脾在肋下未触及，双下肢无水肿，病理性反射（－）。

23:18收治入院。

予以心电监护（显示P 85次/min，R 17次/min，BP 139/86 mmHg，SpO₂ 90%）、输液治疗、鼻导管吸氧（10 L/min），完善各项实验室检查。

1月16日

18:00患者外周血氧饱和度降低至85%左右。

尝试改变体位、俯卧位通气、调高吸氧浓度等，患者症状稍有改善。

23:00患者外周血氧饱和度进一步下降至75%左右，经治疗后无法改善，而后外周血氧饱和度进一步下降至70%以下。

立即联系麻醉科，拟急行气管插管。

1月19日

15:15转科至重症医学科一病区。

1月19日

15:45予以去甲肾上腺素0.36 μg·kg⁻¹·min⁻¹维持血压，NBP 151/78 mmHg，P 100次/min，T 36.3 ℃；采用呼吸机辅助呼吸，应用AC模式，VT 380 ml，R 26次/min，PEEP 12 mmHg，FiO₂ 100%，SpO₂ 94%~96%。

B超引导下左锁骨下深静脉置管术。

B超引导下置入脉搏指示连续心排血量监测（pulse indicator continuous cardiac output，PiCCO）导管。

血栓超声筛查技术

血气分析检查报告显示：pH 7.23，PaO₂ 83.8 kPa，PaCO₂ 7.7 kPa，乳酸1.8 mmol/L。

18:30于患者床边实施ECMO导管置管术并开始进行VV-ECMO治疗。

遵医嘱准备并配合床边ECMO治疗。

ECMO护理配合技术

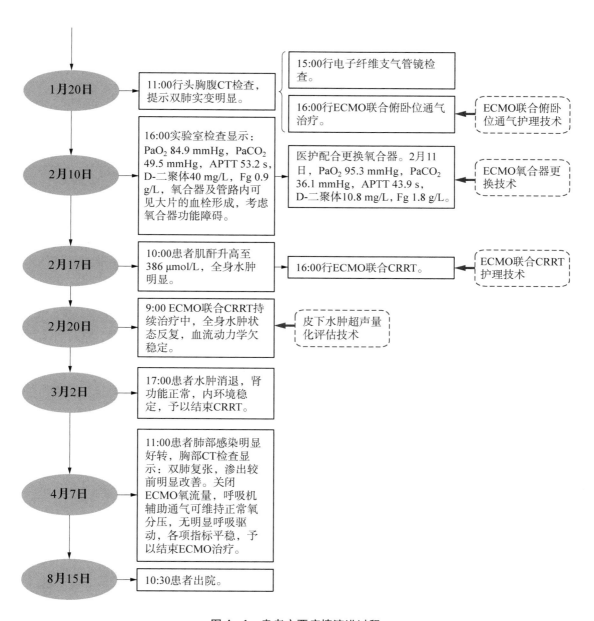

图 4-1　患者主要病情演进过程

三、护理程序

根据本案例制订护理计划，如表 4-1 所示。

表 4 - 1　患者护理计划

日期	护理诊断	诊断依据	护理目标	护理措施	评价
1月3日	知识缺乏	(1) 缺乏 ARDS 疾病的相关知识。 (2) 对 HFNC 鼻导管吸氧的注意事项缺乏了解。	(1) 患者了解重度 ARDS 疾病的相关知识。 (2) 患者了解缺氧后使用 HFNC 鼻导管吸氧的注意事项。	(1) 向患者讲解疾病相关知识，取得患者的配合。 (2) 向患者讲解 HFNC 鼻导管吸氧的注意事项，并协助其将鼻导管头带调节至适宜的松紧度。	(1) 患者熟悉疾病相关知识。 (2) 患者知晓 HFNC 鼻导管吸氧的注意事项。
1月3日	气体交换受损	与通气不足、肺泡呼吸面积减少有关。	解除因肺炎引起的呼吸困难，患者 R 12～18 次/min，SpO_2 100%。	(1) 嘱患者卧床休息，注意保暖。 (2) 监测患者的生命体征，尤其需要关注患者的呼吸情况。 (3) 观察患者皮肤、黏膜和甲床的颜色。 (4) 评估患者的精神状态和意识水平。	(1) 患者动脉血气分析结果在正常范围内。 (2) 患者主诉无胸闷，通气状况得到改善，SpO_2 达到 95% 以上。
1月16日	焦虑	与患者病情加重，需要急行经口气管插管有关。	患者焦虑减轻。	(1) 告知患者及其家属气管插管是治疗窒息、呼吸衰竭等必不可少的治疗手段，保持气道通畅是抢救成功的关键。 (2) 简明扼要地向患者及其家属介绍经口气管插管的过程。	患者安心接受治疗，情绪和心理状态稳定。
1月16日	清理呼吸道无效	与患者经口气管插管及应用镇静、镇痛药物有关。	保持呼吸道通畅，防止窒息的发生。	(1) 根据患者病情定时做好镇静镇痛的评估，防止镇静过深或过浅。 (2) 吸痰时注意观察痰液的颜色、性质、量，痰液若黏稠难以吸出，予以患者气道湿化。 (3) 连续吸痰不超过 3 次，每次吸痰时间 < 15 s。 (4) 吸痰前后均要给予纯氧。 (5) 定时翻身、拍背。 (6) 遵医嘱雾化吸入，观察用药后效果。	在患者经口气管插管后予以吸痰，患者呼吸道通畅，R 18 次/min。
1月19日	体液不足	(1) 与患者使用血管活性药物有关。 (2) 与患者行 ECMO 治疗等有关。	(1) 患者生命体征平稳。 (2) ECMO 上机后未发生"抖管"。	(1) 密切观察患者的神志状况，每班护士评估患者镇静镇痛的深度、四肢温度、皮肤、黏膜、	(1) 患者行 ECMO 导管置入术后，接受 ECMO 治疗，患者生命体征平稳。

日期	护理诊断	诊断依据	护理目标	护理措施	评价
			（3）患者末梢循环情况良好，肢端温暖。	血压、脉搏、呼吸等，并做好记录。 （2）协助患者取仰卧位，头胸部和下肢各抬高15°～20°，注意保暖。 （3）监测患者的中心静脉压和有创动脉压，留置导尿管监测尿量。 （4）密切观察患者的用药反应，严格掌握补液速度。 （5）ECMO上机后定时记录各项参数，观察转速及流量的匹配程度。	（2）ECMO导管引流血液通畅，未发生"抖管"。 （3）1月19～23日，患者末梢循环情况良好，肢端温暖。
1月19日	潜在并发症：导管滑脱	与床边治疗仪器多、导管较多有关。	ECMO治疗期间不发生导管滑脱。	（1）在ECMO置管成功后通过心脏超声确定导管头端位置适宜，将各管路均留出一定长度并予以妥善固定，以防止管路下垂而牵拉管道。 （2）在患者更换体位时，注意保护管路。 （3）根据不同治疗阶段合理应用镇痛、镇静药物。	ECMO治疗期间未发生导管滑脱。
1月20日	潜在并发症：静脉栓塞	与ECMO治疗时使用肝素剂量不足、血液引流至体外有关。	（1）患者未出现深静脉血栓。 （2）ECMO氧合器未出现明显血凝块。	（1）ECMO治疗期间，根据患者的病情变化监测患者的活化凝血时间（activated clotting time, ACT）及其他凝血指标，并根据结果调整肝素的用量。 （2）常规行颈静脉和股静脉多普勒超声检查，以便及时发现血栓等并发症。 （3）每4 h用手电筒照射检查一次整个体外循环管道。 （4）密切观察患者的下肢颜色、皮肤温度、足背动脉搏动情况，警惕出现深静脉血栓。	（1）患者未出现深静脉血栓，下肢颜色正常，末梢循环情况良好，肢端温暖。 （2）1月20日至2月1日ECMO氧合器未见明显的血凝块。

(续表)

日期	护理诊断	诊断依据	护理目标	护理措施	评价
1月20日	有皮肤完整性受损的危险	与ECMO联合俯卧位治疗有关。	患者皮肤完整、完好。	(1) 在患者取俯卧位前,使用软枕和水胶体敷料保护骨隆突部位,头部使用U形枕予以抬高。 (2) 保持床铺、衣物清洁、干燥、平整,如有污染应及时更换。 (3) 保持患者皮肤清洁、干燥。注意避免因引流管等医疗器械造成的皮肤受压。 (4) 协助患者翻身时应避免拖、拉、拽等动作,防止皮肤擦伤。 (5) 加强营养支持,遵医嘱予以肠内营养。	患者未发生压力性损伤,皮肤未受损。
1月20日	有误吸的危险	(1) 与使用镇静、镇痛药物改变患者的意识状态有关。 (2) 与俯卧位有关。	患者未发生误吸。	(1) 鼻饲前确定胃管在胃内。 (2) 鼻饲前予以吸痰。 (3) 鼻饲量由少至多 (4) 床头抬高30°。 (5) 每次鼻饲前要回抽胃液,注意回抽胃液的颜色、性质、量。	患者未发生误吸。
2月10日	组织灌注量不足	与更换ECMO氧合器但不能将管道内血液回输至患者体内有关。	(1) 更换氧合器的过程中患者生命体征平稳,更换后ECMO运行正常。 (2) 患者血红蛋白、DIC等实验室指标在正常范围内。	(1) 保持环境安静,减少对患者的搬动。协助患者取平卧位,或者头和脚各抬高10°~20°。 (2) 迅速建立有效静脉通路,补充有效循环血量。 (3) 保持呼吸道通畅,及时清除呼吸道分泌物。 (4) 密切观察患者的病情变化并及时记录。 (5) 使用药物时,应注意药物间配伍禁忌,使用血管活性药物要准确记录给药时间及剂量。 (6) 加强基础护理,注意保暖,予以镇静、镇痛。	(1) 更换氧合器的过程中患者生命体征平稳,平均动脉压在65 mmHg以上。 (2) 患者血红蛋白、DIC等实验室指标在正常范围内。
2月17日	有感染的危险	与患者接受侵入性操作(如ECMO联合CRRT治疗)较多有关。	(1) 患者体温正常。 (2) 导管穿刺点无红、肿、脓性分	(1) 对患者采取单间隔离措施,正确实施标准预防措施。 (2) 定期观察患者的病	(1) 患者体温正常。 (2) 导管穿刺点无红、肿、脓性分泌物。

(续表)

日期	护理诊断	诊断依据	护理目标	护理措施	评价
			泌物等。 (3) 无操作性因素引起的感染。	情变化:①监测与记录生命体征的变化;②交接班时观察各穿刺点及引流管穿刺处有无红、肿、脓性分泌物等,记录引流液的颜色、性质、量。 (3) 使用抗菌药物,按照医嘱合理使用,抗菌药物应现配现用。	
2月20日	体液过多	(1) 与肾功能衰竭引起调节机制失调有关。 (2) 与患者水肿有关。	(1) 经过 CRRT 后患者肌酐在正常范围内。 (2) 患者水肿程度减轻,无相关并发症。	(1) 严密观察患者的生命体征、中心静脉压。 (2) 监测血气分析、血电解质及肾功能。 (3) 治疗中严格无菌操作,预防感染,做好皮肤护理。	(1) 患者血肌酐在正常范围内。 (2) 3月2日,患者全身水肿已消退,肌酐正常,停止 CRRT。
2月20日	有废用综合征的危险	(1) 与长期卧床有关。 (2) 与长期 ECMO 治疗且使用镇静、镇痛、肌松药物有关。	患者在拔除 ECMO 导管后能进行适当的床上活动,并掌握相关注意事项。	(1) 对卧床患者须定时翻身、拍背,协助其每 2 h 更换一次体位。 (2) 根据患者情况制订个体化康复训练计划。 (3) 指导患者进行被动运动,鼓励患者尽可能早期进行主动肢体运动。 (4) 加强营养支持。	患者掌握床上活动的注意事项,能做踝泵运动。

四、护理记录

本例患者的护理记录,如表 4-2 所示。

表 4-2　患者护理记录表

日期	时间	护 理 记 录
1月3日	23:18	**A(评估):** 患者不了解 ARDS 相关知识。 ♯1P(诊断):知识缺乏。 **I(措施):** (1) 告知患者重度 ARDS 的生理特点、疾病的严重程度及辅助检查结果。 (2) 向患者讲解 HFNC 鼻导管吸氧的注意事项。 **O(结果):** 1月4日 9:00 评价:患者了解疾病相关知识,配合治疗和护理。患者主述耐受 HFNC 鼻导管,无胸闷、气促等不适表现。

(续表)

日期	时间	护 理 记 录
1月3日	23:30	**A(评估)**:患者鼻导管吸氧(10 L/min),SpO₂ 95%,左肺呼吸音低,右肺可闻及吸气末细湿啰音。 ♯2P(诊断):气体交换受损。 **I(措施)**: (1) 嘱患者卧床休息,每4 h测体温,注意保暖。 (2) 观察患者的心率、呼吸、血压、氧饱和度,尤其需要关注呼吸情况,注意呼吸频率、节律、深度,以及患者为方便呼吸而采取的姿势。 (3) 观察患者的皮肤、黏膜和甲床的颜色,注意是否存在发绀。 (4) 评估患者的精神状态和意识水平。 **O(结果)**: 1月4日10:00评价:患者的动脉血气分析结果在正常范围内,患者主诉无胸闷,通气状况得到改善,SpO₂达95%以上。
1月16日	23:30	**A(评估)**:18:00患者SpO₂降低至85%左右,尝试改变体位、俯卧位通气、调高吸氧浓度后,患者症状稍有好转。23:00患者氧饱和度进一步下降至75%左右,无法改善,拟行气管插管术。 ♯1P(诊断):焦虑。 **I(措施)**: (1) 告知患者及其家属目前主要的治疗措施及治疗效果。 (2) 向患者及其家属解释气管插管是治疗窒息、呼吸衰竭等必不可少的治疗手段,保持气道通畅是抢救成功的关键。 (3) 向患者及其家属介绍经口气管插管的过程,消除患者及家属对医疗操作过程的疑惑。 (4) 鼓励患者表达自己的想法,为其提供心理疏导。 **O(结果)**: 1月16日23:30评价:患者配合治疗,行经口气管插管术。患者呼吸频率为17次/min,SpO₂ 99%。 **A(评估)**:患者主诉痰液无法咳出,SpO₂ 89%。 ♯2P(诊断):清理呼吸道无效。 **I(措施)**: (1) 鼓励患者自主咳嗽、咳痰,教会患者如何进行有效咳嗽。 (2) 协助患者翻身、拍背,使用振动排痰仪,促进痰液排出。 (3) 遵医嘱予以患者雾化吸入或经口辅助吸痰。 (4) 评估患者呼吸道分泌物的颜色、性质、量。 (5) 必要时建立人工气道,给予气道内吸痰。 **O(结果)**: 1月16日23:30评价:患者行经口气管插管术。按时对患者进行气道内吸痰,患者呼吸道通畅,SpO₂ 99%。
1月19日	19:14	**A(评估)**:患者BP 89/43 mmHg。 ♯1P(诊断):体液不足。 **I(措施)**: (1) 开放两条静脉通路,遵医嘱扩容治疗。 (2) 遵医嘱加快补液速度,予以升压药治疗。 (3) 观察患者生命体征的变化,尤其注意血压、心率、尿量的变化,出现异常情况时应及时通知医生。

（续表）

日期	时间	护　理　记　录
		（4）配合医生建立血流动力学监测,包括监测中心静脉压、PICCO、有创动脉血压等。 （5）遵医嘱调节 ECMO 转速,密切观察流量变化。 （6）为患者提供保暖措施,尤其是双手、双足部位,保护患者四肢末梢循环,避免血管痉挛。 （7）评估患者有无其他失血、失液情况。 （8）待患者血流动力学稳定后,及时调整补液速度和升压药的用药剂量。 （9）遵医嘱复查患者的血常规、DIC 等指标。 **O(结果):** 1 月 19 日 20:00 评价:患者血压回升至 110/65 mmHg,ECMO 引流通畅,无"抖管"现象。
1 月 19 日	21:00	A(评估):患者躁动,不能配合治疗。 ♯2P(诊断):潜在并发症:导管滑脱。 **I(措施):** （1）动态评估患者使用镇静、镇痛药物后的用药效果,评估有无增加镇静、镇痛药物剂量的指征。 （2）检查静脉通路,观察三通管、静脉连接管路是否通畅,药液有无外渗等。 （3）必要时予以双上肢保护性约束,并评估约束效果。 （4）妥善固定 ECMO 导管:除缝线固定外,还须使用 3M 弹性胶布双固定于患者肢体上,管道与身体长轴平行,导管预留一定长度并予以妥善固定,不可过紧。 （5）记录 ECMO 导管外露的长度,每班交班时对其进行测量并记录,若有异常应及时处理。 （6）在协助更换体位或处理排泄物时,注意保护导管,以防操作不当导致导管滑脱。 **O(结果):** 1 月 19 日 22:00 评价:患者平静,导管得到妥善固定,未发生导管滑脱。
1 月 20 日	9:00	**A(评估):**患者凝血功能检查结果显示:抗凝血酶Ⅲ活性 63%;DIC 指标:APTT 46.8 s,PT 12.9 s,INR 1.10,TT 39.10 s,Fg 2.7 g/L,纤维蛋白降解产物 6.9 mg/L,D-二聚体定量 2.12 mg/L。 ♯1P(诊断):潜在并发症:静脉栓塞。 **I(措施):** （1）遵医嘱定时监测并记录 ACT,使 ACT 维持在 180~220 s。遵医嘱定时监测各项凝血指标,根据实验室检查结果调整肝素剂量。 （2）定时用手电筒照射检查整个体外循环管道,检查氧合器、离心泵和 ECMO 管道是否存在血栓;若出现血栓征象时,应及时告知医生并做相应处理。 （3）定时评估双侧大腿的腿围,并准确及时记录测量结果,如有异常,应及时通知医生。可以使用 B 超进行血栓筛查。 （4）每班护士评估并记录患者双下肢的颜色、皮温及足背脉的搏动情况。 （5）如 B 超筛查未发现血栓,患者可小幅度被动运动四肢,防止血栓形成;如发现血栓,则发现血栓处的肢体禁止运动,防止血栓脱落。 **O(结果):** 1 月 25 日 8:00 评价:患者双下肢颜色正常,肢端温暖,足背动脉可触及。ECMO 氧合器中未见血凝块。 **A(评估):**患者俯卧位通气治疗中,且为镇静镇痛状态,RASS 评分为-5 分(附录 2),重症监护疼痛观察工具(critical-care pain observation tool, CPOT)评分为 0 分(附录 3),给予百普力 300 ml 肠内营养应用。

(续表)

日期	时间	护 理 记 录
		♯2P(诊断):有误吸的危险。 **I(措施):** (1) 在患者取俯卧位前 60 min 暂停肠内营养,并使用超声技术监测胃残余量,如有胃潴留,应及时处理后再进行俯卧位。完成翻身后遵医嘱继续使用肠内营养。 (2) 在俯卧位操作前及启动肠内营养前要给予吸痰,每班护士监测气囊压力,使气囊压力维持在 25~30 cmH$_2$O。 (3) 床头抬高 30°,将患者的头偏向一侧,同时注意防止腹部受压。 (4) 每 4 h 回抽胃内容物,防止胃潴留。如有胃潴留征象时,应通知医生及时处理。 (5) 在使用肠内营养过程中,应观察患者是否有不耐受情况,如有发生,应及时通知医生,减慢肠内营养速度或暂停使用肠内营养。 (6) 保持患者呼吸道通畅,每小时或者按需吸痰。观察吸出痰液的颜色、性质、量;当吸出的痰液为肠内营养物时,应立即暂停肠内营养,并及时通知医生进行处理。 **O(结果):** 1 月 21 日 9:00 评价:患者顺利使用完 300 ml 百普力,无误吸发生。
1 月 20 日	9:30	**A(评估):**患者俯卧位通气治疗过程中,呈全身水肿状态。 ♯3P(诊断):有皮肤完整性受损的危险。 **I(措施):** (1) 在患者行俯卧位通气治疗前,使用水胶体敷料保护患者全身的骨突处。翻身后予以头部垫 U 形枕,肩部、胯部、小腿处垫枕头。 (2) 每 2 h 协助患者头部左右翻动,防止鼻尖和眼部受压。对于医嘱要求制动的患者,协助其被动活动四肢。 (3) 每日做好基础护理,保持患者皮肤及床单位的清洁、干燥,床单位如有污染,及时更换。 (4) 每班护士评估患者的皮肤情况,同时每日评估患者发生压力性损伤的风险。如出现皮肤异常时,应及时采取针对性的措施。 (5) 协助患者翻身时避免拖、拉、拽等动作,防止皮肤擦伤。翻身后注意检查是否有引流管等医疗器械造成的皮肤受压。 (6) 加强营养支持,遵医嘱予以应用白蛋白、肠内营养等。 **O(结果):** 1 月 27 日 8:00 评价:患者未发生压力性损伤。
2 月 10 日	16:00	**A(评估):**患者实验室检查结果显示:APTT 延长,SaO$_2$ 下降,D - 二聚体上升,Fg 下降,氧合器及管路内均可见大片的血栓形成。考虑与氧合器功效下降有关,决定予以床边更换氧合器,失血量约 400 ml,患者 HR 98 次/min, BP 136/76 mmHg, SpO$_2$ 100%。 ♯1P(诊断):组织灌注量不足。 **I(措施):** (1) 确保血流动力学监测仪器正常运转,保证管路的通畅性和密闭性,保证监测数据的正确性和可靠性,为临床制订液体管理方案提供依据。 (2) 确保去甲肾上腺素等血管活性药物为单腔单管、准确输注,不与其他液体混合输注,维持血压稳定和保证组织灌注。 (3) 根据患者血流动力学及肺部氧合情况,合理安排晶体液及胶体液的输入速度,并根据患者病情随时调整,实现滴定式液体管理治疗,确保液体治疗的准确性和有效性。 (4) 严密观察组织灌注的指标,留置导尿管,监测和记录每小时尿量。注意观察患者意识状况、口唇色泽、肢端皮肤的颜色和温度,以及液体出入量变化。

(续表)

日期	时间	护 理 记 录
		(5) 纠正酸碱平衡失调,及时监测血气分析结果的变化,根据结果进行相应处理。 (6) 熟练迅速地更换氧合器,及时回收血液,必要时予以血液输注。 **O(结果):** 2月10日18:00评价:患者血流动力学稳定,生命体征平稳。
2月17日	9:00	**A(评估):**患者全身水肿,24 h液体出入量为正平衡,尿量减少。 ♯1P(诊断):体液过多。 **I(措施):** (1) 协助患者抬高四肢,减轻水肿,观察水肿消退情况;抬高床头,减少回心血量。 (2) 定时更换体位,避免水肿部位长时间受压,防止压力性损伤发生。 (3) 合理利用利尿剂和白蛋白,认真记录尿量,定期监测肝、肾功能。 (4) 必要时行CRRT治疗。 (5) 控制输液速度,准确记录液体出入量。 (6) 监测中心静脉压,了解实时循环血容量,便于临床用药。 **O(结果):** 3月2日10:00评价:患者水肿已消退,肌酐值恢复至正常。
2月17日	10:00	**A(评估):**患者肌酐水平呈升高趋势,全身水肿,体温37.5℃,行ECMO联合CRRT治疗。 ♯2P(诊断):有感染的危险。 **I(措施):** (1) 落实消毒隔离制度,做好环境消毒和标准预防措施。单人单间,做好床边隔离措施,防止交叉感染。 (2) 每日为患者提供3次口腔护理。 (3) 医护人员严格执行手卫生,床旁穿刺及连接管路时注意无菌原则,避免污染。 (4) 严格无菌操作,减少导管相关性血流感染的发生。 (5) 保持导管通畅,正确衔接导管并予以妥善固定,不可随意抬高导管的高度,以免引起导管回流,造成逆行性感染。 (6) 每2 h对患者进行翻身、拍背,予以雾化吸入和气道湿化,及时清除呼吸道分泌物和呼吸机管路积水,避免发生吸入性肺炎。 (7) 定期对患者的血液、尿液、大便、痰液、引流液进行细菌及真菌培养。 (8) 遵医嘱早期应用抗生素,预防继发性感染,缩短病程,减少并发症的发生。 **O(结果):** 2月18日10:00评价:患者实验室指标正常,体温37.2℃。
2月20日	15:00	**A(评估):**患者行ECMO治疗,长期卧床,营养缺乏,肌力减退。 ♯1P(诊断):有废用综合征的危险。 **I(措施):** (1) 加强营养支持,促进患者增强体力。 (2) 了解患者的心理状态,为其提供心理护理,改善其精神状态。 (3) 协助患者定时翻身,防止压力性损伤的发生。 (4) 指导患者家属对患者的四肢末端进行按摩抚触,促进血液循环。 (5) 指导患者早期进行床上被动或主动功能锻炼。 **O(结果):** 3月2日10:00评价:患者接受被动肢体训练,生命体征正常。 3月20日10:00评价:患者开始进行主动肢体康复运动。 4月2日10:00评价:患者能良好耐受主动康复运动。

五、多器官功能障碍综合征的护理关键点和护理技术

(一) 护理关键点

1. ECMO 的护理

1) 评估与准备

(1) 评估:评估患者的意识状况、瞳孔、生命体征、镇静镇痛情况;评估患者的凝血功能,是否需要准备肝素拮抗剂;评估患者的静脉通路情况(至少开放 2 条静脉通路),查看静脉通路是否通畅;评估穿刺点周围的皮肤情况;评估操作环境,预留操作所需的场地,减少人员走动;通过超声评估患者的血管情况。

(2) 设备检测:ECMO 上机前一定要对所有设备进行检测,包括:ECMO 主机、主机电源、离心泵及手摇泵、氧源、水箱等设备。①外观检查:检查所有设备外观是否完整,是否呈备用状态;所有电线和插头是否有损坏,电池盖是否可以顺利打开,电池组件是否有鼓包;主机车架功能是否完好,推行是否顺畅,刹车功能是否良好。②电源检测:连接主机电源,通电后检查设备的电源指示灯是否正常亮起。③气源检测:连接氧源与空气源,检查设备氧浓度及气流速度是否可以正常调节。④手摇泵检测:操作手摇泵时,观察转速指示灯是否亮起;检查手摇柄是否可以正常执行操作。⑤水箱检测:检查水箱水位线是否达标;轮机有无转动;水循环接口连接是否完好,有无漏水。

(3) 知情同意:ECMO 治疗前须严格执行知情同意制度。实施 ECMO 前,医护人员应当详细告知患者及其家属治疗目的,治疗期间可能发生的并发症和处理措施,包括可能发生的医疗护理不良事件,以及相关治疗费用等,得到患者及家属的同意,并让其签署知情同意书。

2) 上机配合要点

医生将 ECMO 管路与患者连接完成后,护士可遵医嘱调整初始转速至 1 500 r/min,开始引血,遵医嘱调节氧浓度及气流量。护士应观察经过氧合器的血液颜色有无明显变化,监测患者生命体征尤其是氧饱和度及血压的变化。若患者出现血压下降,可遵医嘱给予血管活性药物或补液。确定无异常情况后可遵医嘱调节转速至 3 000~4 500 r/min,并注意引血管路有无抖动。妥善固定导管,配合医生复查外周或膜前、膜后血气分析。

3) 监测与护理要点

(1) ECMO 运行情况监测:责任护士应每小时巡视一次 ECMO 运行情况,包括电源有无异常、有无抖管、转速是否达标、流量有无下降、经过氧合器的血液的颜色变化。同时应关注离心泵有无异常蜂鸣声或泵头异响,空氧混合器有无报警长鸣,水箱水位是否达标及有无异常报警音等。

(2) 血流动力学监测:ECMO 运行期间应关注患者生命体征的变化,尤其是血流动力学监测。遵医嘱行动脉内压力监测,观察患者动脉压力的变化。监测患者有无心律失常,尤其是实施 VA - ECMO 的患者,有无心率异常增快或下降,有无恶性室性期前收缩等。同时应监测患者的每小时尿量,因为其可在一定程度上反映周围脏器的灌注情况,若患者尿量＜30 ml/h,应通知医生。

(3) 肢体血运情况的监测:实时监测患者末梢皮肤的颜色、温度及末梢血氧饱和度。每班评估患者置管侧肢体的动脉搏动情况、皮肤颜色、温度有无异常,警惕肢体末端缺血,如发

现肢端发绀、发紫、发黑等异常情况，应及时通知医生，并准确记录发生异常的时间与部位。如患者置有远端灌注管，也仍需要监测肢体末端的灌注情况。

（4）神经系统监测：严密监测患者神志的变化，遵医嘱合理镇静、镇痛，使用 RASS、CPOT 等量表进行评估。每班评估患者瞳孔大小及对光反射情况，以评估是否有颅内出血倾向。若为清醒患者行 ECMO 治疗，则应向患者做好解释与宣教工作。

（5）出凝血监测：ECMO 治疗期间因使用肝素持续抗凝，故应监测患者的出凝血功能，以防抗凝不足或过度肝素化。护士应每班监测与评估的内容包括：ECMO 置管部位或手术创面有无渗血；患者皮肤和黏膜有无异常瘀点、瘀斑或大片瘀紫出现；患者的瞳孔大小及对光反射情况；患者消化道分泌物和排泄物的颜色，以防消化道出血；对有引流管置管的患者须评估引流液的颜色；对有人工气道的患者应评估痰液的颜色，以防气道出血；评估氧合器及管路中有无血栓及血凝块形成，并详细记录血栓位置及大小；必要时每班测量并记录患者双侧大腿围；定时监测 ACT、DIC、APTT 等指标。

（6）导管相关护理：①管路固定：在医生置入 ECMO 导管后，应完整记录置管的日期、部位、外露长度，必要时记录插管型号，并予以妥善固定。插管处使用缝线固定，并用无菌敷料覆盖穿刺部位，可采用固定装置、系绳、弹力绷带固定。在 ECMO 仪器架上须另行固定，同时预留足够长度的管路，防止患者翻身及活动时牵拉管路。②导管维护：在进行导管维护操作前严格执行手卫生。选择碘伏或 2% 葡萄糖氯己定对穿刺部位的皮肤进行消毒，消毒范围以最大面积为宜。使用无菌敷料时以穿刺点为中心进行无张力覆盖，保持密闭。如穿刺处渗血，应及时更换敷料。

4）应急处理

（1）系统停机：夹闭循环管路，取出离心泵头，启用手摇泵，开放管路，维持停机前的转速。检查 ECMO 电源并重启主机，若无法启动时应尽快替换。故障仪器须及时送修。

（2）离心泵故障：若离心泵有异响或出现蜂鸣音，须夹闭管路，调整转速至 0，启用手摇泵，排除故障后再次运行 ECMO，并观察其运行情况。

（3）流量探测器报警：流量监测信号异常，提示"SIG"。上调呼吸机参数，调整 ECMO 转速至 1 500 r/min(VA-ECMO)或 500 r/min(VV-ECMO)，夹闭泵后膜前，调整转速至 0，取出泵头，快速涂抹耦合剂，重新置入离心泵中，调整转速至 1 500 r/min 或 500 r/min，松开泵后膜前管道钳，恢复原转速，下调呼吸机参数。

（4）气源故障：上调呼吸机参数，迅速更换气源接口，或使用氧气瓶，检查设备带，排除故障。

（5）导管滑脱：立即夹闭脱出的管路，呼叫医生并寻求护理同伴的协助，立即下调 ECMO 转速至 0，同时压迫穿刺点止血。遵医嘱给药，行必要的呼吸和循环支持。根据具体情况做好再次连接 ECMO 的准备。

2. ECMO 运行中氧合器更换的护理

1）氧合器功能的维护　关键环节包括：①管道护理：妥善固定管道并做好标记，每班评估 ECMO 置管深度是否改变，检查管路接头连接处，监测氧合器有无漏血及管路有无异常抖动，定时巡视并记录 ECMO 各项参数指标，注意观察穿刺部位有无血肿及渗血发生，合理应用镇痛、镇静药物，动态评估患者镇静评分，做好保护性约束。②抗凝剂的应用及护理：动态监测患者的凝血功能并调节抗凝剂的剂量，维持适当的凝血时间和血小板计数，定时观察伤口渗血情况、远端肢体灌注情况，及时处理并发症。③血栓监测：定期进行静脉血栓栓塞风险评估；定时用手电筒照射整个体外循环管道，检查氧合器、离心泵和 ECMO 管道是否存在血栓；若出现直径大于 5 mm 的血栓或有仍在继续扩大的血栓，应请示医生是否加大抗凝剂的剂量或者考虑更换氧合器及管道，密切观察患者的下肢颜色、皮肤温度、足背动脉搏动情况，警惕深静脉血栓的发生。

2) 氧合器效用的判断与监测　血液学异常、机械梗阻和气体交换功能下降是 ECMO 管理中更换氧合器的三大主要原因。同时也有文献报道，患者的血浆 D-二聚体水平升高，纤维蛋白原水平、血小板计数减少，肝素使用剂量减少是 ECMO 运行期间氧合器更换的预测因子。该例患者随着 ECMO 治疗时间的延长，肝素抗凝剂量调控难度大，氧合器逐渐出现功能障碍，如血栓形成导致气体交换障碍。结合该例患者的实验室检查指标，如 SaO_2 下降，APTT 延长，D-二聚体水平上升，纤维蛋白原水平下降，由医生下达更换氧合器及管路的决策指令。

3) 医护配合操作要点

(1) 更换氧合器存在难度的原因：①整套管路内血液丢失导致的血流动力学波动。②医护配合不当导致的空气进入。③氧合器更换时间过长导致的氧合下降等。

(2) 制订 ECMO 运行中氧合器、ECMO 套包更换的标准流程，以保证医护团队的密切合作。(具体流程详见护理技术 5：ECMO 氧合器更换技术)

(3) 注意事项：①氧合器更换前调整呼吸机参数，提升氧浓度；②氧合器更换后评估离心泵是否完整，运转是否通畅，有无异常声音；认真检查管路及氧合器中是否存在气泡，确保管路密闭，避免空气栓塞发生；注意水箱的水位及避免水管扭曲、打折、渗漏；检测电源、气源，避免机械故障的发生。③做好患者生命体征的监测，管理患者的静脉通路，遵医嘱输注药液或血制品，当镇静、镇痛、肌松药物不足或抗凝方面有问题时，应调整药物剂量，以保证患者在氧合器更换期间生命体征平稳，血流动力学稳定，平均动脉压的目标值要在60 mmHg 以上，有任何异常情况均应及时通知医生。

4) 自体血回收与保存　因 ECMO 套包更换时不能将原 ECMO 管路内的血液回输至患者体内，导致血液丢失，因此，可通过自体血的收集以备紧急情况使用。具体操作详见护理技术 5：ECMO 氧合器更换技术。血液回收后暂放在冰箱 2~6℃保存以备用，但不能超过 6 h。

3. ECMO 联合俯卧位通气的护理

1) 操作前评估

(1) 评估患者的生命体征，机械通气的模式、参数。

(2) 评估患者目前的镇静、镇痛程度

(3) 评估患者发生压力性损伤的风险。

(4) 评估患者的导管数量、种类、固定情况，暂时松解固定，确保引流通畅。引流管预留足够的长度，以防翻身时受到牵拉。暂时夹闭非紧急的导管，翻身后开放。

(5) 翻身前 60 min 应暂停肠内营养，评估胃残余量。

(6) 评估患者的气道是否通畅，气管插管或气管切开套管是否固定妥善，应用气囊压力表监测气囊压力。

(7) 评估 ECMO 机器运转是否正常，各电源线插头连接是否紧密。观察患者 ECMO 导管穿刺点有无渗出，机器的转速与流量是否在正常范围，导管是否存在异常情况。

2）实施要点

（1）应至少有 6 名操作者执行此操作，分工明确，各司其职。

（2）选择最重要导管的对侧作为翻身方向。

（3）确认患者生命体征平稳后再进行俯卧位操作。

（4）翻身全程关注患者生命体征的变化，如有严重的血流动力学改变，应立即暂停操作，恢复平卧位。

（5）翻身指挥者为位于患者头位的医生，其余操作者听从统一指挥。

（6）在患者俯卧时注意使其下腹部及生殖器处悬空，勿受压。

（7）翻身后患者肢体摆放处于功能位，须注意防止眼部受压。

（8）翻身过程中要避免导管相关不良事件发生。

（9）翻身过程中确保患者的人工气道处于通畅状态，并保持有效通气。

（10）翻身过程中有一人专管 ECMO 机器和管路，保证机器正常运转。

3）护理要点

（1）密切监测患者的生命体征、机械通气情况。

（2）密切观察 ECMO 联合俯卧位治疗期间的转速和流量。

（3）按时或按需吸痰，保持患者呼吸道通畅。

（4）每 2 h 协助患者头部更换一次转向，防止头面部受压水肿。

（5）监测患者的镇静、镇痛程度。

（6）将患者床头抬高 10°～30°，防止发生误吸。

（7）根据患者病情，每 2 h 协助患者进行一次小幅度的肢体被动运动。

4）并发症防治

（1）非计划性拔管：翻身前应检查各导管的固定情况，将导管预留足够长度以方便患者翻身；翻身时操作者步调一致，防止导管牵拉；翻身后检查各导管情况，予以妥善固定。加强巡视。

（2）反流与误吸：患者宜使用幽门后给予肠内营养。俯卧位操作前 60 min 暂停肠内营养，应用 B 超监测胃残余量。在行俯卧位期间，避免腹部受压。应用肠内营养时，每 4 h 回抽一次胃内容物，监测胃潴留量。每班须监测气囊压力一次，维持气囊压力在 25～30 cmH$_2$O。

（3）压力性损伤：在翻身前应在压力性损伤高风险部位给予保护性措施，每 2 h 观察一次高风险部位的受压情况。根据患者病情，每 2 h 给予患者左、右侧卧位小幅度翻身，注意头部同身体转向一致。注意避免患者鼻尖、女性乳房、男性生殖器受压。

（4）血流动力学紊乱：密切监测患者生命体征的变化。若出现恶性心律失常、血压骤降、心搏骤停等突发情况时，应立即停止俯卧位，使患者恢复至平卧位，进行紧急处理。

4. ECMO 联合 CRRT 的护理

1）操作前评估

（1）评估患者床位环境，应尽量放置于单人间。

（2）评估患者病房面积大小及布局摆放，合理安放各种仪器设备，便于操作及抢救。

（3）评估患者的生命体征、体重、用药情况、肝肾功能状态及镇静镇痛状态。

（4）评估 ECMO 模式、转速、气流量、氧浓度等参数设置。

（5）评估患者 ECMO 管路的固定情况。

2) 实施要点

(1) 应由至少 2 名操作者执行此操作。

(2) 按照机器要求完成全部自检程序,检查血液滤过器及体外循环管路外包装是否完好,并查看其有效日期、型号,向医生确认 CRRT 模式。

(3) 安装血液滤过器及体外循环管路,安放置换液袋,连接置换液、生理盐水预冲液及废液袋,打开各管路夹,完成机器预冲。

(4) 遵医嘱设置血流量、置换液流速、透析液流速、超滤速度,以及抗凝剂和钙泵等的参数。

(5) ECMO 连接 CRRT 前,应做好心率、心律和有创血压的连续监测,根据各项检测结果积极采取应对措施。再次确认 ECMO 运转正常,患者生命体征平稳。

(6) 遵医嘱选择适宜的 ECMO 连接 CRRT 的连接方式,推荐膜后引血,膜前回血。遵循无菌原则将引血端和回血端正确连接。

(7) 应用 CRRT 机器开始治疗后,严密监测患者生命体征的变化,观察 ECMO 各项参数及运转情况。逐步调整血流量、超滤量等参数至目标治疗量,查看机器各监测系统处于监测状态。

(8) 双人做好二次查对,检查各项参数及连接方式等,并在记录单上做好记录。

(9) 床旁备好两把血管阻断钳,以防管道松脱或移位时可立即钳闭管道。

3) 监测与护理要点

(1) 确保 ECMO 与 CRRT 管路连接正确,无漏气、漏血、脱落、贴壁、打折等现象。注意无菌操作,预防感染,定时检查管路连接是否松动,防止漏血。

(2) 观察管路和血滤器是否出现凝血情况,监测凝血指标,根据实验室指标遵医嘱调节抗凝剂的剂量。随着治疗时间的延长,若血滤器和静脉壶内出现大量血凝块,则须更换管路和血滤器。

(3) 密切关注 ECMO 和 CRRT 的各项参数及压力的变化,应及时调整 CRRT 机器的压力报警范围。每小时检查一次管路接头有无气泡和血栓形成,监测管路有无抖动等。

(4) 治疗期间应预防管道滑脱,妥善固定好 2 种管路位置,各管路均留出一定长度,防止管路下垂而牵拉管道。对患者进行适当的保护性约束,保证管路安全和治疗顺利进行。协助患者翻身时动作要轻柔,防止其因幅度过大拉出导管。

(5) 动态监测患者的血流动力学变化和进行有效的容量评估,在保证患者组织器官灌注的条件下,实行限制性的液体管理,维持液体出入量平衡。避免患者因超滤速度过快而导致出现心律失常、低血压及电解质紊乱等情况。

(6) 在治疗过程中,应防止低体温的发生,须密切关注患者体温波动情况,及时调节水箱温度和置换液温度,注意保暖,必要时可使用暖风机。

(7) ECMO 联合 CRRT 治疗时,每班检查 ECMO 备用电情况和及时处理各种报警。监测离心泵是否正常工作,若流量和转速不匹配,及时查找原因并处理。

4) 并发症的防治

(1) 低血压:在运用 ECMO 联合 CRRT 治疗的早期,患者大量血液引出体外易造成血流动力学不稳定,必须严密监测患者的心率、有创血压及中心静脉压,并根据以上结果调节血管活性药物的使用剂量。在 CRRT 治疗前还需要准备全血、血浆、高渗溶液等。在 CRRT 治疗过程中,护理人员须对患者各项生命体征的变化进行严密观察,若出现低血压,须及时报告主管医生进行处理。若患者出现低血压先兆症状,则需要及时减慢血流量、暂停超滤,症状严重时,则需要立即停止 CRRT 治疗。

(2) 管路凝血:ECMO 联合 CRRT 治疗期间,由于 ECMO 流速是 CRRT 流速的 15～20倍,应优先保证 CRRT 的抗凝措施,以最大限度延长 CRRT 运行时间,避免发生凝血。如何平衡出血与栓塞风险直接关系到患者预后效果,活化凝血时间(ACT)是最佳的监测指标。ECMO 循环刚开始时,每小时监测 1 次 ACT,稳定后每 2 h 监测 1 次 ACT,并通过调整肝素用量,确保 ACT 维持 160～200 s,维持 APTT 为 40～60 s,血小板计数>100×10⁹/L,HCT>40%,必要时补充全血或输成分血。在治疗中须严密观察患者的病情变化,尽早发现凝血先兆。出现静脉压忽然增高时,须立即回血,调整抗凝剂用量,必要时更换管路与血滤器。在情况允许的范围,内机温越高越不易发生凝血,可通过调节机温来减少凝血的发生。随着治疗时间的延长,会出现跨膜压逐步增高的情况,须严密监测动脉血压、静脉血压、跨膜压情况,防止凝血导致的非计划性下机。

(3) 电解质紊乱与酸碱平衡失调:观察患者有无呕吐,及时记录呕吐物的颜色、性质、量;严密观察患者的尿量;及时查看实验室指标、血气分析检查结果,根据医嘱补充足够的液体及电解质;对血气分析指标和血电解质进行定时监测,并根据检查结果对置换液的配方进行合理调整;监测患者的液体出入量,将液体维持在负平衡状态。

(4) 预防感染:ECMO 联合 CRRT 治疗的全过程均应做到有效预防导管相关血流感染。避免在 ECMO 及 CRRT 管路端、接口端进行采血,若必须通过管路采集血标本时,严格消毒接口,并尽量集中采血。应尽量减少对血管通路的操作,避免管路连接口分离。医务人员在置入 ECMO 管路及进行有创操作时,严格执行无菌操作原则,给予最大化的无菌屏障。加强手卫生,将患者安置于单间隔离病房并做好环境消毒。定时更换无菌敷料,若有污染,应立即更换。监测患者体温、血常规、降钙素原等感染指标的动态变化,遵医嘱合理使用抗生素治疗。每 4 h 监测一次患者的体温,每日复查白细胞,如患者出现明显感染征象,应尽早进行血液细菌/真菌培养,并根据培养及药敏结果,针对致病菌使用相应的敏感抗生素。每日评估留置导管的情况,尽早拔除不必要的管路。定期评价患者循环和(或)呼吸功能的恢复情况,尽早撤机,缩短 ECMO 和 CRRT 治疗的时间。

5. 超声技术相关护理关键点

1) 超声的基本应用　超声的基本应用建议分为 10 个步骤。

(1) 开机启动:准确录入患者信息,以便后期留存超声资料。

(2) 选择探头:探头频率与空间分辨率成正比,与超声波穿透力成反比,建议根据检查目的选择合适的探头。

(3) 选择模式:应根据检查需求选择合适的超声模式,超声可根据显示方式分为 A 超、B超、M 超及 D 超等。

(4) 调节深度:应将深度设置为略低于靶点的水平,不宜过深或过浅。

(5) 调节增益:超声增益补偿分为时间增益补偿和侧向增益补偿两种;增益决定图像亮度,增益越大,返回至探头的超声信号就越会被放大,进而增加整个图像的亮度;建议临床中合理选择增益,避免图像过亮或过暗。

(6) 握持手法:护士应掌握超声探头的"执笔式"与"握持式"。

(7) 操作手法:护士应掌握超声探头操作中的滑、摇、倾、转 4 种手法。

(8) 测量:在进行护理评估时,可通过超声机器自带的测量方法(如距离测量、描记法、自动追踪等)计算距离、角度、面积、速度等。

(9) 存图:根据临床护理需求保存静态图像或动态视频,以便调取超声影像学资料。

(10) 医院感染防控:使用超声机器时,需做到一人一用一清洁一消毒。

2) 血栓超声筛查操作护理规范

(1) 操作要点:目前临床常见的血栓超声检查的部位主要有下肢近端和远端静脉、上肢深静脉等。可以通过观察血管内回声有无异常改变,或通过间断加压试验完成。间断加压试验,即通过超声探头压迫静脉,观察血管有无塌陷、血管内有无残存的影像。间断加压检查不应在长轴切面下进行,以免静脉滑出探测切面而产生静脉被压瘪的假象。

(2) 护理实践路径:建议对所有重症患者在住院期间行血栓风险评估并定期筛查。超声检查的灵敏度和准确性较高,被推荐为诊断深静脉血栓形成的首选影像学检查。深静脉血栓筛查的护理实践路径以血栓筛查、早期识别血栓为主,结合临床评估,应用超声评估血栓的特征,早期启动血栓的诊断、预防及干预工作,如图4-2所示。

3) 皮下水肿超声量化评估护理规范　共包含两个重要组成部分,即全身皮下水肿测量位点的体表定位(表4-3)和皮下水肿的超声分级标准(图4-3)。

表4-3　全身皮下水肿测量位点的体表定位

测量部位	测量位点代码	具体定位方法
手	H	手背第三掌骨中点
上肢	U1	尺骨茎突和尺骨鹰嘴连线中点
	U2	腋窝中心和尺骨鹰嘴连线中点
胸壁	C1	锁骨中线和乳头水平线交点
	C2	腋前线与乳头水平线交点
	C3	腋中线与乳头水平线交点
	C4	腋后线与乳头水平线交点
腹壁	A1	锁骨中线与脐水平线交点
	A2	腋前线与脐水平线交点
	A3	腋中线与脐水平线交点
	A4	腋后线与脐水平线交点
大腿	T1	腹股沟韧带中点与髌骨上缘连线中点
	T2	T1 和 T3 连线中点
	T3	通过 T1 的水平线与床接触线的交点
小腿	L1	外踝中点与髌骨下缘连线中点
	L2	L1 和 L3 连线中点
	L3	通过 L1 的水平线与床接触线的交点
足	F	足背第三跖骨中点

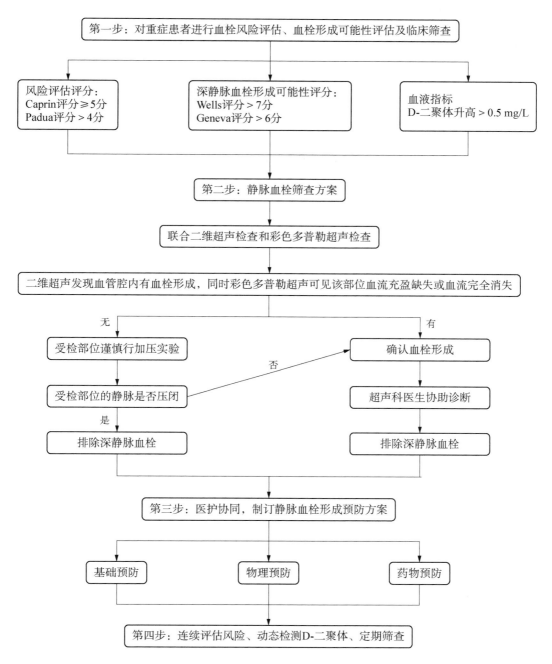

图4-2 深静脉血栓筛查的护理路径图

（1）全身皮下水肿测量位点的体表定位：将全身划分为7个部位共36个测量位点，包括手、上肢、胸壁、腹壁、大腿、小腿和足，其中手有2个测量位点，上肢有4个测量位点，胸壁有8个测量位点，腹壁有8个测量位点，大腿有6个测量位点，小腿有6个测量位点，足有2个测量位点。

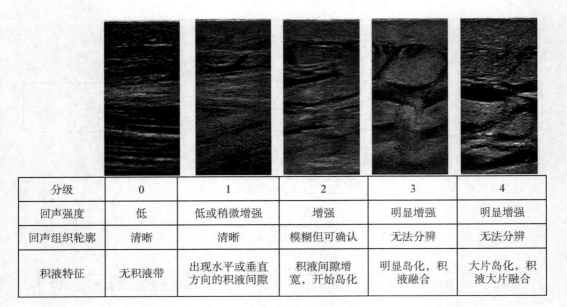

分级	0	1	2	3	4
回声强度	低	低或稍微增强	增强	明显增强	明显增强
回声组织轮廓	清晰	清晰	模糊但可确认	无法分辨	无法分辨
积液特征	无积液带	出现水平或垂直方向的积液间隙	积液间隙增宽,开始岛化	明显岛化,积液融合	大片岛化,积液大片融合

图 4-3　皮下水肿超声量化评估方案

(2) 皮下水肿的超声分级标准:采用李克特 5 级评分法,根据皮下组织回声强度、组织结构特征和积液特征将皮下水肿分为 5 个等级。具体关键点如下:①选择线阵探头,可选择浅表、肌骨或甲状腺参数预设模式,调整深度≤3.5 cm;②在手和足的位点测量时,探头的长轴与身体的矢状面垂直放置,而其他位点平行于身体的矢状面放置;③体位:患者取仰卧位,肘部、手腕、膝盖和肌肉放松,手掌和脚趾朝向或指向天花板;④先在一侧从头到脚进行筛查,再对另一侧进行筛查;⑤每个位点为 0~4 分,所有位点的水肿得分总和为全身皮下水肿得分(0~144 分),得分越高表明全身皮下水肿程度越严重;每个部位的水肿得分为该部位所有位点得分之和再除以该部位的位点数,数值越大,表明该部位的皮下水肿越严重。

4) 超声检查相关院感的防控

在超声检查过程中,为了防止院内感染,需要采取一系列的防控措施。首先,医护人员的教育和培训是至关重要的。护士在血管内导管的操作、维护和感染控制中扮演着关键角色。医疗机构的管理人员、输液护理专家和感染预防专家需要针对临床医生和护士进行有计划、有目的的教育和培训。在进行无菌操作、破损皮肤和黏膜的检查时,建议使用无菌耦合剂和探头保护套,并严格执行无菌操作和集束化干预策略,以降低院内感染的发生风险。

其次,重症超声检查结束后,应常规进行清洁、消毒。对于体外超声探头,常用的清洁、消毒方式包括使用非无菌纸巾、含酒精湿巾、肥皂和水。其中,酒精湿巾擦拭是较为常用的消毒方式,应用复合双链季铵盐消毒湿巾对超声探头进行 30 s 的消毒,其消毒效果合格率可达到 97.5%。根据 Spaulding 分类系统,医用超声感染风险可分为低风险、中度风险和高风险。对于接触到完整皮肤的体外探头,如进行腹部、乳房和小部位检查的探头,只需要进行清洁或低水平消毒。而对于与黏膜接触或经食道、阴道、直肠的体内探头,以及接触病理性、破损皮肤的探头，国内相关规范要求中、高水平消毒，而国外相关指南则要求必须达到高水平消毒。总之，无论何种风险级别的超声检查，结束后都应常规进行清洁和消毒。

（二）护理技术

1. ECMO 护理配合技术

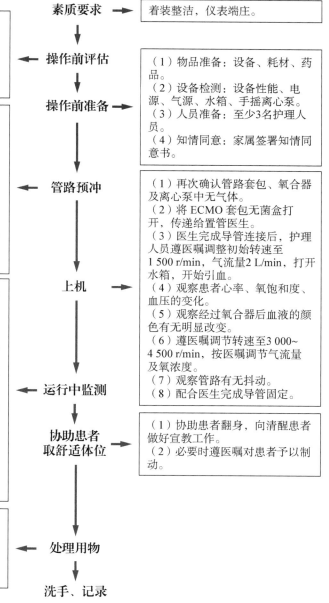

（1）核对患者身份信息、医嘱内容。
（2）评估患者意识情况、生命体征、凝血功能、穿刺部位皮肤情况。
（3）评估患者的静脉通路情况。
（4）评估操作环境，减少人员走动。
（5）向清醒患者讲解相关事项。

素质要求 → 着装整洁，仪表端庄。

操作前评估

（1）检查 ECMO 套包包装、有效期，取出条形码贴在护理记录单上保存。
（2）连接泵头与管路，使用扎带固定。
（3）正确连接套包内管路各部件。
（4）连接预冲液，手动排膜前气体。
（5）安装离心泵，运转 ECMO 机器，排膜后气体。
（6）轻轻晃动套包，确保管路内无小气泡。
（7）撤除预冲灌注管，进入自循环。

操作前准备 → （1）物品准备：设备、耗材、药品。
（2）设备检测：设备性能、电源、气源、水箱、手摇离心泵。
（3）人员准备：至少3名护理人员。
（4）知情同意：家属签署知情同意书。

管路预冲

（1）ECMO运行情况监测：电源、气源、水箱、离心泵等有无异常；转速、流量是否达标；有无"抖管"；经过氧合器后血液的颜色变化。
（2）血流动力学监测：患者心率、血压、尿量的变化。
（3）肢体血运情况监测：肢体末梢皮肤颜色、温度、氧饱和度、动脉搏动情况。
（4）神经系统监测：患者瞳孔、镇静/镇痛情况。
（5）出凝血监测：穿刺部位有无渗血，患者皮肤、黏膜变化；观察氧合器及管路中有无血栓及血凝块；遵医嘱定时复查患者ACT、DIC、APTT等指标。

上机 → （1）再次确认管路套包、氧合器及离心泵中无气体。
（2）将 ECMO 套包无菌盒打开，传递给置管医生。
（3）医生完成导管连接后，护理人员遵医嘱调整初始转速至1 500 r/min，气流量2 L/min，打开水箱，开始引血。
（4）观察患者心率、氧饱和度、血压的变化。
（5）观察经过氧合器后血液的颜色有无明显改变。
（6）遵医嘱调节转速至3 000~4 500 r/min，按医嘱调节气流量及氧浓度。
（7）观察管路有无抖动。
（8）配合医生完成导管固定。

运行中监测

协助患者取舒适体位 → （1）协助患者翻身，向清醒患者做好宣教工作。
（2）必要时遵医嘱对患者予以制动。

（1）妥善固定电源，固定ECMO车架和ECMO导管。
（2）ECMO车架上放置至少2把血管钳备用。
（3）按要求处理医疗废物。

处理用物

洗手、记录

2. 血栓超声筛查技术

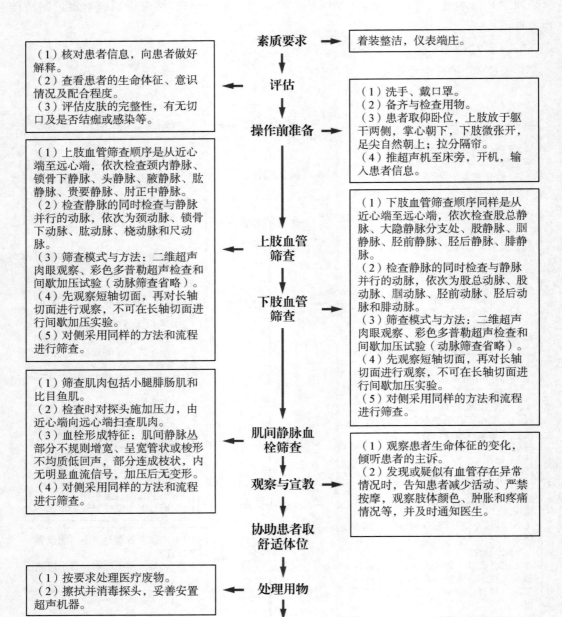

素质要求 → 着装整洁，仪表端庄。

（1）核对患者信息，向患者做好解释。
（2）查看患者的生命体征、意识情况及配合程度。
（3）评估皮肤的完整性，有无切口及是否结痂或感染等。
← **评估**

操作前准备 →
（1）洗手、戴口罩。
（2）备齐与检查用物。
（3）患者取仰卧位，上肢放于躯干两侧，掌心朝下，下肢微张开，足尖自然朝上；拉分隔帘。
（4）推超声机至床旁，开机，输入患者信息。

（1）上肢血管筛查顺序是从近心端至远心端，依次检查颈内静脉、锁骨下静脉、头静脉、腋静脉、肱静脉、贵要静脉、肘正中静脉。
（2）检查静脉的同时检查与静脉并行的动脉，依次为颈动脉、锁骨下动脉、肱动脉、桡动脉和尺动脉。
（3）筛查模式与方法：二维超声肉眼观察、彩色多普勒超声检查和间歇加压试验（动脉筛查省略）。
（4）先观察短轴切面，再对长轴切面进行观察，不可在长轴切面进行间歇加压实验。
（5）对侧采用同样的方法和流程进行筛查。
← **上肢血管筛查**

下肢血管筛查 →
（1）下肢血管筛查顺序同样是从近心端至远心端，依次检查股总静脉、大隐静脉分支处、股静脉、腘静脉、胫前静脉、胫后静脉、腓静脉。
（2）检查静脉的同时检查与静脉并行的动脉，依次为股总动脉、股动脉、腘动脉、胫前动脉、胫后动脉和腓动脉。
（3）筛查模式与方法：二维超声肉眼观察、彩色多普勒超声检查和间歇加压试验（动脉筛查省略）。
（4）先观察短轴切面，再对长轴切面进行观察，不可在长轴切面进行间歇加压实验。
（5）对侧采用同样的方法和流程进行筛查。

（1）筛查肌肉包括小腿腓肠肌和比目鱼肌。
（2）检查时对探头施加压力，由近心端向远心端扫查肌肉。
（3）血栓形成特征：肌间静脉丛部分不规则增宽、呈宽管状或梭形不均质低回声，部分连成枝状，内无明显血流信号，加压后无变形。
（4）对侧采用同样的方法和流程进行筛查。
← **肌间静脉血栓筛查**

观察与宣教 →
（1）观察患者生命体征的变化，倾听患者的主诉。
（2）发现或疑似有血管存在异常情况时，告知患者减少活动、严禁按摩，观察肢体颜色、肿胀和疼痛情况等，并及时通知医生。

协助患者取舒适体位

（1）按要求处理医疗废物。
（2）擦拭并消毒探头，妥善安置超声机器。
← **处理用物**

洗手、记录

3. ECMO联合俯卧位通气护理技术

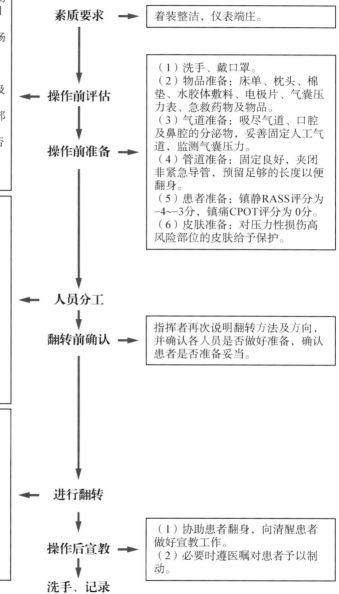

（1）评估患者的生命体征、血流动力学情况、镇静/镇痛程度，以及目前使用的机械通气模式和参数。
（2）评估患者的人工气道是否通畅及是否固定良好。
（3）评估患者各导管的固定情况，引流是否通畅。
（4）评估患者是否应用肠内营养及胃残余量。
（5）评估患者压力性损伤高风险部位皮肤的情况。
（6）评估ECMO导管穿刺点处是否干燥，有无渗出，导管有无异常，相关参数是否正常。
（7）评估ECMO机器运转情况。

A：位于床头：负责人工气道、头部的安置及发出口令。
B：位于患者肩颈左侧：负责该侧静脉置管及其他导管的安置，搬运上身肢体。
C：位于患者肩颈右侧：负责该侧静脉置管及其他导管的安置，搬运上身肢体。
D：位于患者的左臀：负责下身导管的安置及下肢搬运，观察患者的生命体征。
E：位于患者的右臀：负责下身导管的安置及下肢搬运。
F：ECMO机器旁：监测ECMO机器的运转情况。

（1）翻转过程中全程监测患者的生命体征变化，如有血流动力学不稳定，立即停止操作。
（2）听从指令：一卷、二移、三立、四放、五趴、六整理，将患者翻至俯卧位。
（3）翻转过程中，确保各导管固定妥当，仪器运转正常。
（4）协助患者安置合适体位，保持功能位。
（5）再次检查各导管引流情况。
（6）及时处理各类意外事件。

素质要求 → 着装整洁，仪表端庄。

操作前评估

操作前准备 →
（1）洗手、戴口罩。
（2）物品准备：床单、枕头、棉垫、水胶体敷料、电极片、气囊压力表、急救药物及物品。
（3）气道准备：吸尽气道、口腔及鼻腔的分泌物，妥善固定人工气道，监测气囊压力。
（4）管道准备：固定良好，夹闭非紧急导管，预留足够的长度以便翻身。
（5）患者准备：镇静RASS评分为-4~-3分，镇痛CPOT评分为0分。
（6）皮肤准备：对压力性损伤高风险部位的皮肤给予保护。

人员分工

翻转前确认 → 指挥者再次说明翻转方法及方向，并确认各人员是否做好准备，确认患者是否准备妥当。

进行翻转

操作后宣教 →
（1）协助患者翻身，向清醒患者做好宣教工作。
（2）必要时遵医嘱对患者予以制动。

洗手、记录

4. ECMO 联合 CRRT 护理技术
上机：

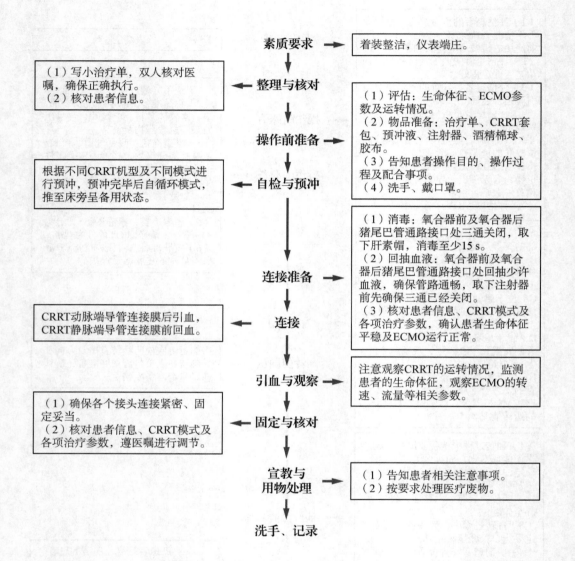

素质要求 → 着装整洁，仪表端庄。

（1）写小治疗单，双人核对医嘱，确保正确执行。
（2）核对患者信息。 ← **整理与核对**

操作前准备 →
（1）评估：生命体征、ECMO参数及运转情况。
（2）物品准备：治疗单、CRRT套包、预冲液、注射器、酒精棉球、胶布。
（3）告知患者操作目的、操作过程及配合事项。
（4）洗手、戴口罩。

根据不同CRRT机型及不同模式进行预冲，预冲完毕后自循环模式，推至床旁呈备用状态。 ← **自检与预冲**

连接准备 →
（1）消毒：氧合器前及氧合器后猪尾巴管通路接口处三通关闭，取下肝素帽，消毒至少15 s。
（2）回抽血液：氧合器前及氧合器后猪尾巴管通路接口处回抽少许血液，确保管路通畅，取下注射器前先确保三通已经关闭。
（3）核对患者信息、CRRT模式及各项治疗参数，确认患者生命体征平稳及ECMO运行正常。

CRRT动脉端导管连接膜后引血，CRRT静脉端导管连接膜前回血。 ← **连接**

引血与观察 → 注意观察CRRT的运转情况，监测患者的生命体征，观察ECMO的转速、流量等相关参数。

（1）确保各个接头连接紧密、固定妥当。
（2）核对患者信息、CRRT模式及各项治疗参数，遵医嘱进行调节。 ← **固定与核对**

宣教与用物处理 →
（1）告知患者相关注意事项。
（2）按要求处理医疗废物。

洗手、记录

下机：

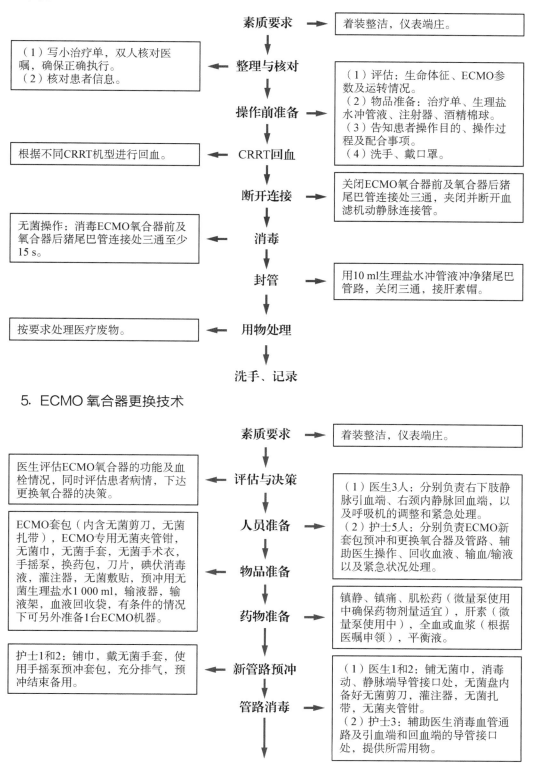

5. ECMO 氧合器更换技术

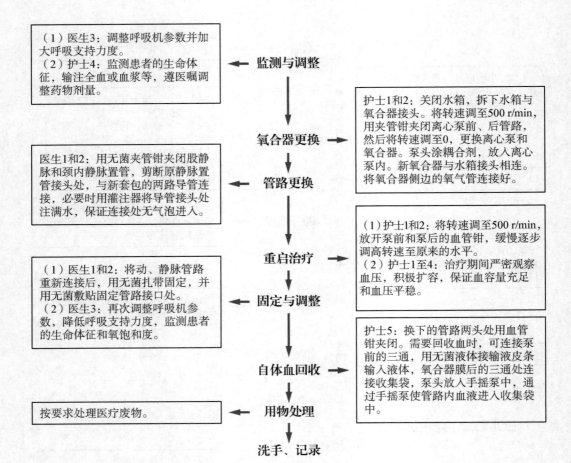

（1）医生3：调整呼吸机参数并加大呼吸支持力度。
（2）护士4：监测患者的生命体征，输注全血或血浆等，遵医嘱调整药物剂量。

监测与调整

护士1和2：关闭水箱，拆下水箱与氧合器接头。将转速调至500 r/min，用夹管钳夹闭离心泵前、后管路，然后将转速调至0，更换离心泵和氧合器。泵头涂耦合剂，放入离心泵内。新氧合器与水箱接头相连。将氧合器侧边的氧气管连接好。

氧合器更换

医生1和2：用无菌夹管钳夹闭股静脉和颈内静脉置管，剪断原静脉置管接头处，与新套包的两路导管连接，必要时用灌注器将导管接头处注满水，保证连接处无气泡进入。

管路更换

（1）护士1和2：将转速调至500 r/min，放开泵前和泵后的血管钳，缓慢逐步调高转速至原来的水平。
（2）护士1至4：治疗期间严密观察血压，积极扩容，保证血容量充足和血压平稳。

重启治疗

（1）医生1和2：将动、静脉管路重新连接后，用无菌扎带固定，并用无菌敷贴固定管路接口处。
（2）医生3：再次调整呼吸机参数，降低呼吸支持力度，监测患者的生命体征和氧饱和度。

固定与调整

护士5：换下的管路两头处用血管钳夹闭。需要回收血时，可连接泵前的三通，用无菌液体接输液皮条输入液体，氧合器膜后的三通处连接收集袋，泵头放入手摇泵中，通过手摇泵使管路内血液进入收集袋中。

自体血回收

按要求处理医疗废物。

用物处理

洗手、记录

6. 皮下水肿超声量化评估技术

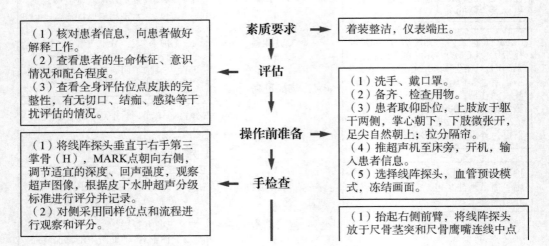

（1）核对患者信息，向患者做好解释工作。
（2）查看患者的生命体征、意识情况和配合程度。
（3）查看全身评估位点皮肤的完整性，有无切口、结痂、感染等干扰评估的情况。

素质要求 → 着装整洁，仪表端庄。

评估

（1）洗手、戴口罩。
（2）备齐、检查用物。
（3）患者取仰卧位，上肢放于躯干两侧，掌心朝下，下肢微张开，足尖自然朝上；拉分隔帘。
（4）推超声机至床旁，开机，输入患者信息。
（5）选择线阵探头，血管预设模式，冻结画面。

操作前准备

（1）将线阵探头垂直于右手第三掌骨（H），MARK点朝向右侧，调节适宜的深度、回声强度，观察超声图像，根据皮下水肿超声分级标准进行评分并记录。
（2）对侧采用同样位点和流程进行观察和评分。

手检查

（1）抬起右侧前臂，将线阵探头放于尺骨茎突和尺骨鹰嘴连线中点

上肢检查

（U1），MARK点朝向头侧，调节适宜的深度、回声强度，观察超声图像。

（2）外展右侧上肢，将线阵探头放于腋窝中心和尺骨鹰嘴连线中点（U2），MARK点朝向头侧，调节适宜的深度、回声强度，观察超声图像。

（3）每个位点根据皮下水肿超声分级标准进行评分并记录。

（4）对侧采用同样位点和流程进行观察和评分。

胸壁检查

（1）将线阵探头分别放于右锁骨中线、右腋前线、右腋中线、右腋后线和乳头水平线交点（C1、C2、C3、C4），MARK点朝向头侧，调节适宜深度、回声强度，观察超声图像。根据皮下水肿的超声分级标准分别进行评分并记录。

（2）对侧采用同样位点和流程进行观察和评分。

腹壁检查

（1）将线阵探头分别放于右锁骨中线、右腋前线、右腋中线、右腋后线和脐水平线交点（A1、A2、A3、A4），MARK点朝向头侧，调节适宜深度、回声强度，观察超声图像，根据皮下水肿的超声分级标准分别进行评分并记录。

（2）对侧采用同样位点和流程进行观察和评分。

大腿检查

（1）将线阵探头放于腹股沟韧带中点与髌骨上缘连线中点（T1），MARK点朝向头侧，调节适宜的深度、回声强度，观察超声图像。

（2）将线阵探头放于通过T1的水平线与床接触线的交点（T3），MARK点朝向头侧，调节适宜的深度、回声强度，观察超声图像。

（3）将线阵探头放于T1和T3连线中点（T2），MARK点朝向头侧，调节适宜的深度、回声强度，观察超声图像。

（4）每个位点根据皮下水肿超声分级标准进行评分并记录。

（5）对侧采用同样位点和流程进行观察和评分。

小腿检查

（1）将线阵探头放于外踝中点与髌骨下缘连线中点（L1），MARK点朝向头侧，调节适宜的深度、回声强度，观察超声图像。

（2）将线阵探头放于通过L1的水平线与床接触线的交点（L3），MARK点朝向头侧，调节适宜的深度、回声强度，观察超声图像。

（3）将线阵探头放于L1和L3连线中点（L2），MARK点朝向头侧，调节适宜的深度、回声强度，观察超声图像。

（4）每个位点根据皮下水肿超声分级标准进行评分并记录。

（5）对侧采用同样位点和流程进行观察和评分。

足检查

（1）将线阵探头垂直于足背第三跖骨中点（F），MARK点朝向右侧，调节适宜的深度、回声强度，观察超声图像，根据皮下水肿超声分级标准进行评分并记录。

（2）对侧采用同样位点和流程进行观察和评分。

观察与宣教

观察患者的生命体征变化，倾听患者的主诉，向患者宣教相关事项。

协助患者取舒适体位

处理用物

（1）按要求处理医疗废物。

（2）擦拭并消毒探头，妥善安置超声机器。

洗手、记录

▍六、多器官功能障碍综合征的相关知识

1. 多器官功能障碍综合征的定义

多器官功能障碍综合征（MODS）是指在多种急性致病因素所致机体原发病变的基础上，相继有 2 个或 2 个以上器官同时或序贯出现的可逆性功能障碍的临床综合征。

2. 多器官功能障碍综合征的病因与发病机制

很多原因都可导致 MODS 的发生，其中常见病因包括：①严重感染；②休克；③严重创伤；④心肺复苏后；⑤大手术；⑥严重烧（烫、冻）伤；⑦挤压综合征；⑧重症胰腺炎；⑨急性药物或毒物中毒等。若患者患有慢性基础疾病，遭受急性致病因素打击后更易发生 MODS。常见慢性基础疾病包括慢性心、肾、肝功能障碍，慢性阻塞性肺疾病及糖尿病等。诱发 MODS 的主要高危因素见表 4 - 4。

表 4 - 4　MODS 的主要高危因素

高危因素	
复苏不充分或延迟复苏	营养不良
持续存在感染病灶	肠道缺血性损伤
持续存在炎症病灶	外科手术
基础脏器功能障碍	糖尿病
年龄≥55 岁	应用糖皮质激素
嗜酒	恶性肿瘤
大量反复输血	使用抑制胃酸药物
创伤严重度评分≥25 分	高乳酸血症

MODS 的发病机制复杂，以往认为 MODS 是严重感染、烧伤、严重创伤等疾病损害机体的直接后果。目前认为 MODS 不仅与原发病直接损伤相关，更与机体应对原发病的免疫炎症反应失控相关。MODS 相关的发病机制学说：①炎症反应失控；②组织缺血-再灌注损伤；③肠道屏障功能破坏；④细菌毒素；⑤二次打击或双相预激；⑥基因调控等。

3. 多器官功能障碍综合征的临床表现

MODS 患者多有创伤、感染、大手术等病史，受累器官数目、器官功能障碍程度、损伤类型及个人反应不一致，MODS 临床表现复杂，且缺乏特异性。MODS 的病程一般为 14～21 d，经历休克、复苏、高分解代谢状态和器官功能衰竭 4 个阶段，各阶段的临床分期表现见表 4 - 5。

表 4 - 5　MODS 4 个阶段病程临床表现

病程	第一阶段	第二阶段	第三阶段	第四阶段
一般表现	正常或轻度不安	病态，不安	明显不安	濒死
心血管功能	需补充容量	容量依赖性高	休克、水肿	升压药依赖性，水肿

（续表）

病程	第一阶段	第二阶段	第三阶段	第四阶段
呼吸功能	轻度呼吸性碱中毒	呼吸急促、低二氧化碳血症	ARDS严重低氧血症	高二氧化碳血症,气压伤,低氧血症
肾功能	尿少,对利尿药反应受限	尿量固定,轻氮质血症	氮质血症,适用于透析	尿少至无尿,透析效果不稳定
胃肠道功能	腹胀	不能耐受食物	肠绞痛,应激性溃疡	腹泻,缺血性结肠炎
肝功能	正常或轻度胆汁淤积	高胆红素血症,凝血酶原时间延长	黄疸	转氨酶极度升高
代谢	高糖血症提高对胰岛素需要	严重分解代谢	代谢性酸中毒,高糖血症	肌肉耗损,乳酸酸中毒
神志	模糊	嗜睡	木僵	昏迷
血液学	呈不同表现	血小板或白细胞计数下降	凝血障碍	难以纠正的凝血障碍

4. 多器官功能障碍综合征的治疗原则

1）原发伤病的治疗　积极治疗引发MODS的原发伤病是防治MODS的基础性措施。引发MODS的原发伤病及其处理措施主要包括：①原发性创伤的处理,如早期清创、止血、引流、固定、缝合等。②各种休克类型的处理,如创伤失血性休克强调早期液体复苏,而心源性休克则强调心肌保护药物、正性肌力药物、血管活性药物的合理使用,同时适当限制液体。③心搏呼吸骤停的处理,要强调在进行早期规范心肺复苏的同时,注意对引起心搏呼吸骤停原因的处理。④急性中毒的处理,重点是终止毒物吸收、已吸收毒物的排除和解毒药物的应用。⑤脓毒症的防治,对创伤、大手术、休克、心肺复苏后的患者在进行病因治疗的同时酌情选用抗生素预防感染。

2）阻断系统性炎症反应　系统性炎症反应综合征—毒症—感染性休克—MODS的规律性病理发展是目前国内外学术界较一致的认识。剧烈的系统性炎症反应会加重MODS。目前控制、调节炎症介质,减轻炎症反应主要有以下措施：①有效的原发伤病治疗；②糖皮质激素、血必净、乌司他丁等可以缓解炎症反应；③保护肝功能的治疗；④血液净化治疗。

3）免疫功能调理　MODS患者多数免疫功能低下,治疗无效的毒症患者大部分死于长期低免疫状态。免疫功能调理治疗可选用人血丙种球蛋白、胸腺肽、铜绿假单胞菌注射液等。另外,MODS治疗过程中要注意避免滥用糖皮质激素和免疫抑制剂。

4）加强营养改善与细胞代谢　给予胃肠内和（或）深静脉营养,保证适当的热量、维生素和微量元素等各种营养成分。改善细胞代谢可选用极化液、能量合剂、多种辅酶等改善细胞线粒体代谢的药物。

5）器官功能支持与保护

（1）改善循环功能：①改善心脏泵血功能可选用多巴胺、多巴酚丁胺、毛花苷C、米力农、氨力农；②纠正心律失常主要强调去除病因,有针对性地选用抗心律失常药物或电除颤、起搏技术；③根据中心静脉压、肺动脉楔压（pulmonary arterial wedge pressure,PAWP）和尿量调整输液量。

(2) 呼吸功能支持:①病情轻者可给予氧疗或经面罩机械通气;②病情严重者则需尽快建立人工气道并保持气道通畅;③机械通气,根据患者具体情况选用不同的呼吸模式和参数,定期复查血气分析,及时调整呼吸模式及参数,使患者氧合维持在理想状态。

(3) 连续性肾脏替代治疗(CRRT):目前主要强调 CRRT 技术的应用以及有利于肾功能恢复措施的应用。

(4) 肝功能支持:补充足够的热量,纠正低蛋白血症,使用还原性谷胱甘肽以保护肝功能,避免选择肝脏毒性药物,必要时应用人工肝技术。

(5) 胃肠功能障碍处理:胃肠减压,生大黄粉、奥美拉唑、醋酸奥曲肽或生长激素释放抑制激素的选用等。

(6) 脑功能障碍处理:早期应根据病情选用亚低温、依达拉奉、神经节苷脂、甲钴胺、醒脑静、纳洛酮等,待病情稳定后可行高压氧治疗。

(7) DIC 的处理:选用肝素、血小板悬液、纤维蛋白原、凝血酶原复合物和新鲜全血。小剂量肝素持续给予可明显改善组织微循环、减轻血管内皮损伤,对防治脏器组织缺血、避免脏器功能进一步损害有着积极的意义。

6) 维持内环境稳定　根据监测结果及时纠正水、电解质紊乱及酸碱平衡失调,调整血糖和渗透压。控制血糖在 8.3 mmol/L 左右、钠离子变化幅度每 24 h 应小于 10 mmol/L,尽量避免钠离子急剧波动而导致脑神经细胞功能受损。

5. 多器官功能障碍综合征的护理措施

(1) 常规护理:①严密监测生命体征,及时发现生命体征的异常改变,及时报告医生并积极配合医生进行处理。②做好各种管道护理,保持管道通畅、妥善固定,防止堵塞和非计划性拔管等发生。③观察、记录液体出入量,协助实现液体平衡目标。④遵医嘱及时、正确、合理给药,保证治疗措施有效进行。⑤准确、安全实施肠内或肠外营养支持,改善患者的营养状态,避免营养不良。⑥根据病情实施合理的体位治疗,协助改善心、肺等重要器官功能。⑦做好皮肤护理,预防压力性损伤发生。⑧做好患者的心理护理,消除其焦虑、恐惧等不良情绪,帮助患者建立战胜疾病的信心。⑨保持病室内合适的温度和湿度。⑩加强口腔护理、翻身等基础护理,提高患者的生活质量。

(2) 病情观察:MODS 患者器官功能改变早期常无特异性或典型表现,出现明显或典型症状时往往器官功能已受损严重。因此,早期识别 MODS 具有非常重要的临床意义。护士应熟悉 MODS 的诱因和发生、发展过程,掌握 MODS 器官功能变化各期的临床表现,做好生命体征和辅助检查的监测,积极协助医生早期发现病情变化,预防器官衰竭的发生。

(3) 呼吸系统监护:①保持呼吸道通畅,保证有效供氧。注意观察患者有无呼吸困难、发绀、呼吸节律、血氧饱和度改变及听诊双肺呼吸音等。对于通过气管插管或气管切开等建立人工气道的患者,做好呼吸道的护理。②对使用呼吸机的患者,进行呼吸机力学监测,通过观察气道压力,了解肺顺应性变化;以血气分析结果、X 线片及血流动力学指标为依据调整通气模式及呼吸机参数;注意温湿化呼吸道,湿化温度保持在 32～35 ℃为宜;密切观察有无人机对抗,气管插管固定是否牢固,呼吸机有无报警,患者的通气效果如何;及时清除呼吸道分泌物。③注意防止医源性感染,加强对吸痰管、氧气导管、湿化瓶、雾化吸入器等的消毒,严格执行无菌操作规程。

(4) 循环系统监护:应严密监测 MODS 患者的循环功能,出现心功能不全时应采取积极措施以保证各器官的有效灌注量和耗氧量:①密切观察患者的心率、血压和心电图的变化,熟练掌握各种心律失常的抢救护理原则以及扩冠、强心、抗心律失常和血管活性药物的有关知识,及时准确按医嘱调整心率、保护心肌、纠正血压,使血压维持在较理想的水平。②嘱患者尽量避免兴奋、情绪激动、用力排便等增加心脏负担的因素,做好安抚、解释工作,消除恐惧心理,告知患者保持大便通畅,如有便秘,可使用开塞露或缓泻剂。③密切观察患者心脏节律的变化,注意尿量、血压、中心静脉压及周围血管充盈程度的变化,确定输液量和输注速度,晶体与胶体溶液、葡萄糖液与盐水的科学分配,血管活性药物的合理搭配,在扩容的基础上联合使用多巴胺、多巴酚丁胺和酚妥拉明加硝酸甘油、硝酸异山梨酯或硝普钠,对血压过低患者加用间羟胺,维持正常动脉压尤其是脉压差和组织灌注压。

(5)肾功能监护:肾功能障碍常继发于肺功能衰竭之后或与肺功能障碍同时发生,护理重点:①严密观察尿量、血钾及肾功能的各项指标。②减少使用损害肾脏的药物,必须使用甘露醇时,应注意用药后尿液的变化。如出现尿量减少或血尿,又无其他原因可解释时,可考虑为甘露醇肾损害早期,应立即停药。③肾功能衰竭少尿期严格控制输液量,必要时予血液透析;多尿期应密切观察血压、尿量、电解质、血肌酐、尿素氮等指标的变化,注意水、电解质平衡。

(6)中枢神经系统监护:①生命体征的监测:主要观察血压、心率、呼吸、瞳孔、角膜反射及意识状态等,特别要注意观察双侧瞳孔的大小、形态、对光反射以及进行格拉斯哥评分等。②加强颅内压监护,防止颅内压增高,避免脑疝形成。③纠正长期和严重低血压、改善脑血流量,保证氧供,降低颅内压和脑的代谢率,是减轻脑神经元损害、维护脑功能的有力措施。

(7)胃肠道监护:有胃肠道疾病的患者避免服用刺激性药物或食用生冷、过热、粗硬的食物,如出现应激性溃疡,要密切观察出血量、血流动力学指标的变化,必要时胃管内注入保护胃黏膜的药物,如出血不能控制或发生穿孔时,须外科手术治疗。

(8)营养和代谢支持:患者从严重创伤、大手术或感染发展到MODS,经历了高分解代谢阶段,氧耗和能量消耗增加,由于在应激状态下体内环境的改变,糖原、蛋白质分解加速,糖异生增强。因此,营养和代谢支持是重要的治疗手段。应根据病情选择营养途径和营养方案,胃肠道功能正常的患者选择经口摄食或鼻饲摄食,静脉营养可作为胃肠营养不良的补充;当胃肠道完全需要禁食时,可考虑全胃肠外营养。长期静脉营养者,要注意导管护理。

(9)感染预防与护理:MODS患者免疫功能低下,机体抵抗力差,极易发生院内感染。因此,应加强口腔护理、气道护理、尿路护理、静脉导管护理和皮肤护理等;严格执行无菌技术、手卫生等院内感染管理制度;早期、正确采集血、尿、痰等标本进行细菌培养和药物敏感试验,为治疗提供依据;监测各辅助检查指标的变化,及时报告医生,尽早使用足量的抗生素控制感染。

(10)疼痛、躁动和谵妄管理:减轻操作性疼痛,做好患者的疼痛评估,及时进行目标导向镇痛治疗,观察镇痛效果和药物不良反应;观察患者躁动状况,做好镇静躁动评估,遵医嘱进行目标导向镇静治疗,同时观察药物疗效和不良反应,评估患者有无谵妄发生,积极落实各种预防谵妄的措施,避免谵妄发生。

(11)早期活动:进行早期活动安全筛查,实施早期被动和(或)主动运动,可改善心、肺等重要器官功能,降低谵妄发生率,缩短谵妄状态持续时间、机械通气时间和ICU患者住院时间。

（12）心理支持:MODS 患者存在严重的躯体损伤和精神创伤,如疼痛、失眠,对残疾或死亡的恐惧、经济负担的压力等,需要医护人员给予患者心理支持,并让患者家属参与治疗过程,帮助患者和患者家属度过疾病危重阶段并避免创伤后应激综合征的发生。

参考文献

［1］ 中国心胸血管麻醉学会,中华医学会麻醉学分会,中国医师协会麻醉学医师分会,等.不同情况下成人体外膜肺氧合临床应用专家共识(2020 版)［J］.中国循环杂志,2020,35(11):1052 - 1063.

［2］ 中国生物医学工程学会体外循环分会,中华医学会胸心血管外科学分会,中国医师协会心血管外科医师分会.中国体外循环专业技术标准(2021 版)［J］.中国体外循环杂志,2021,19(2):67 - 72.

［3］ 郭小靖,盖玉彪,王伟,等.体外膜肺氧合患者抗凝及出血风险管理的最佳证据总结［J］.中华危重病急救医学,2023,35(9):963 - 967.

［4］ ZAKHARY B, VERCAEMST L, MASON P, et al. How I approach membrane lung dysfunction in patients receiving ECMO ［J］. Crit Care, 2020,24(1):671.

［5］ 蒋晓春,黄晓霞.多发伤患者体外膜肺氧合治疗期间多次更换膜肺的护理［J］.中华急危重症护理杂志,2022,3(3):239 - 242.

［6］ BASKEN R, COSGROVE R, MALO J, et al. Predictors of oxygenator exchange in patients receiving extracorporeal membrane oxygenation ［J］. J Extra Corpor Technol, 2019,51(2):61 - 66.

［7］ 胡敏.人工肺的膜材料:研究与应用［J］.中国组织工程研究,2012,16(29):5469 - 5476.

［8］ 徐燕,孟玫,刘娇,等.危重型新型冠状病毒肺炎患者俯卧位通气实操流程［J］.中华危重病急救医学,2021,33(4):393 - 398.

［9］ 邵小平,黄海燕,胡三莲.实用危重症护理学［M］.1 版.上海:上海科学技术出版社,2021.

［10］ 刘大为.重症医学［M］.北京:人民卫生出版社,2017.

［11］ 曹岚,张丽娜,王小亭,等.重症护理超声专家共识［J］.中华现代护理杂志,2020,26(33):4577 - 4590.

［12］ 孙建华,张青,李欣,等.重症超声临床操作技术的护理规范［J］.中华现代护理杂志,2023,29(16):2101 - 2112.

［13］ ZHANG W, GU Y, ZHAO Y, et al. Focused liquid ultrasonography in dropsy protocol for quantitative assessment of subcutaneous edema ［J］. Crit Care, 2023,27(1):114.

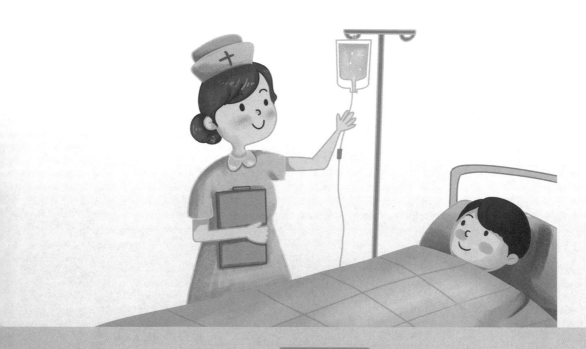

第五章

老年肌少症案例和相关护理技术

1 肌少症评估技术

2 老年综合评估技术

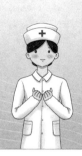

第五章
老年肌少症案例和相关护理技术

一、案例

许某,男,82岁,已婚,妻子一年前病逝,儿女在海外居住,患者由家中保姆照顾。2023年2月28日凌晨2:00,患者因在家中起夜解尿,双腿站立不稳于卫生间内不慎跌倒,保姆闻声而至,见患者侧坐于地面,左手撑地,神志清醒,四肢能活动,将其扶起协助卧床后继续入睡。次日上午8:00,患者感到尾骶部间歇性疼痛,遂至我院门诊就诊。询问病史,保姆诉患者近半年来经常头晕不适,双下肢乏力,食欲下降,且喜食素食,近3个月体重下降5kg,近1月出现易怒多思,入睡困难。患者夜尿多,每晚起夜3~5次;患者每2天排便1次。

查体:患者神志清醒,自主体位,腹型肥胖,精神状态尚可;T 36.3℃,P 65次/min,脉律不齐,R 18次/min,BP 126/74 mmHg,SpO$_2$ 98%,体重60 kg,身高181 cm,体重指数18.31 kg/m^2。患者腹部柔软,无压痛、反跳痛,肝、脾在肋下未触及,双下肢无水肿,双上肢肌力正常,双下肢肌力5级,为进一步治疗,门诊拟"双下肢乏力"收治老年病科。

既往史:患者患高血压20年,规律口服缬沙坦降压治疗后,血压控制在120/70 mmHg左右,近1个月血压出现波动,维持在(90~100)/(55~65)mmHg;11年前因冠心病双支病变分别于左前降支及后降支植入心脏支架两枚,术后曾口服利伐沙班,因发生血尿而停用,后间断口服华法林3.5年;氯吡格雷服用至今;5年前诊断为心房颤动,规律口服普罗帕酮;前列腺增生12年,口服非那雄胺片、坦索罗辛缓释胶囊治疗。2016年行右眼白内障手术,2019年行左眼白内障手术。患者无特殊嗜好,个人史、家族史无特殊。

患者入院后经过一系列的检查与评估,确诊为肌少症,经营养支持、运动干预、药物治疗等综合治疗后,患者于4月15日出院。

二、主要的病情介绍

| 2:00患者因在家中如厕时双腿站立不稳于卫生间内不慎跌倒。 | 询问病史:患者近半年来经常头晕不适,双下肢乏力,食欲下降,且喜食素食,近3个月体重下降5 kg。近1月出现易怒多思,入睡困难。患者夜尿多,每晚起夜3~5次;患者每2天排便1次。 |

2月28日

8:00患者感到尾骶部间歇性疼痛,遂至我院门诊就诊。

查体:患者神志清醒,自主体位,腹形肥胖,精神状态尚可;T 36.3 ℃,P 65次/min,脉律不齐,R 18次/min,BP 126/74 mmHg,SpO$_2$ 98%,体重60 kg,身高181 cm,体重指数BMI 18.31 kg/m^2。两肺呼吸音粗,未闻及明显干、湿啰音;查体部分合作,腹部柔软,无压痛、反跳痛,肝、脾在肋下未触及,双下肢无水肿,四肢肌力和肌张力未见明显异常。

10:00收治入院。

患者既往史:
高血压20年,规律口服缬沙坦降压治疗;11年前因冠心病双支病变分别于左前降支及后降支植入心脏支架两枚,术后曾口服利伐沙班,因发生血尿而停用,后间断口服华法林3.5年,目前氯吡格雷服用至今;5年前诊断为心房颤动,目前规律口服普罗帕酮;前列腺增生12年,现口服非那雄胺片、坦索罗辛缓释胶囊治疗。2016年行右眼白内障手术,2019年行左眼白内障手术。患者无特殊嗜好,个人史、家族史无特殊。

患者入院后,予以完善各项基础评估及相关检查。患者主诉双下肢走路乏力,前往检查时需轮椅协助。患者表现出焦虑,不断向医护人员询问自己的病情,担心罹患肿瘤等疾病,担心疾病预后。

2月29日

10:00患者主诉头晕不适,测BP 106/66 mmHg,R 24次/min,P 98次/min,SpO$_2$ 95%,血红蛋白浓度 95 g/L。

遵医嘱予以吸氧,定时监测患者的生命体征,观察患者头晕症状有无改善。

评估疼痛性质、部位、持续时间,给予患者心理护理,安慰患者,缓解其焦虑、烦躁情绪。向患者解释引起疼痛的原因,指导患者避免疼痛的诱发因素。

22:00患者因尾骶部疼痛不适而入睡困难,频繁起夜。

遵医嘱给予患者思诺思0.5片口服,帮助睡眠,观察患者用药后的睡眠情况。

对患者及陪护进行安全宣教,拉起床栏。嘱患者避免独自起床如厕,可使用尿壶,或呼叫旁人协助如厕,以保障安全,避免再次跌倒。

头颅MR检查示:腔隙性脑梗死,老年脑白质改变,排除急性脑梗死和脑出血。

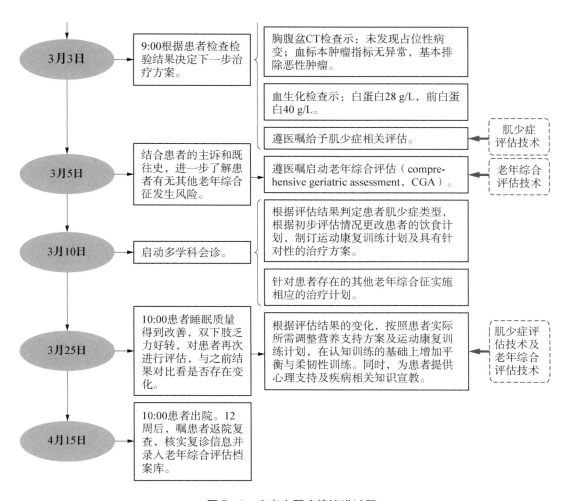

图 5-1　患者主要病情演进过程

三、护理程序

根据本案例制订护理计划，如表 5-1 所示。

表 5-1　患者护理计划

日期	护理诊断	诊断依据	护理目标	护理措施	评价
2月28日	焦虑	与担心自身状况及恢复周期有关。	减轻患者焦虑。	（1）评估患者的焦虑程度及引起焦虑的原因。 （2）帮助患者认识焦虑，做好心理护理。 （3）指导患者转移注意力，提供减轻焦虑的措施。	患者焦虑减轻，可安心住院接受治疗。

（续表）

日期	护理诊断	诊断依据	护理目标	护理措施	评价
2月28日	躯体活动障碍	与双下肢乏力有关。	最大限度地保持运动功能,能自主且安全地移动躯体。	(1) 向患者解释活动肢体的重要性。 (2) 鼓励并指导患者实施主动及被动关节活动。 (3) 协助患者做好生活护理,提醒患者勤翻身。 (4) 指导患者使用辅助器材。	患者可在床上缓慢、安全地移动躯体。
2月29日	睡眠型态紊乱	与疼痛、焦虑有关。	患者能正常入睡,保证睡眠时间及质量。	(1) 提供有利于睡眠的环境。 (2) 协助采取非药物措施改善患者的睡眠状况。 (3) 指导患者合理安排活动,建立良好的睡眠习惯。 (4) 必要时遵医嘱给予镇静催眠类药物,并采取措施预防跌倒。	患者睡眠质量得到改善。
2月29日	疼痛	患者主诉尾骶部疼痛。	患者疼痛减轻。	(1) 评估疼痛性质、部位、持续时间等。 (2) 指导患者避免疼痛的诱发因素。 (3) 密切观察患者疼痛时的生命体征变化,并做好记录。 (4) 遵医嘱给予镇痛处理,并指导患者采用放松技术。	患者疼痛减轻。
2月29日	潜在并发症:跌倒	与双下肢乏力有关。	患者未发生跌倒。	(1) 评估患者发生跌倒的风险。 (2) 落实各项跌倒预防措施,加强巡视。 (3) 避免增加跌倒风险的各项因素。 (4) 服用可能增加跌倒风险的药物时,加强用药指导及不良反应的观察。 (5) 加强肌力、平衡力锻炼,并请康复科医生协助患者进行下肢康复锻炼。 (6) 加强巡视。	患者活动时未发生跌倒。
3月3日	知识缺乏	缺乏肌少症相关知识。	患者初步了解肌少症相关知识。	(1) 通过多途径为患者提供有关肌少症的知识指导。 (2) 了解患者对疾病相关知识的掌握程度,并对学习效果给予肯定。	患者知晓肌少症的相关知识。
3月3日	营养失调:低于机体需要量	营养摄入低于机体需要量。	每日的营养摄入量能满足日常活动和机体代谢的需要。	(1) 营造良好的就餐环境,并提供多样化的食物。 (2) 协助患者进行体重管理。 (3) 必要时遵医嘱给予肠内营	患者的营养摄入量可满足机体需要。

（续表）

日期	护理诊断	诊断依据	护理目标	护理措施	评价
				养或肠外联合肠内营养。 （4）为吞咽障碍者提供相应护理措施。	
3月3日	生活自理能力缺陷	患者生活无法自理，需要协助。	提高患者的生活自理能力，预防自理能力退化。	（1）住院期间按需协助患者做好生活护理。 （2）为患者提供便捷的生活环境及场景。 （3）指导患者进行力所能及的自理活动。	患者可在能力范围内完成生活自理。
3月15日	活动无耐力	与双下肢乏力有关。	患者的活动状况得到改善，能达到特定的活动水平。	（1）教会患者正确的活动方式，以减少心脏负荷。 （2）监测患者对活动的反应并指导患者自我监测。	患者的活动水平较之前有所提高。
4月14日	知识缺乏	与出院相关知识缺乏有关。	患者知晓出院回家后的自我护理方法和随访过程。	（1）告知患者出院后定期随访的重要性。 （2）指导患者出院后继续按要求加强肌少症功能锻炼及营养补充。	患者了解出院回家后的疾病相关注意事项和自我护理的方法。

▍四、护理记录

本例患者的护理记录，如表5-2所示。

表5-2　患者护理记录表

日期	时间	护　理　记　录
2月28日	10:00	**A(评估)**：患者担心自身状况及恢复周期。 ♯1P(诊断：焦虑。 **I(措施)**： （1）评估患者的焦虑程度及引起焦虑的原因。 （2）帮助患者认识焦虑，做好心理护理。 （3）转移患者注意力，提供减轻焦虑的措施(如：听音乐、放松训练、按摩)。 **O(结果)**： 2月28日20:00评价：经沟通交流后，患者焦虑程度减轻，安心住院接受治疗。
2月28日	14:00	**A(评估)**：患者双下肢乏力。 ♯2P(诊断)：躯体活动障碍。 **I(措施)**： （1）鼓励并指导患者进行适当的活动锻炼，向其讲解活动的重要性。 （2）指导患者受限肢体可进行被动锻炼，适当按摩促进血液循环，从而加快运动功能恢复。 （3）鼓励患者适当使用辅助器材。

(续表)

日期	时间	护理记录
		(4) 协助卧床患者勤翻身,保持皮肤完整,预防坠积性肺炎。 **O(结果):** 2月28日16:00评价:患者可在床上缓慢、安全地移动。
2月29日	22:00	**A(评估):**患者入睡困难。 ♯1P(诊断):睡眠型态紊乱。 **I(措施):** (1) 提供安静、舒适的睡眠环境,病房温、湿度适宜。 (2) 协助采取非药物措施改善睡眠:睡前饮温牛奶,用温水泡脚,避免兴奋及刺激,营造安静的睡眠氛围。 (3) 指导患者合理安排日间活动,减少白天睡眠的时间,建立良好的睡眠习惯。 (4) 使用耳穴贴压、中药药枕等中医适宜技术促进睡眠。 (5) 告知患者可使用眼罩、耳塞辅助睡眠。 (6) 遵医嘱给予镇静催眠类药物,观察药物疗效及不良反应,并采取措施预防跌倒。 **O(结果):** 3月2日20:00评价:患者睡眠质量得到改善。 **A(评估):**患者尾骶部疼痛。 ♯2P(诊断):疼痛。 **I(措施):** (1) 评估疼痛的性质、部位、持续时间等。 (2) 向患者解释引起疼痛的原因,指导患者避免疼痛的诱发因素。 (3) 密切观察患者的面色、心率、呼吸及血压有无异常变化,并及时记录。 (4) 指导患者采取放松技术,如深呼吸、放松全身肌肉。 (5) 遵医嘱给予镇痛处理。 **O(结果):** 3月1日12:00评价:患者疼痛减轻。 **A(评估):**患者双下肢乏力,跌倒评估结果为跌倒高风险,活动时需要协助。 ♯3P(诊断):潜在并发症:跌倒。 **I(措施):** (1) 放置防跌倒警示标识,加强巡视。 (2) 保持地面平整、干燥、无障碍,擦拭地面时放置警示标识,浴室放置防滑垫。 (3) 保持充足的照明,睡前开启夜间照明设备。 (4) 将呼叫器、水杯及便器等常用物品放在易取处。 (5) 协助患者上下轮椅或平车时,使用制动装置固定车轮。 (6) 协助患者落实起床"三部曲":醒后30 s再坐起,坐起30 s再站立,站立30 s再行走。 (7) 对于有跌倒风险及行动不便者,协助其如厕。 (8) 对于服用降压药、降糖药、镇静催眠类药物或抗精神病药物的患者,加强用药宣教及不良反应的观察。 (9) 加强肌力、平衡力锻炼,请康复科医生协助患者进行下肢康复锻炼,增加肌力。 **O(结果):** 4月15日8:00评价:患者住院期间未发生跌倒。
3月3日	10:00	**A(评估):**患者缺乏肌少症相关知识。 ♯1P(诊断):知识缺乏。 **I(措施):** (1) 向患者讲解疾病相关知识,并提供有关肌少症功能锻炼的指导。

（续表）

日期	时间	护理记录
		（2）多途径为患者提供疾病相关信息,如图片、书面材料、视频等。讲述的内容要深入浅出,易于患者理解和掌握。 （3）记录患者学习的进步情况,对学习效果给予肯定。 **O(结果):** 4月23日11:20评价:患者知晓肌少症的相关知识。 **A(评估):** 低于机体需要量,NRS 2002评估结果为9分,患者存在营养风险。 ♯2P(诊断):营养失调:低于机体需要量。 **I(措施):** （1）提供良好的就餐环境,保持室内空气清新。 （2）提供清淡、细软及多样化的食物。 （3）协助超重或肥胖者控制体重,指导其进食牛奶、鸡蛋及豆制品等富含优质蛋白的食物,减少动物油脂、高脂奶品及动物内脏等的摄入,多吃蔬菜、水果。 （4）对于经口摄入不足者,予以调整饮食结构,使患者食物摄入量增加。 （5）必要时遵医嘱给予肠内营养或肠外联合肠内营养。 （6）为吞咽障碍者提供相应护理措施。 **O(结果):** 3月25日14:00评价:患者的营养摄入量可满足机体需求。
3月3日	12:00	**A(评估):** 患者生活无法自理,需要协助。 ♯3P(诊断):生活自理能力缺陷。 **I(措施):** （1）住院期间按需协助患者做好生活护理。 （2）将患者经常使用的物品放在易拿取的地方。 （3）将呼叫器放在患者手边,听到铃响后立即给予答复。 （4）指导患者及家属制订并实施切实可行的康复计划,协助患者进行力所能及的自理活动。 （5）做好患者心理护理,增强患者战胜疾病信心。 **O(结果):** 3月25日14:00评价:患者可在能力范围内完成生活自理。
3月15日	9:00	**A(评估):** 患者双下肢乏力。 ♯1P(诊断):活动无耐力。 **I(措施):** （1）指导患者改变活动方式以调整能量消耗并减少心脏负荷。如果活动后出现呼吸困难、胸痛等,应立即停止活动。 （2）监测患者活动时的反应,并教会患者进行自我监测的技术。 **O(结果):** 3月25日13:00评价:患者的活动水平较之前有所提高。
4月14日	9:00	**A(评估):** 患者不了解出院后自我护理相关知识。 ♯1P(诊断):知识缺乏。 **I(措施):** （1）嘱患者出院后定期门诊随访,告知专家门诊的时间,并帮助患者做好首次随访的预约。 （2）指导患者遵照营养师的要求合理膳食,增加优质蛋白质的摄入。 （3）指导患者掌握抗阻训练方法。 **O(结果):** 4月14日10:00评价:患者了解出院回家后的疾病相关注意事项和自我护理的方法。

▌五、肌少症的护理关键点和护理技术

(一) 护理关键点

1. 评估与诊断

1) 筛查病例　建议使用肌少症五项评分问卷(Strength，Assistance In Walk，Rise From Chair，Climb Stairs，Fall，SARC-F)或肌少症五项评分联合小腿围问卷(SARC-F Combined With Calf Circumference，SARC-CalF)先进行筛查。SARC-CalF 量表前 5 项与 SARC-F 量表得分标准相同，男性小腿围≤34 cm 得 10 分，女性小腿围≤33 cm 得 10 分，SARC-CalF 量表总分≥11 分表示肌少症筛查结果为阳性；SARC-F 量表总分≥4 分表示肌少症筛查结果为阳性。入院 72 h 内对患者进行肌少症各项指标的评估，主要是肌肉质量、肌肉力量(肌力)以及躯体功能三大指标，并根据评估结果进行肌少症分期，了解患者目前病情严重程度。(具体流程详见护理技术 1:肌少症评估技术)

2) 及时完成老年综合评估　发现患者需要干预的健康问题及患者的需求，避免其他问题导致肌少症的发生与病情发展。(具体流程详见护理技术 2:老年综合评估技术)

2. 肌少症护理要点

根据对患者的评估结果并结合患者自身情况，制订个性化的护理计划并实施。

1) 营养支持　针对患者的营养状况，提供个性化的营养支持方案，请营养师为其制订适当的饮食计划。营养不良是常见的老年综合征，可与肌少症同时发生。营养不良及其导致的肌蛋白合成降低是引起肌少症发生和病情进展的重要原因和强预测因素，也是对肌少症进行干预的重要措施之一。对于老年肌少症患者均应使用营养评估量表进行营养状况的评估；营养不良或存在营养不良风险的肌少症患者，在自由进食的同时，需进行合理的营养补充。推荐老年人增加对含有必需氨基酸的蛋白质的摄入，如瘦肉和其他富含亮氨酸的食物(如黄豆、花生等)；需将每日蛋白质的摄入平均分布于三餐中，均衡分配比集中在单餐能获得更大的肌肉蛋白合成速率，如果需要额外补充蛋白质，应在餐间补充。乳清蛋白富含亮氨酸等人体必需氨基酸，其消化和吸收利用率高，在日常膳食和运动的基础上，需每天额外补充 2 次，每次摄入 15～20 g 乳清蛋白对预防老年人肌肉衰减和改善肌肉力量及强度具有良好作用。在患者进食时，应增加护理巡视频次和巡视时间，并考虑到药物不良反应对患者胃肠系统带来的影响。

2) 运动康复训练　营养补充与运动干预相结合是维持肌肉功能的强有力措施。有关老年人肌少症的研究证实，经过 12 周的强化生活方式干预(包括营养补充＋抗阻训练)，患者肌肉质量显著改善，炎性指标降低。因此，提倡老年肌少症患者将营养干预与运动锻炼相结合。通过专门设计的运动康复计划，帮助患者改善肌肉力量、弹性，降低肌少症的发生风险。

运动训练场地应宽敞、安静、通风、温度舒适、光线良好，配备相应的训练器械，包括常规的弹力带、哑铃、沙袋、健身车等。各训练器材之间应相隔足够的空间，避免互相干扰。配备相对健全的生命体征判断仪器:血压计、心电图机、指夹式脉搏血氧仪，配备并发症处置场所及相关设备:酒精、碘伏、纱布、绷带、胶布、吸氧设备、除颤仪、担架、轮椅等。

(1) 热身运动:进行主体运动训练之前应进行 3～5 min 的热身运动，一般选择慢走和关

节活动,以调整身体机能和状态,从而增加运动的效能,减低运动中肌肉、韧带、关节损伤的可能性。

（2）抗阻运动:抗阻运动是运动干预的基础和核心部分,以渐进式增加运动强度为特点,使肌肉产生的力量能够移动或抵抗所施加的阻力,抗阻运动包括坐位抬腿、静力靠墙蹲、直腿抬高训练、股四头肌静力性收缩训练等。在整个抗阻训练过程中,康复师在患者旁边指导,确保训练方案的安全性和有效性,护理人员协助记录训练日志。

（3）有氧运动:有氧运动可以改善老年人的心肺功能、运动耐力,提高免疫力,增强机体的适应能力,加强对抗阻训练的适应,从而形成运动的良性循环。

（4）特殊人群的运动干预方案:①心肺功能障碍人群:心肺功能障碍患者在运动前应由专业的运动训练医生进行运动应急试验,以评估患者的心肺功能,从而选择合适的运动器械,制定可耐受的运动强度、运动频率及持续时间。采用分段间歇性运动方式及渐进性训练方式,运动中及运动后记录患者的生命体征、自感劳累程度及呼吸困难程度,评估患者能否耐受该运动强度,并做出相应的调整。②肥胖人群:建议增加训练的频率、时间、强度,每天运动时间增加至 45～60 min,每周运动 5～7 次。初始抗阻训练强度可在低强度抗阻训练［40%～60%一次重复最大负荷（one repetition maximum,1RM）］的基础上适当增加 5%～10% 1RM,后期逐渐增加至高强度抗阻训练（60%～80% 1RM）。增加大肌肉群训练,增加总的能量消耗,在保证患者训练安全性前提下尽可能提高其训练依从性。③平衡障碍人群:建议增加中国传统体育运动项目如太极拳等,可有效改善老年人群的平衡控制能力。

3）不良事件及处理　运动干预过程中的不良事件主要有以下几种情况。①严重的呼吸困难、大汗淋漓、面色苍白等;②心前区疼痛;③头晕、头昏或晕厥;④四肢痉挛或者主观上严重的疲劳感、疼痛感;⑤步态失衡⑥收缩压≥180 mmHg（1 mmHg=0.133 kPa）;⑦伴有心率加快的收缩压下降,下降幅度≥20 mmHg;⑧SpO_2 下降,持续低于 85%;⑨患者自觉无法耐受训练。处理方式:操作者及时请患者停止运动并就地休息,对呼吸和疲劳情况进行评分,并记录在运动训练日记卡中。监测血压、心率以及 SpO_2 等生命体征,根据患者发生不良反应的具体情况现场进行紧急处理,必要时送往医院就诊。

4）认知训练　认知训练的目标是提高老年患者的思维能力和生活自理能力,护理人员可增加对患者记忆力、注意力、语言能力、执行力等方面的训练,提高患者的认知水平和思维活跃度,并降低出现认知障碍的风险。

5）情感支持　针对老年患者常见的情感问题,如孤独、抑郁和焦虑,提供心理护理干预。个性化护理干预可促进老年患者的身心健康,促进患者更好地融入社会。

6）加强精神行为问题管理　观察精神行为问题的表现、持续时间、发作频次及潜在的隐患,寻找可能的原因或诱发因素,制订相应的预防及应对策略。对于出现精神行为问题的患者,应以理解和接受的心态对患者进行心理疏导,避免强行纠正。

7）多重用药　老年人多重用药可能导致以下不良后果:药物的不良反应发生率增加;老年综合征的发生风险加大;老年人的生活质量下降;老年人的用药依从性降低,药品错服、漏服的发生率增加。关于多重用药问题,最好定期对患者的服药情况进行核查,每半年一次,嘱咐患者就诊时将正在服用的药品及其药盒带来,以方便记录及调整。了解老年人的视力、听力、阅读理解能力、记忆力,观察是否有新出现的症状,全面评估老年人的用药情况及服药后的不良反应。注意不同药物的服用方法和服用时间,根据药品剂型指导正确服药。

8) 预防跌倒　对于跌倒高风险者,应于适当位置放置防跌倒警示标识。保持地面平整、干燥、无障碍,擦拭地面时放置警示标识,浴室放置防滑垫。保持充足的照明,睡前开启夜间照明设备。将呼叫器、水杯及便器等常用物品放在易取处。协助患者上下轮椅或平车时,使用制动装置固定车轮。指导患者落实起床"三部曲":醒后30 s再坐起,坐起30 s再站立,站立30 s再行走。对于存在跌倒风险及行动不便者,协助其如厕。对于服用降压药、降糖药、镇静催眠类药物或抗精神疾病药物者,加强用药宣教,观察其有无出现不良反应。鼓励患者加强肌力、平衡力锻炼,并请康复科医生协助其进行下肢康复锻炼。

9) 睡眠障碍　为患者提供安静、整洁的睡眠环境。协助患者采取非药物措施改善睡眠:睡前饮温牛奶,用温水泡脚,避免兴奋及刺激,营造安静的睡眠氛围。指导患者合理安排日间活动,减少白天睡眠时间。使用耳穴贴压、中药药枕等中医适宜技术促进睡眠。可使用眼罩、耳塞辅助睡眠,建立良好的睡眠习惯。遵医嘱予以镇静催眠类药物,观察药物疗效及不良反应,并采取措施预防跌倒。

10) 视听功能下降　提供安静、光线充足、地面平整及无障碍的环境。对于严重视听障碍者,协助其做好生活护理。根据患者的视听情况,采取有效的沟通方式。指导佩戴合适的眼镜及助听器,定期维护。教会居家老年患者做眼耳保健操的方法。指导居家老年患者定期检查视力和听力,症状加重时应及时就诊。

11) 社会支持　由于老年患者认知功能和日常生活自理能力的下降,再加上存在跌倒风险、营养风险等因素,靠老伴及钟点工可能无法胜任照护患者的职责,与其子女沟通后建议与养老机构医务人员提前联络对接,必要时由专业养老机构进行照护。

3. 随访

患者出院后,护理人员每周进行电话回访,督促患者完成肌少症相关运动训练,并在规定时间内进行各项指标的复查,评估营养状况及运动干预效果。

(二) 护理技术

1. 肌少症评估技术

1) 评估工具　目前可用于诊断和评估肌少症的主要参数为肌肉质量、肌肉力量和躯体功能,每种参数有其相应的有效测量方式。

(1) 肌肉质量评估:四肢骨骼肌数量和功能的下降是老年人肌少症最主要的特征。因此,四肢骨骼肌质量是肌肉质量评价的重要指标。①小腿围测量:小腿围是使用非弹性皮尺测量双侧小腿的最大周径,作为一种评估四肢骨骼肌质量的简便方法,用于肌少症的初步筛查。诊断标准为:男性<34 cm,女性<33 cm。②双能X线吸收法(dual-energy x-ray absorptiometry, DXA)是目前测量四肢骨骼肌质量的金标准,诊断标准为:男性<7.0 kg/m^2,女性<5.4 kg/m^2。DXA使用广泛,放射暴露量低,可清晰区分不同组织成分,短时间内出具可重复测定的四肢骨骼肌质量数据。缺点是DXA设备为非便携式,不能在社区中广泛使用,不同DXA设备的测量结果差异较大。③生物电阻抗法(bioelectrical impedance analysis, BIA):无创、廉价、操作简单、便携、功能信息丰富,近年来常用于大规模人群筛查。诊断标准为:男性<7.0 kg/m^2,女性<5.7 kg/m^2。BIA主要通过生物电传感器采集和测量组织细胞的电阻抗变化,推算出个体的脂肪体积与全身肌肉质量,但其结果的精确性严重依赖于算法。此外,CT和磁共振成像(magnetic resonance imaging, MRI)是常见的用于评估肌肉质量的影像学手段,但由于设备庞大,不能移动,费用高昂,缺乏低肌肉质量

的测量界值,在实际应用中有一定的局限性。

(2) 肌肉力量评估:①上肢握力是评价肌肉力量最常用的指标。常用握力器测定上肢握力作为肌少症评估诊断的首选指标,测量时对左、右手分别测量 3 次,选取最大数值。诊断标准为:男性<28 kg,女性<18 kg。因手部外伤、残疾、指关节炎等无法测握力时,可进行 5 次起坐试验,记录 5 次起立和坐下所需的时间,作为测定肌肉力量的替代方法。②膝关节屈伸力量测定是测量下肢肌肉力量最为精确的方法。5 次起坐试验可作为测定下肢力量的替代方法,主要测定股四头肌肌群力量。使用一张高度约 46 cm 的座椅,记录受试者在不使用手臂的前提下用最快的速度连续完成 5 次起立、坐下动作所需的时间。如果连续 5 次起坐时长>12 s,则患者可能存在患肌少症的风险。

(3) 躯体功能:躯体功能不仅涉及肌肉功能,也涉及神经系统功能,是一个多维性的概念。目前测量躯体功能的方法有多种,包括 6 米步速测量、简易体能状况量表(Short Physical Performance Battery,SPPB)、计时起立行走测试(Timed Up And Go Test,TUG)等。①6 米步速测量是最为简单、快速、安全的躯体功能评估方法。测量时指导受试者以常规步行速度通过 6 米区域,中途不加速不减速,并至少测量 2 次,计算其平均数值,以 m/s 表示。诊断标准:<1.0 m/s 为异常。②SPPB 是一项综合性的躯体功能测试工具,包含平衡、步态速度、椅子坐立测试 3 个部分。单项测试的分值为 4 分,总分为 12 分,分数越高者体能越好。③TUG 能够综合反映个体的平衡能力和步行能力。测量受试者从高度约 46 cm 的座椅上起立,以最快、最稳的速度完成 3 米往返步行,最后重新坐回椅上的时间,测量至少重复 2 次,记录最短时间。TUG 能有效预测老年人反复发生跌倒的风险。

2) 诊断流程

(1) 发现病例—评估—确认—严重程度评价(F-A-C-S),如图 5-2 所示。

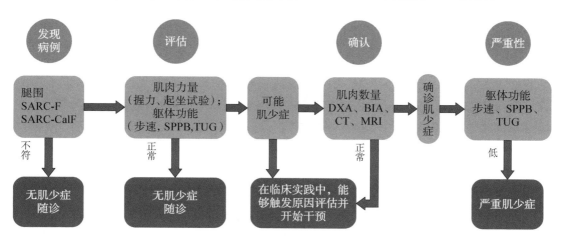

图 5-2 肌少症诊断流程图

(2) 诊断标准——《老年人肌少症防控干预中国专家共识(2023)》,如图 5-3 所示。

2. 老年综合评估技术

1) 评估对象 年龄≥60 岁的住院患者,知情同意并自愿接受综合评估。

2) 评估内容 见表 5-3。

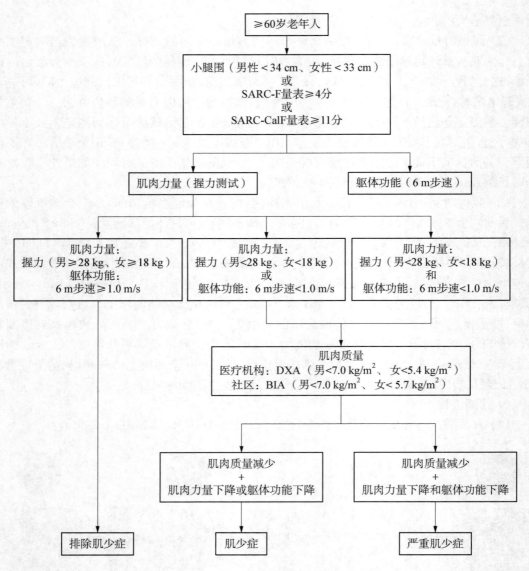

注:SARC-F,肌少症五项评分问卷;SARC-CalF,肌少症五项评分联合小腿围问卷;DXA,双能 X 线吸收法; BIA,生物电阻抗分析。

图 5-3 老年人肌少症诊断标准流程图

表 5-3 老年综合评估内容

序号	评估项目	评估工具	评估者 A	评估者 B
1	一般护理评估	新入院评估单,在院评估单	护士	护士
2	躯体功能评估	Barthel 评估量表	护士	护士
		Lawton-Brody 工具性日常生活能力评估量表	护士	护士
3	肌少症	BIA 测定——Inbody S10	医生	护士
		握力测定+6 m 步速测定	护士	护士

（续表）

序号	评估项目	评估工具	评估者 A	评估者 B
4	精神心理评估	简易智能精神状态评估表	医生	护士
		老年患者抑郁量表	心理科医生	护士
		焦虑自评量表	心理科医生	护士
5	跌倒	Morse 跌倒危险因素评估量表	护士	护士
6	压疮	Braden 压疮风险评分表	护士	护士
7	睡眠	匹茨堡睡眠质量指数量表	护士	护士
8	尿失禁	国际尿失禁咨询委员会尿失禁问卷简表	医生	护士
		残余尿测定法	超声医生	护士
9	营养	营养风险筛查量表	营养师	护士
		微型营养评估简表	营养师	护士
10	视听功能	视力简易评估表	护士	护士
		视觉功能简易评估表	护士	护士
		听力简易评估表	护士	护士
11	社会支持	社会支持评定量表	护士	护士

　　3）评估团队　老年综合评估的实施，由具备老年综合评估技术开展资质的多学科团队成员组成，如老年科医生、护士、临床营养师、康复治疗师、临床药师、心理科医生等。

　　4）评估流程　见图 5-4。

六、肌少症的相关知识

（一）肌少症的定义

　　肌少症最初的定义只是基于肌肉质量和数量的降低，现在的研究更加强调肌肉力量的重要性，以及由于肌肉质量下降而导致的躯体功能下降。自 2016 年以来，世界卫生组织《疾病和相关健康问题的国际统计分类》正式定义肌少症为一种疾病。肌少症的核心元素是骨骼肌质量下降，特点是由此导致的躯体功能障碍。临床中常见因增龄导致的原发性肌少症以及因慢性疾病或活动能力减退导致的继发性肌少症。综上所述，肌少症是一种以肌肉力量降低、骨骼肌质量和数量减少以及躯体功能下降为特征，并可导致残疾、生活质量降低甚至死亡等严重后果的综合征，是一种渐进性和广泛性的骨骼肌疾病。肌少症不仅与年龄有关，还与一系列长期疾病有关，病因复杂并相互影响，可分为原发性肌少症和继发性肌少症两类，其中随着个体衰老而发生的肌少症称为老年原发性肌少症。

（二）肌少症的临床表现

　　1. 肌肉力量下降　表现为各个肌肉、肌群力量减弱，爆发力差。

　　2. 肌肉功能减退　表现为影响肌肉的正常做功，特别是下肢力量降低明显超过上肢，

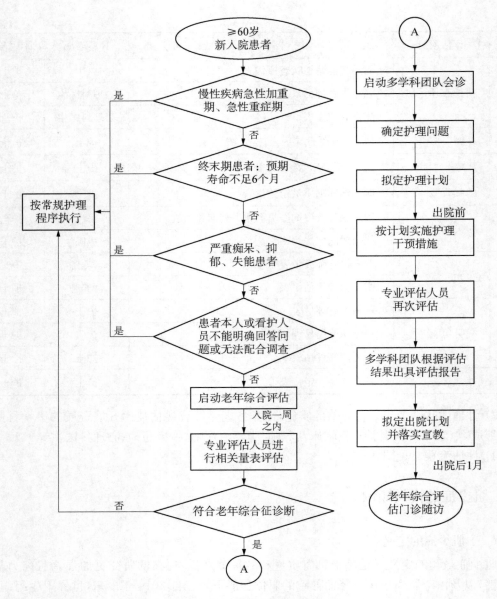

图 5-4 老年综合评估流程图

伸肢力量降低明显超过屈肌,因而影响到平衡功能,易导致跌倒。

3. 日常生活活动能力下降 翻身、起坐、提物、行走、洗漱、上街、购物等多种日常生活活动完成困难。

(三) 肌少症的诊断

肌少症缺乏特异的临床表现,患者可表现为虚弱、容易跌倒、行走困难、步态缓慢、四肢纤细和无力等,其诊断有赖于肌肉力量、肌肉强度和肌肉质量等方面的评估。

亚洲肌少症工作组的建议:以日常步速和握力作为筛查指标,该标准简便易行。欧洲老年人群肌少症工作组建议用 DXA 或 BIA 测定肌肉质量,用手握力测定肌肉力量,用步速或

SPPB测定躯体功能，每项评分与健康年轻人比较，分为前肌少症、肌少症及严重肌少症。2019年亚洲肌少症工作组修订的肌少症诊断标准以及《老年人肌少症防控干预中国专家共识（2023）》推荐的肌少症诊断标准如下：①肌肉力量下降（握力，男性<28 kg，女性<18 kg；②躯体功能下降（5次起坐时间>12 s或6米步行速度<1 m/s）；③肌肉质量（DXA：男性<7 kg/m²，女性<5.4 kg/m²）。诊断：①或②＋③＝肌少症；①＋②＋③＝严重肌少症。

（四）肌少症的治疗原则

治疗肌少症的目的在于减缓或逆转肌肉质量与功能的下降，减少相关并发症的发生，提高患者生存质量。传统防治策略主要集中于营养和运动干预，目前蛋白质补充与抗阻运动相结合的干预仍被认为是防治肌少症的"金标准"。

1. 药物治疗　现有研究提示，除年龄、营养状况及身体活动外，激素变化、代谢稳态、炎症反应等都可能参与肌少症的发生和病情发展，因而针对这些病因的药物治疗也是潜在的有效干预措施。目前药物治疗集中在肌蛋白合成激素的补充与蛋白质代谢的平衡调节方面，但现有的药物治疗疗效并不理想，如睾酮、生长激素、新型非甾体化合物（选择性雄激素受体调节剂）及血管紧张素转化酶抑制剂（ACEI）等。

2. 营养支持　营养不良是肌少症的病因之一，建议患者补充蛋白质、β羟基-β甲基丁酸（β-hydroxy-β-methylbutyrate，HMB）和维生素D等。充足的蛋白质供给有助于延缓肌少症的病情进展。蛋白质最低需要量：成人1 g/(kg·d)，健康老年人1.0～1.2 g/(kg·d)，有急、慢性病患者1.2～1.5 g/(kg·d)，有严重疾病或营养不良的老年人2.0 g/(kg·d)。每天蛋白质的摄入量合理分配到一日三餐。HMB是亮氨酸的下游代谢产物，饮食摄取的亮氨酸约有5%～10%被转化为HMB。HMB可启动mTOR信号通路，从而刺激老年人肌蛋白的合成，并克服增龄导致的合成代谢抵抗。建议健康老年人每天补充HMB 2～3 g，肌少症患者亮氨酸的推荐摄入量为3～6 g/d。就目前证据而言，补充维生素D对老年人肌肉功能有一定的改善作用，特别是维生素D缺乏的老年人。虽然目前对维生素D的推荐摄入量没有统一的标准，但普遍认为每日摄入800～1 000 U维生素D是较为合适的剂量。相对于摄入量而言，血清25-羟维生素D的浓度能更好地反映补充维生素D的效果（25-羟维生素D的正常值≥75 nmol/L）。

3. 运动干预　国内有关肌少症的干预研究近年来逐渐增多。普遍推荐以抗阻训练为基础的运动干预作为肌少症的一线治疗方案。推荐干预的频率为2～13次/周，干预时间为每次不低于30 min，至少持续8～12周。国内多数研究认为运动干预对四肢骨骼肌质量指数有积极改善的作用，并且还可以改善老年肌少症患者的步速，推荐无明显运动禁忌证的老年肌少症患者均应进行有规律的运动训练。运动干预的类型推荐抗阻运动、有氧运动、平衡训练。

1）抗阻运动　抗阻训练主要包括5个方面。

（1）运动处方：可将抗阻训练分为初级、中级和高级3个阶段，开始时推荐以熟悉的抗阻训练流程及注意事项为主的初级阶段，时间1～2周，然后逐渐进展至中、高级阶段。

（2）持续时间：每次抗阻训练时长建议为30～60 min，每周至少2～3次，两次训练之间需间隔48 h。

（3）运动强度：第1～2周的初级阶段推荐从低强度的抗阻训练开始，患者对运动中和运动后的劳累程度进行自我评分，达到主观疲劳量表评分为12～14分时，可逐渐增加更高的阻力,每次增加 5%～10% 1RM 阻力,在中/高级阶段推荐中/高强度的抗阻训练计划(60%～80% 1RM)。

(4) 重复次数及组数:建议初级阶段每个动作重复 8～10 次为 1 组,每次进行 1～2 组,组间休息 1～2 min;需要增加抗阻运动强度时,先增加重复次数,再增加训练负荷。

(5) 运动使用的器械:可以采用弹力带、绑腿沙袋、哑铃等,根据患者的体重制定相对安全的重量阻力。

2) 有氧运动

(1) 运动方式:可以选择国内外最普遍推荐的 6 min 走、2 min 高抬腿、骑健身车,也可以选择具有中国特色的传统运动健身方式,如太极拳、五禽戏、八段锦等。

(2) 持续时间:在进行抗阻训练的前提下,建议每次有氧运动 10～20 min;单独进行有氧运动时,每次运动时长可相应延长至 30～45 min,每周至少运动 3 次。

(3) 运动强度:进行有氧运动时应监测心率的变化,维持运动时的心率在中等强度(极限心率的 50%～80%)。老年人常多病共存,多重用药,尚需要结合心血管疾病风险评估、运动耐量评估、主观疲劳量表评分等结果,作为制定目标心率的客观参考指标。另一种运动强度评估方法是推荐老年人初始有氧运动强度从 2～3 个代谢当量开始,观察运动中及运动后的心率、血压和疲劳等生理反应。当适应该运动强度后,在干预技术从业人员的指导下,根据个体差异性,逐渐增加患者有氧运动的训练强度。

3) 平衡训练　可帮助肌少症患者在日常生活和其他活动中保持身体的稳定性,降低跌倒风险。此类运动可进行如下分类。

(1) 静态平衡:是指身体不动时,维持身体处于某种姿势的能力,如三步势平衡、单腿站立等。建议每个静态动作从坚持 10 s 开始,逐渐增加至 1～2 min。①三步势平衡分别为并足站立,半足前后站立,双足前后站立,3 种姿势依次进行。②单腿站立训练的方法为睁眼或闭眼,双手叉腰或扶椅背,一腿弯曲,一脚站立,站立时注意力专注于脚底。

(2) 动态平衡:是指身体在运动中保持平衡的能力,可以通过坐立坐训练、行走训练或我国传统健身方式进行平衡训练。①坐立坐训练:帮助锻炼老年人日常从坐位到站位的平衡能力。②行走训练:有利于步速的改善,包括直线行走、倒退走、侧身走等方式。

4) 传统体育运动项目

(1) 太极拳:太极拳是一种包含姿势调整、重心转移以及同呼吸协调配合的缓慢而有节奏的综合运动,美国和英国的老年病学会共同提议将太极拳运动作为首选的平衡训练方式。推荐将 24 式简化太极拳作为老年肌少症患者首选的传统运动项目。24 式简化太极拳动作缓和、简单易学、安全性高,长期坚持可改善老年人膝关节、踝关节屈伸的肌肉力量以及下肢的本体感觉和灵敏度,还可以增强姿势控制能力、心肺功能以及下肢肌肉耐力,从而降低老年人发生跌倒的风险。24 式简化太极拳一共有 24 个动作,熟练后完成一遍动作需要 5～8 min。建议每次重复练习 2～3 遍,每遍之间休息 3～5 min,每周训练 3～5 次,坚持 12 周以上。

(2) 五禽戏:健身气功五禽戏相对简单易学,可有效改善老年肌少症患者的平衡能力、下肢肌肉力量、步态、心肺功能和生活质量。建议先进行 1 周的学习期,熟练掌握后每周训练 3～5 次,每次持续时间 30～60 min,可将完整动作练习 2～3 遍,组间休息 3～5 min,建议坚持 12 周以上。

　　（3）八段锦：新编健身气功八段锦可改善老年人的平衡能力,降低体脂肪比例及血脂水平,对老年人骨骼、韧带、脊椎、关节及心肺功能起到系统锻炼的作用。八段锦步骤简单易操作,整体动作节奏舒缓,运动强度可控,对场地、器械、干预指导人员要求不高。八段锦符合我国老年人传统健身训练的需求,可作为我国老年肌少症人群的干预方案,同时也可作为心肺功能障碍人群的康复方案及健康老年人群的日常锻炼方式。

　　4. 中医中药　肌少症属于祖国医学"痿症"的范畴,病位在筋脉肌肉。就中医理论而言,脾主肌肉,认为肌少症的病因病机多为脾虚导致消化不良,营养摄取不足所造成肌肉运动乏源。现代中医临床对本病的治疗主要集中于补益脾胃,具有补脾益气功能的药物能够提高线粒体的抗氧化能力,减少骨骼肌的损伤,进而延缓肌少症的发生和发展。作为国家级非物质文化遗产、位列沪上"伤科八大家"之一的瑞金医院魏氏伤科是全国较为有影响的中医骨伤科流派,导引是该流派的传统特色,是结合中医历代导引文献记载以及吸取民间经验逐步形成的;其善用肢体运动治疗及康复保健疗法,以躯体运动为主,包括活动肢体、动摇筋骨、自身按摩等多种形式,涉及躯体、四肢关节,形成了一套较为完整的骨伤导引体系。魏氏伤科导引可防治骨伤疾病,促进骨伤疾病康复和促进人体机能状况的改变,在腰椎和骨关节疾患中应用效果显著。目前临床也在不断探索魏氏伤科导引锻炼对患者肌肉力量、肌肉质量、躯体功能各维度的获益,为老年肌少症患者居家运动疗法提供更多的参考建议。

参考文献

[1] 崔华,王朝晖,吴剑卿,等.老年人肌少症防控干预中国专家共识(2023)[J].中华老年医学杂志,2023,42(2):144-153.

[2] 马慧,黄伟,罗永丽,等.亚洲肌少症诊断研究进展[J].内蒙古医学杂志,2023,55(11):1341-1345.

[3] 字文丽.中国老年人肌少症现状及影响因素的研究进展[J].现代医药卫生,2023,39(7):1194-1198.

[4] 董超,陈乐琴.老年肌少症治疗方法现状与展望[J].中国老年保健医学,2023,21(1):37-43.

[5] 甄志龙,赵建民,孙逊,等.肌少症的诊疗共识解读与研究进展[J].生物骨科材料与临床研究,2023,20(1):71-75.

[6] 刘杰,盛逸澜,余波.老年原发性肌少症的诊断和评估新进展[J].实用老年医学,2023,37(1):1-4.

[7] 桑德春.老年肌少症研究进展[J].华西医学,2018,33(10):1219-1223.

[8] 杜艳萍,朱汉民.肌少症的诊疗和防治研究[J].中华骨质疏松和骨矿盐疾病杂志,2014(1):1-8.

[9] KAWAKAMI R, MURAKAMI H, SANADA K, et al. Calf circumference as a surrogate marker of muscle mass for diagnosing sarcopenia in Japanese men and women [J]. Geriatr Gerontol Int, 2015,15(8):969-976.

[10] BEAUDART C, SANCHEZ-RODRIGUEZ D, LOCQUET M, et al. Malnutrition as a strong predictor of the onset of sarcopenia [J]. Nutrients, 2019,11(12):2883.

[11] SIEBER C C. Malnutrition and sarcopenia [J]. Aging Clin Exp Res, 2019,31(6):793-798.

[12] LIGTHART-MELIS G C, LUIKING Y C, KAKOUROU A, et al. Frailty, sarcopenia, and malnutrition frequently (co-)occur in hospitalized older adults: a systematic review and meta-analysis [J]. J Am Med Dir Assoc, 2020,21(9):1216-1228.

[13] 刘娟,丁清清,周白瑜,等.中国老年人肌少症诊疗专家共识(2021)[J].中华老年医学杂志,2021,40(8):943-952.

[14] PADDON-JONES D, RASMUSSEN B B. Dietary protein recommendations and the prevention of sarcopenia [J]. Curr Opin Clin Nutr Metab Care, 2009,12(1):86-90.

［15］LI C W, YU K, SHYH-CHANG N, et al. Circulating factors associated with sarcopenia during ageing and after intensive lifestyle intervention ［J］. J Cachexia Sarcopenia Muscle, 2019,10(3):586 - 600.

［16］朱婷,王少白.二十四式太极拳的运动学研究综述[J].四川体育科学,2019,38(1):45 - 50.

［17］白艳杰,毛海燕,郭健,等.八段锦结合功能训练改善脑卒中患者平衡功能的研究[J].中医学报,2011(10):1231 - 1232.

［18］毛智慧,刘晓亭,孙晓婷,等.刘晓亭运用"脾主肌肉四肢"理论治疗老年肌肉衰减综合征思路浅析[J].辽宁中医杂志,2017,44(7):1407 - 1409.

［19］王琴,张彬,林萍,等.参苓白术散治疗肌少症患者的临床疗效观察[J].中华危重病急救医学,2021,33(8):994 - 998.

［20］任璇璇,姚惠,汪涛.八珍汤联合基础干预治疗老年肌少症临床疗效观察[J].中国现代医生,2016,54(16):127 - 130.

［21］温春瑜,陈颖颖,彭鹏,等.补中益气汤加减辅助治疗老年肌少症的临床疗效观察[J].实用中西医结合临床,2018,18(7):72 - 73.

［22］向澍,吴诗瑜,李飞跃,等.魏氏手法配合导引治疗腰椎间盘突出症的临床研究[J].中国中医骨伤科杂志,2019,27(5):27 - 30.

［23］薛彬,李飞跃.李国衡教授对魏氏伤科治伤手法的学术贡献初探[J].中国中医骨伤科杂志,2017,25(12):77 - 78.

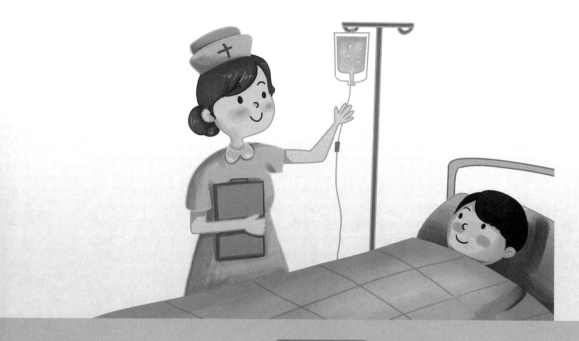

第六章

重症肺炎案例和相关护理技术

① 经鼻高流量氧疗技术

② 体外膈肌起搏治疗技术

③ 无创呼吸机应用技术

④ 经口气管插管术护理配合技术

⑤ 经口气管插管口腔护理技术

⑥ 床边一次性支气管镜检查护理配合技术

⑦ 拔除气管插管护理配合技术

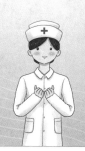

第六章
重症肺炎案例和相关护理技术

▌一、案例

石某,男,66岁。患者于2022年4月6日7:00淋雨后出现咳嗽,轻微活动后即感气促,当日17:00发热,体温最高达38℃,畏寒、寒战。患者自行口服布洛芬后体温能降至正常,数小时后再次发热。4月10日8:00患者气促加重、咳嗽加重、咳黄脓痰,遂于我院急诊科就诊。实验室检查示:SpO_2 90%,白蛋白26 g/L。血常规检查示:白细胞$23.37×10^9/L$,血红蛋白97 g/L,C反应蛋白190 mg/L。血气分析检查示:pH 7.44,氧分压8.44 kPa,二氧化碳分压6.57 kPa。予以左氧氟沙星、美罗培南、醋酸卡泊芬净抗感染,甲泼尼龙抗炎,依诺肝素抗凝,二羟丙茶碱平喘,护胃、保肝等治疗,为进一步治疗,15:00收治入呼吸重症监护室。检验报告示:肺炎支原体抗体IgM阳性,嗜肺军团菌抗体IgM阳性,半乳甘露聚糖试验阳性,痰标本的下一代测序技术提示肺炎链球菌、白色念珠菌、烟曲霉,诊断为重症肺炎。经输液、建立人工气道、氧疗、抗感染、营养支持等治疗后,患者于5月10日出院。

▌二、主要的病情介绍

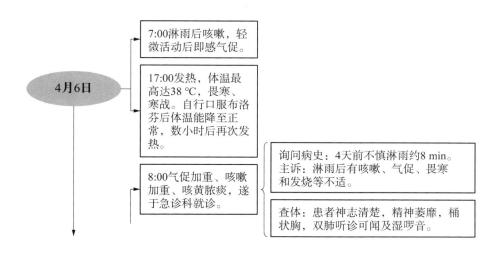

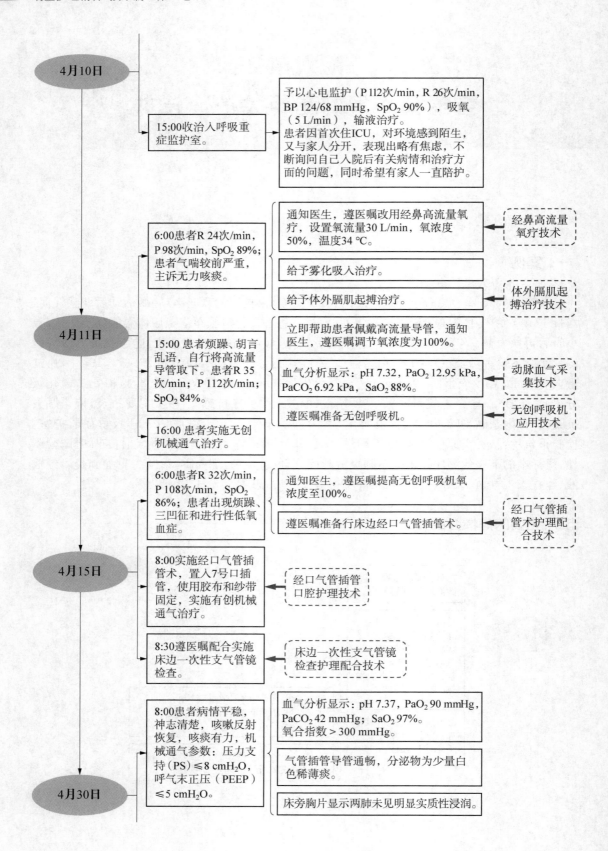

4月10日

15:00收治入呼吸重症监护室。 → 予以心电监护(P 112次/min,R 26次/min,BP 124/68 mmHg,SpO₂ 90%),吸氧(5 L/min),输液治疗。
患者因首次住ICU,对环境感到陌生,又与家人分开,表现出略有焦虑,不断询问自己入院后有关病情和治疗方面的问题,同时希望有家人一直陪护。

4月11日

6:00患者R 24次/min,P 98次/min,SpO₂ 89%;患者气喘较前严重,主诉无力咳痰。 → 通知医生,遵医嘱改用经鼻高流量氧疗,设置氧流量30 L/min,氧浓度50%,温度34 ℃。 ← 经鼻高流量氧疗技术

给予雾化吸入治疗。

给予体外膈肌起搏治疗。 ← 体外膈肌起搏治疗技术

15:00 患者烦躁、胡言乱语,自行将高流量导管取下。患者R 35次/min;P 112次/min;SpO₂ 84%。 → 立即帮助患者佩戴高流量导管,通知医生,遵医嘱调节氧浓度为100%。

血气分析显示:pH 7.32,PaO₂ 12.95 kPa,PaCO₂ 6.92 kPa,SaO₂ 88%。 ← 动脉血气采集技术

16:00 患者实施无创机械通气治疗。 → 遵医嘱准备无创呼吸机。 ← 无创呼吸机应用技术

4月15日

6:00患者R 32次/min,P 108次/min,SpO₂ 86%;患者出现烦躁、三凹征和进行性低氧血症。 → 通知医生,遵医嘱提高无创呼吸机氧浓度至100%。

遵医嘱准备行床边经口气管插管术。 ← 经口气管插管术护理配合技术

8:00实施经口气管插管术,置入7号口插管,使用胶布和纱带固定,实施有创机械通气治疗。 ← 经口气管插管口腔护理技术

8:30遵医嘱配合实施床边一次性支气管镜检查。 ← 床边一次性支气管镜检查护理配合技术

4月30日

8:00患者病情平稳,神志清楚,咳嗽反射恢复,咳痰有力,机械通气参数:压力支持(PS)≤8 cmH₂O,呼气末正压(PEEP)≤5 cmH₂O。 → 血气分析显示:pH 7.37,PaO₂ 90 mmHg,PaCO₂ 42 mmHg;SaO₂ 97%。氧合指数 > 300 mmHg。

气管插管导管通畅,分泌物为少量白色稀薄痰。

床旁胸片显示两肺未见明显实质性浸润。

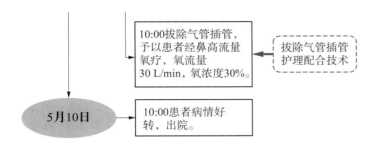

图6-1　患者主要病情演进过程

三、护理程序

根据本案例制订护理计划，如表6-1所示。

表6-1　患者护理计划

日期	护理诊断	诊断依据	护理目标	护理措施	评价
4月10日	知识缺乏	缺乏预防呼吸道感染的相关知识。	患者了解预防呼吸道感染的相关知识。	向患者讲解疾病相关知识。	患者知晓预防呼吸道感染的相关知识。
4月10日	焦虑	与陌生的病房环境及与家人分离有关。	焦虑减轻。	(1)向患者介绍病房环境及相关医护人员,消除其对环境的陌生感。 (2)鼓励患者家属为患者提供家庭支持。 (3)给予心理疏导。	患者知晓责任护士/医生,熟悉病房环境,主动与家人沟通交流,情绪平稳。
4月11日	清理呼吸道无效	与痰液黏稠、咳嗽无力、无法清除气道内的分泌物有关。	清除痰液,保持呼吸道通畅。	(1)每日开窗通风,保持病室的温、湿度适宜。 (2)遵医嘱给予体外膈肌起搏治疗,增强患者呼吸肌力量。 (3)及时评估并予以吸痰。 (4)观察并记录痰液颜色、性质和量。 (5)采用物理排痰等方法,促进痰液的排出。	4月11~15日患者呼吸道通畅,吸引出大量黄脓痰液。
4月11日	有窒息的危险	与患者分泌大量黄脓痰且无力咳出有关。	保持呼吸道通畅,防止窒息的发生。	(1)协助患者取半卧位。 (2)观察患者呼吸、心率、氧饱和度的变化。 (3)观察患者有无三凹征。 (4)床边备气管插管等急救物品及药品。 (5)及时清理口鼻腔内的分泌物,必要时行床旁支气管镜检查。	4月11~15日患者未发生呼吸困难等窒息症状。

日期	护理诊断	诊断依据	护理目标	护理措施	评价
4月15日	气体交换受损	与肺部感染后肺顺应性、气道阻力和非弹性阻力改变有关。	患者氧合指数正常。	(1) 将患者床头抬高30°~45°。 (2) 设定合适的呼吸机参数,观察患者生命体征的变化。 (3) 记录呼吸机参数,及时检查和处理呼吸机报警。 (4) 根据吸痰最佳指征进行气道内吸引。 (5) 使用加热湿化器和灭菌注射用水进行气道湿化。 (6) 保持呼吸机管道清洁。	患者使用氧疗期间氧合指数 > 300 mmHg,于4月30日拔除气管插管。
4月15日	语言沟通障碍	与气管插管状态下患者无法说话有关。	患者能够用非语言的方式表达诉求。	(1) 在患者清醒平静时,做好解释、安抚工作。 (2) 告知患者有需要时按铃。 (3) 经常巡视病房,及时发现患者的需求。 (4) 采用非语言方式与患者沟通。	患者能通过写字板等工具告知护士其需求。
4月15日	潜在并发症:人工气道滑脱	与患者烦躁、气囊压力过低或未妥善固定有关。	不发生气管插管滑脱。	(1) 及时评估并稳定患者情绪,必要时遵医嘱给予镇静药物和保护性约束。 (2) 定时测量气囊压,维持在25~30 cmH$_2$O。 (3) 气管插管口腔护理应由两名护士完成,妥善固定气管插管。 (4) 一旦发现导管脱出,立即通知医生并配合重新置管。	患者在置管期间未发生气管插管滑脱。
4月20日	体液过多	与长期卧床、肾功能受损有关。	患者下肢水肿减轻。	(1) 指导患者抬高双下肢。 (2) 动态观察水肿消长情况。 (3) 记录患者24 h出入量。 (4) 遵医嘱定期监测肾功能,给予利尿药物。	4月21日10:00患者双下肢水肿略有减轻。
5月9日	知识缺乏	与出院相关知识缺乏有关。	患者知晓出院后的自我护理方法和随访过程。	(1) 告知患者随访时间。 (2) 告知患者健康饮食、规律作息及预防感染等相关事项。 (3) 指导患者掌握呼吸功能锻炼的方法。	患者了解出院回家后的相关注意事项和自我护理的方法。

四、护理记录

本例患者的护理记录,如表6-2所示。

表6-2　患者护理记录表

日期	时间	护 理 记 录
4月10日	17:00	**A(评估)**:患者不了解疾病相关知识。 ♯1P(诊断):知识缺乏。 **I(措施)**: (1) 告知患者预防呼吸道感染的重要性及具体措施。 (2) 告知患者及家属病情的严重程度。 (3) 告知患者辅助检查的目的、内容及注意事项。 (4) 鼓励患者积极配合治疗和护理。 **O(结果)**: 4月11日8:00评价:患者了解疾病相关知识,积极配合治疗和护理。
4月10日	18:00	**A(评估)**:患者对重症监护室的环境感到陌生,又加之与家人分开,不断询问自己入院后生活照顾、病情和治疗等方面的问题,同时希望有家人一直陪护。 ♯2P(诊断):焦虑。 **I(措施)**: (1) 向患者做好病区环境的介绍,介绍其认识责任护士/医生、护士长,消除患者对环境的陌生感。 (2) 鼓励患者家属每天和患者通话,提供情感支持和家庭关爱。 (3) 为患者家属开具探视卡,允许在规定时间进行探视。 (4) 鼓励患者表达自己的想法,为其提供心理疏导。 **O(结果)**: 4月11日8:00评价:患者知晓责任护士/医生,了解重症监护室的作息时间及治疗安排,主动与妻子视频通话,也与护士沟通良好,情绪和心理状态稳定。
4月11日	6:00	**A(评估)**:患者痰液多且黏稠,咳痰无力,无法自主清除气道内的分泌物。 ♯1P(诊断):清理呼吸道无效。 **I(措施)**: (1) 保持病室空气清新,温、湿度适宜,病室温度控制在18~22 ℃,湿度为50%~70%,每日开窗通风1~2次,每次15~30 min。 (2) 遵医嘱给予雾化吸入治疗,稀释痰液,湿化气道。 (3) 遵医嘱给予体外膈肌起搏治疗,帮助患者增强呼吸肌力量,提高排痰能力。 (4) 及时评估吸痰指征,必要时给予经口/鼻开放式吸痰。 (5) 正确留取痰标本,观察并记录呼吸道分泌物的颜色、性质和量。 (6) 结合体位引流、物理排痰,鼓励患者自主咳嗽,促进痰液的排出。 **O(结果)**: 4月11日10:00评价:患者呼吸道通畅,实施相关治疗后吸引出大量黄脓痰液。
4月11日	16:00	**A(评估)**:患者略有烦躁,呛咳,HR 109 次/min, R 24 次/min, SpO_2 93%。护士在吸痰时发现气道内略有阻力,怀疑有痰痂堵塞气管导管。 ♯2P(诊断):有窒息的危险。 **I(措施)**: (1) 体位安置:取半卧位。 (2) 动态观察患者的呼吸、心率、氧饱和度情况,观察有无呼吸困难、面色发绀等异常情况。 (3) 动态观察患者有无三凹征。 (4) 准备吸引装置,床边备气管插管或气管切开用物、简易呼吸器及抢救药品。 (5) 及时清理口鼻腔内的分泌物,吸引时动作轻柔。

日期	时间	护 理 记 录
		(6) 必要时实施床旁支气管镜检查,若有痰痂则立即吸出。 **O(结果):** 4月12日8:00评价:患者未发生呼吸困难等窒息症状。
4月15日	9:00	**A(评估):** 患者肺部感染后肺顺应性、气道阻力和非弹性阻力改变,气道分泌物较多,阻塞呼吸道。 ♯1P(诊断):气体交换受损。 **I(措施):** (1) 将患者床头抬高30°～45°。 (2) 护士协同医生设定合适的呼吸机参数,观察患者呼吸、心率、氧饱和度和血压等的变化。 (3) 每6h观察和记录呼吸机参数:呼吸机模式、潮气量、气道峰压、呼气末正压、氧浓度。出现呼吸机报警时及时检查和处理。 (4) 根据吸痰最佳指征进行气道内吸引。 (5) 使用加热湿化器和灭菌注射用水进行气道湿化。 (6) 呼吸机管道每周更换一次,呼吸机管道出现破损或肉眼可见的污染时应立即更换。 **O(结果):** 4月15日12:00评价:患者使用氧疗期间,血氧饱和度维持在95%～100%,氧合指数>300 mmHg。
4月15日	10:00	**A(评估):** 患者处于气管插管状态,无法通过说话表达自己的需求。 ♯2P(诊断):语言沟通障碍。 **I(措施):** (1) 在患者清醒平静时,告知患者气管插管的作用及注意事项。 (2) 告知患者有需要时按铃呼叫护士。 (3) 经常巡视病房,及时发现患者的需求。 (4) 采用写字板、图画、手语等方式与患者沟通。 **O(结果):** 4月15日11:00评价:患者能通过写字板等工具与护士沟通。
4月15日	10:30	**A(评估):** 与患者烦躁、气囊压力过低或未妥善固定有关。 ♯3P(诊断):潜在并发症:人工气道滑脱。 **I(措施):** (1) 及时评估患者的情绪和心理状态,若患者出现烦躁、不配合治疗、试图拔管等倾向时,做好气管插管重要性的宣教,必要时遵医嘱给予适当镇静药物,予以保护性约束。 (2) 每隔4～6h测量一次气囊压,维持在25～30 cmH$_2$O。 (3) 气管插管口腔护理必须由两名护士配合完成。一人固定好经口气管插管,另一人进行口腔护理操作。操作前评估患者的生命体征,检查气囊压力,吸尽口鼻腔和气道分泌物。操作后使用胶布、绷带妥善固定好经口气管插管,绷带松紧度以能伸入一指为宜。 (4) 做好意外脱管紧急置管的准备,床旁配备气管插管包、呼吸球囊,以备意外脱管时应急使用;气管插管一旦脱出,不可盲目插入,应协助医生重新置入。 **O(结果):** 4月15日16:00评价:未发生气管插管滑脱。

(续表)

日期	时间	护理记录
4月20日	8:30	**A(评估)**:机械通气期间,患者长期卧床、活动减少,使用多种抗生素,肾功能略有受损。 ♯1P(诊断):体液过多。 **I(措施)**: (1) 体位安置:抬高床尾15°～30°,在患者小腿下摆放软枕,抬高双足。 (2) 观察水肿消长情况,观察皮肤温度及感觉等有无异常。 (3) 观察和记录患者的24 h出入量。 (4) 遵医嘱合理使用抗生素,注意观察用药效果及不良反应,减少肾毒性药物的使用,定期监测肝、肾功能。 (5) 给予利尿药物,观察尿液情况。 **O(结果)**: 4月21日10:00评价:患者双下肢水肿略有减轻。
5月9日	15:00	**A(评估)**:与出院相关知识缺乏有关。 ♯1P(诊断):知识缺乏。 **I(措施)**: (1) 告知患者出院后要定期前往呼吸科门诊随访,并帮助患者预约首次随访时间。 (2) 嘱患者注意卫生、规律休息、健康饮食、忌烟、酒,避免吃辛辣刺激食物。 (3) 嘱患者注意保暖,尤其是秋冬季节交替的时候,避免去人群密集的地方,出门戴口罩;预防接种流感疫苗;出现任何不适应及时就医。 (4) 指导患者进行缩唇和腹式呼吸,改善呼吸功能。 **O(结果)**: 5月10日9:00评价:患者知晓出院相关知识,并表示能定期随访。

五、重症肺炎的护理关键点和护理技术

(一) 护理关键点

1. 评估

1)入院时评估

(1) 评估患者的一般症状和体征:神志、体温、脉搏、呼吸、血压、氧饱和度,是否有寒战、高热。

(2) 评估患者呼吸系统症状:如咳嗽、咳痰、咯血;胸痛,多为尖锐的刺痛,在咳嗽或吸气时加重;呼吸困难,表现为气促、进行性呼吸困难、呼吸窘迫等。是否有脓毒症、脓毒性休克等并发症。

(3) 评估重症肺炎的易感因素和感染的病原微生物:是否患有慢性阻塞性肺疾病等肺部基础疾病,实验室检查是否提示有单一或多种病原微生物感染。

2)入院后的评估

(1) 氧疗:提供鼻导管或面罩给氧,以维持正常的氧饱和度。如需更高流量或更精确的氧浓度,提供经鼻高流量氧疗。如果经鼻高流量氧疗不足以维持正常的氧饱和度,考虑应用无创呼吸机。(具体流程详见护理技术1:经鼻高流量氧疗技术;护理技术3:无创呼吸机应用技术)

当无创呼吸机辅助通气效果不佳,出现呼吸频率加快、氧饱和度下降、呼吸困难、三凹征时,及时通知医生,并协助医生进行气管插管置入术,给予患者有创机械通气。无论患者是否有人工气道,都需要持续监测呼吸频率、心率、血压和氧饱和度等参数,及时调整治疗方案。(具体流程详见护理技术 4:经口气管插管术护理配合技术)

对于有人工气道的患者,需要动态判断患者的通气和氧合状态、了解机体的酸碱平衡情况以及监测呼吸机的治疗效果,遵医嘱定期进行动脉血气穿刺,观察血气分析结果,如 $PaCO_2$ 异常,应及时通知医生。(具体流程详见第 12 章护理技术 2:动脉血气采集技术)

(2) 呼吸道分泌物的颜色、性质和量。①呼吸道分泌物的颜色:每次吸引时评估患者呼吸道分泌物的颜色。我国对痰液的颜色及性状的分级采用评分的方式:1 分,水样透明痰;2分,白色黏液痰;3 分,淡黄色或黄色痰;4 分,黄绿色痰。不同的痰液颜色可以提示肺部的炎症程度,直观显示患者的病情。例如,黄色、黄绿色痰,提示脓细胞或白细胞增多,常见于肺炎、慢性支气管炎、支气管扩张、肺脓肿患者;红色、棕红色痰,提示出血,常见于肺癌、肺结核、支气管扩张患者;铁锈色痰,提示血红蛋白变性,常见于急性肺水肿、大叶性肺炎的患者;粉红色泡沫样痰,提示肺淤血、肺水肿,常见于左心衰竭患者;灰色、灰黑色痰,提示吸入粉尘、烟雾,常见于矿工、锅炉工、长期吸烟者。②呼吸道分泌物的黏稠度。痰液黏稠度分为三度:Ⅰ度为稀痰,外观呈泡沫样或米汤样痰,吸痰后玻璃接管中无痰液滞留;Ⅱ度为中度黏痰,外观较稀痰黏稠,呈稀米糊状,吸痰后玻璃接管内壁有少量滞留,易被水冲洗干净;Ⅲ度为重度黏痰,痰液明显黏稠呈坨状,常呈黄色,吸痰管因吸力过大而塌陷,玻璃接管内壁有大量痰液且不易冲净,如有块状物质,不易吸引,需用大量的湿化液体冲洗后才能吸出。③呼吸道分泌物的量。无人工气道患者的痰液量分级:小于 10 ml/24 h 为少量,10~150 ml/24 h 为中量,大于 150 ml/24 h 或一次大于 100 ml 为大量;有人工气道患者的痰液量分级:0 级为没有或仅在吸痰管外侧有少量痰迹,1 级为只在吸痰管顶端内侧有少量痰迹,2 级为吸痰管内充满痰液,3 级为吸痰时间少于 12 s,4 级为大量痰液且吸痰时间大于 12 s。

(3) 人工气道湿化效果评估:通过上述呼吸道分泌物的黏稠程度评价气道湿化的效果。

2. 保持呼吸道通畅

对于未建立人工气道者,鼓励患者自主咳痰,嘱患者咳痰后漱口,每天用氯己定溶液行口腔护理 2~3 次,保持口腔清洁。对于咳痰能力弱者,予以雾化吸入、体外膈肌起搏治疗、拍背、体位引流等辅助措施帮助患者顺利排痰。必要时予以气道内吸痰,清除口鼻腔内的分泌物,宜在饭后 30 min 给予吸痰,吸痰时动作应轻柔。若患者发生呕吐,应立即将其头偏向一侧,使呕吐物容易被咳出或吐出,避免窒息。对于已建立人工气道者,应加强人工气道护理,及时吸出气道分泌物,保持其呼吸道通畅,防止窒息。(具体流程详见护理技术 2:体外膈肌起搏治疗技术)

3. 人工气道护理

1) 导管的固定　妥善固定气管插管或气管切开导管,使用胶布和纱带固定经口气管插管。将胶布固定于患者嘴角外侧皮肤,包绕经口气管插管和牙垫旋转固定,再固定于患者对侧的嘴角外侧皮肤,松紧度以能容纳一指为宜,如胶布有潮湿、污染、松脱,应及时更换。注意胶布包绕过程中张力不可过高,以免发生器械相关压力性损伤。定时评估经口气管插管的固定情况,防止套管滑出。

2) 气囊的管理　推荐使用压力监测仪持续监测人工气道的气囊压力。若无压力监测设备,应每隔 6～8 h 使用气囊测压表重新测量气囊压力,维持气囊压力在 25～30 cmH$_2$O。对于气管切开且无须机械通气的患者,如果自主气道保护能力好,可将气囊完全放气或更换为无气囊套管。进行气囊充气前,应评估患者活动、咳嗽、误吸及气管与导管移位的相对风险。

3) 气道的湿化　人工气道的建立破坏了鼻咽部的加温、加湿、过滤、清洁等作用。为了防止吸入气体过于干燥,减轻气管炎症,对人工气道进行适度湿化十分重要。通过评估痰液黏稠度来选择湿化液的种类和调整气道湿化的方法。常选用低渗溶液作为人工气道湿化液,如灭菌注射用水、0.45% 或 0.9% 的 NaCl 溶液,但是当使用加热湿化系统时,建议选用灭菌注射用水。湿化方法分为持续气道湿化和间歇气道湿化。湿化装置有主动加热湿化器、持续微量泵湿化、雾化器间断湿化等。对于气道产生大量浓稠分泌物者,建议将人工鼻更换为加热湿化器。

4) 气道内吸引

(1) 吸痰的时机:按需吸痰,呼吸音、人工气道中可见的分泌物以及呼吸机流量波形上的锯齿模式是需要吸痰的最佳指征。

(2) 吸引(吸痰)管选择:应根据人工气道的型号选择适宜型号的吸引(吸痰)管,吸引(吸痰)管的管道外径应不超过人工气道内径的 50%。

(3) 吸痰技术:①注意吸痰顺序,更换吸引部位时,须更换吸引(吸痰)管。②吸痰负压:根据患者痰液的黏稠程度调节负压,负压维持在 −150～−80 mmHg(−20～−11 kPa),并在有效清除分泌物的前提下尽可能设置较低的负压。③吸痰操作:吸引时不带负压,置入过程中感觉有阻力或刺激咳嗽时,应将吸引(吸痰)管退出 1～2 cm,旋转提吸,时间宜在 15 s内。④无菌原则:进行开放式气道内吸痰时,严格遵循无菌原则,戴无菌手套。⑤观察和记录:吸引过程中应观察患者的面色、呼吸、血氧饱和度、心率/律和血压,吸引后应评估患者的血氧饱和度、呼吸音和机械通气波形,记录吸引物的颜色、性状和量。⑥注意事项:不宜在人工气道吸引前常规滴注生理盐水,会增加呼吸机相关性肺炎的发生风险。

(4) 支气管镜检查:支气管镜检查可以诊断和治疗疾病,也可以帮助患者清除气道深处的痰液,但是支气管镜检查清除气道分泌物并不能代替常规气道内吸痰。在检查前,需完善相关检查,包括血液学检查、胸部影像学检查、肺功能检查等;建立静脉通道,利于术中给予镇静药物和其他药物。对于拟行活检的患者,推荐提前 5～7 d 停用氯吡格雷等抗凝药物。检查前禁食 4 h,禁饮 2 h,糖尿病患者检查当日勿服用降糖药,高血压患者检查当日按常规服药。应在检查前取下活动性假牙。(具体流程详见护理技术 6:床边一次性支气管镜检查护理配合技术)

5) 气管插管口腔护理　机械通气患者的呼吸机相关性肺炎(ventilator-associated pneumonia,VAP)发生率约为 10%,VAP 的病死率约为 13%。研究表明,口咽分泌物下行及口腔细菌移位是发生 VAP 的重要原因之一,而高质量的口腔护理可使 VAP 的发生率下降 33.3%,故做好口腔护理至关重要。目前的口腔护理方法主要包括口腔棉球擦拭法、口腔护理液冲洗法、牙刷刷洗法。2020 年中华护理学会发布《成人经口气管插管机械通气患者口腔护理》的团体标准,建议先冲洗再结合刷洗或擦拭进行口腔护理。(具体流程详见护理技术 5:经口气管插管口腔护理技术)

6) 气管插管拔除护理　拔管前,需准备好监护仪、CO$_2$ 监护设备、呼吸机、抢救车等设备,确保处于备用状态。拔管前患者保持头和躯干抬高 30°～60° 的左侧卧位,作为预防误吸的体位。建议至少在拔管前6h给予患者糖皮质激素治疗,以减少喉头水肿和气道痉挛的发生。拔管后,应持续密切监测患者的生命体征、意识状态、咳痰能力,使用CO_2监护设备监测患者有无出现气道梗阻。(具体流程详见护理技术7:拔除气管插管护理配合技术)

4. 健康宣教

在患者入院、气管插管术前与术后、出院后做好健康宣教,包括饮食、心理支持、康复治疗等方面的内容。

5. 出院随访

在患者出院后一周对其进行电话随访,了解患者的身体状况、心理社会需求及治疗依从性等,给予针对性的健康指导,指导患者定期随访。

(二) 护理技术

1. 经鼻高流量氧疗技术

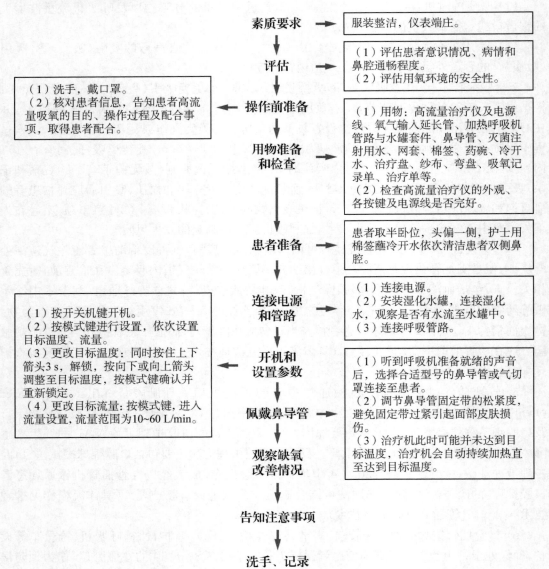

2. 体外膈肌起搏治疗技术

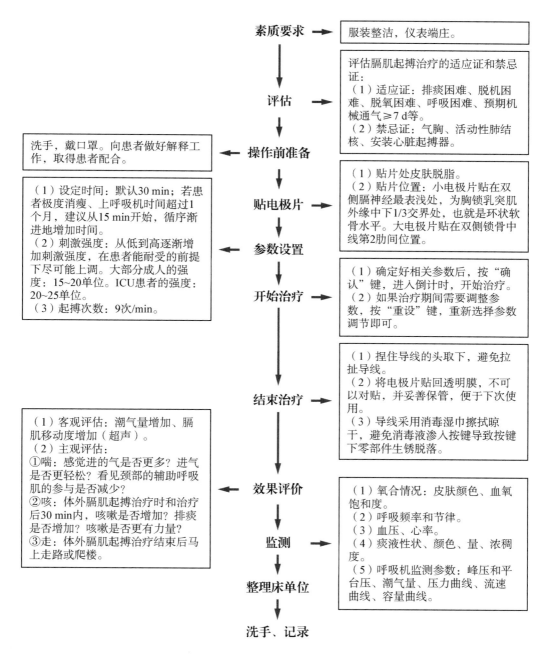

素质要求 → 服装整洁，仪表端庄。

评估 → 评估膈肌起搏治疗的适应证和禁忌证：
（1）适应证：排痰困难、脱机困难、脱氧困难、呼吸困难、预期机械通气≥7 d等。
（2）禁忌证：气胸、活动性肺结核、安装心脏起搏器。

洗手，戴口罩。向患者做好解释工作，取得患者配合。 ← **操作前准备**

贴电极片 → （1）贴片处皮肤脱脂。
（2）贴片位置：小电极片贴在双侧膈神经最表浅处，为胸锁乳突肌外缘中下1/3交界处，也就是环状软骨水平。大电极片贴在双侧锁骨中线第2肋间位置。

（1）设定时间：默认30 min；若患者极度消瘦、上呼吸机时间超过1个月，建议从15 min开始，循序渐进地增加时间。
（2）刺激强度：从低到高逐渐增加刺激强度，在患者能耐受的前提下尽可能上调。大部分成人的强度：15~20单位。ICU患者的强度：20~25单位。
（3）起搏次数：9次/min。 ← **参数设置**

开始治疗 → （1）确定好相关参数后，按"确认"键，进入倒计时，开始治疗。
（2）如果治疗期间需要调整参数，按"重设"键，重新选择参数调节即可。

结束治疗 → （1）捏住导线的头取下，避免拉扯导线。
（2）将电极片贴回透明膜，不可以对贴，并妥善保管，便于下次使用。
（3）导线采用消毒湿巾擦拭晾干，避免消毒液渗入按键导致按键下零部件生锈脱落。

（1）客观评估：潮气量增加、膈肌移动度增加（超声）。
（2）主观评估：
①喘：感觉进的气是否更多？进气是否更轻松？看见颈部的辅助呼吸肌的参与是否减少？
②咳：体外膈肌起搏治疗时和治疗后30 min内，咳嗽是否增加？排痰是否增加？咳嗽是否更有力量？
③走：体外膈肌起搏治疗结束后马上走路或爬楼。 ← **效果评价**

监测 → （1）氧合情况：皮肤颜色、血氧饱和度。
（2）呼吸频率和节律。
（3）血压、心率。
（4）痰液性状、颜色、量、浓稠度。
（5）呼吸机监测参数：峰压和平台压、潮气量、压力曲线、流速曲线、容量曲线。

整理床单位

洗手、记录

3. 无创呼吸机应用技术

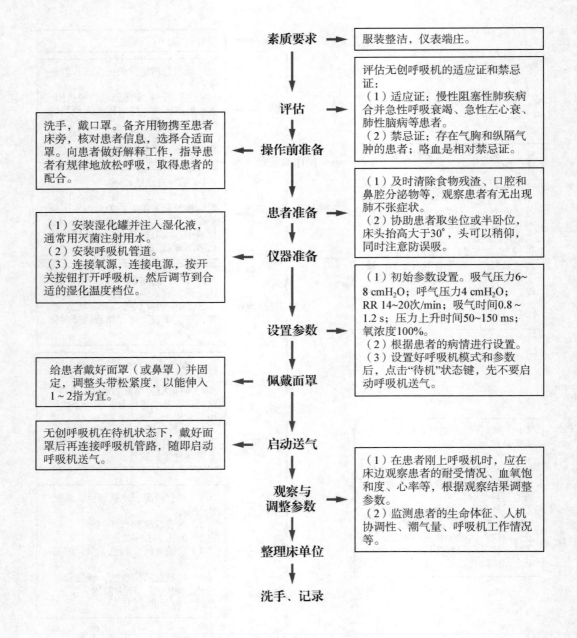

素质要求 → 服装整洁，仪表端庄。

评估 → 评估无创呼吸机的适应证和禁忌证：
（1）适应证：慢性阻塞性肺疾病合并急性呼吸衰竭、急性左心衰、肺性脑病等患者。
（2）禁忌证：存在气胸和纵隔气肿的患者；咯血是相对禁忌证。

洗手，戴口罩。备齐用物携至患者床旁，核对患者信息，选择合适面罩。向患者做好解释工作，指导患者有规律地放松呼吸，取得患者的配合。 ← **操作前准备**

患者准备 → （1）及时清除食物残渣、口腔和鼻腔分泌物等，观察患者有无出现肺不张症状。
（2）协助患者取坐位或半卧位，床头抬高大于30°，头可以稍仰，同时注意防误吸。

（1）安装湿化罐并注入湿化液，通常用灭菌注射用水。
（2）安装呼吸机管道。
（3）连接氧源，连接电源，按开关按钮打开呼吸机，然后调节到合适的湿化温度档位。 ← **仪器准备**

设置参数 → （1）初始参数设置。吸气压力6~8 cmH$_2$O；呼气压力4 cmH$_2$O；RR 14~20次/min；吸气时间0.8~1.2 s；压力上升时间50~150 ms；氧浓度100%。
（2）根据患者的病情进行设置。
（3）设置好呼吸机模式和参数后，点击"待机"状态键，先不要启动呼吸机送气。

给患者戴好面罩（或鼻罩）并固定，调整头带松紧度，以能伸入1~2指为宜。 ← **佩戴面罩**

无创呼吸机在待机状态下，戴好面罩后再连接呼吸机管路，随即启动呼吸机送气。 ← **启动送气**

观察与调整参数 → （1）在患者刚上呼吸机时，应在床边观察患者的耐受情况、血氧饱和度、心率等，根据观察结果调整参数。
（2）监测患者的生命体征、人机协调性、潮气量、呼吸机工作情况等。

整理床单位

洗手、记录

4. 经口气管插管术护理配合技术

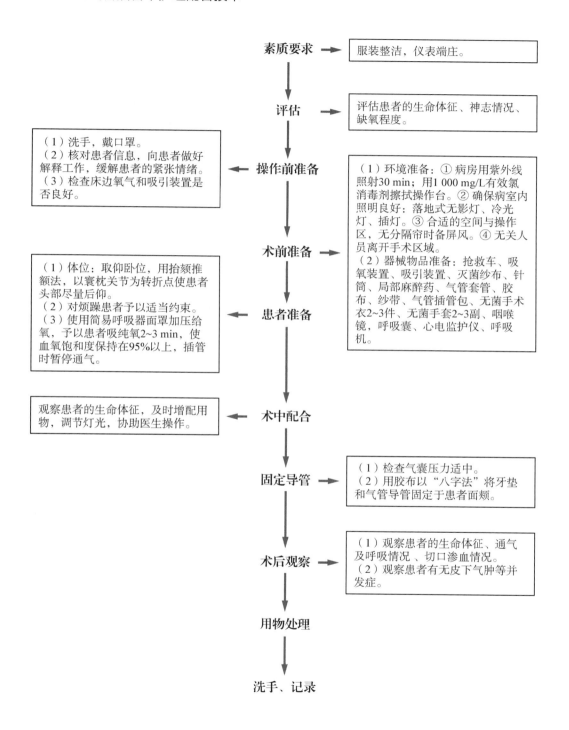

素质要求 → 服装整洁，仪表端庄。

评估 → 评估患者的生命体征、神志情况、缺氧程度。

（1）洗手，戴口罩。
（2）核对患者信息，向患者做好解释工作，缓解患者的紧张情绪。
（3）检查床边氧气和吸引装置是否良好。
→ **操作前准备**

术前准备 → （1）环境准备：① 病房用紫外线照射30 min；用1 000 mg/L有效氯消毒剂擦拭操作台。② 确保病室内照明良好：落地式无影灯、冷光灯、插灯。③ 合适的空间与操作区，无分隔帘时备屏风。④ 无关人员离开手术区域。
（2）器械物品准备：抢救车、吸氧装置、吸引装置、灭菌纱布、针筒、局部麻醉药、气管套管、胶布、纱带、气管插管包、无菌手术衣2~3件、无菌手套2~3副、咽喉镜、呼吸囊、心电监护仪、呼吸机。

（1）体位：取仰卧位，用抬颏推额法，以寰枕关节为转折点使患者头部尽量后仰。
（2）对烦躁患者予以适当约束。
（3）使用简易呼吸器面罩加压给氧，予以患者吸纯氧2~3 min，使血氧饱和度保持在95%以上，插管时暂停通气。
→ **患者准备**

观察患者的生命体征，及时增配用物，调节灯光，协助医生操作。
→ **术中配合**

固定导管 → （1）检查气囊压力适中。
（2）用胶布以"八字法"将牙垫和气管导管固定于患者面颊。

术后观察 → （1）观察患者的生命体征、通气及呼吸情况、切口渗血情况。
（2）观察患者有无皮下气肿等并发症。

用物处理

洗手、记录

5. 经口气管插管口腔护理技术

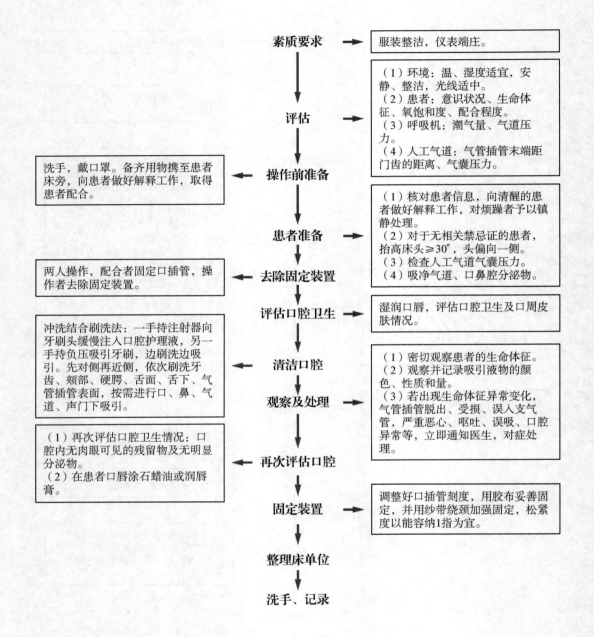

素质要求 → 服装整洁，仪表端庄。

评估 →
（1）环境：温、湿度适宜，安静、整洁，光线适中。
（2）患者：意识状况、生命体征、氧饱和度、配合程度。
（3）呼吸机：潮气量、气道压力。
（4）人工气道：气管插管末端距门齿的距离、气囊压力。

洗手，戴口罩。备齐用物携至患者床旁，向患者做好解释工作，取得患者配合。 ← **操作前准备**

患者准备 →
（1）核对患者信息，向清醒的患者做好解释工作，对烦躁者予以镇静处理。
（2）对于无相关禁忌证的患者，抬高床头≥30°，头偏向一侧。
（3）检查人工气道气囊压力。
（4）吸净气道、口鼻腔分泌物。

两人操作，配合者固定口插管，操作者去除固定装置。 ← **去除固定装置**

评估口腔卫生 → 湿润口唇，评估口腔卫生及口周皮肤情况。

冲洗结合刷洗法：一手持注射器向牙刷头缓慢注入口腔护理液，另一手持负压吸引牙刷，边刷洗边吸引。先对侧再近侧，依次刷洗牙齿、颊部、硬腭、舌面、舌下、气管插管表面，按需进行口、鼻、气道、声门下吸引。 ← **清洁口腔**

观察及处理 →
（1）密切观察患者的生命体征。
（2）观察并记录吸引液物的颜色、性质和量。
（3）若出现生命体征异常变化，气管插管脱出、受损、误入支气管，严重恶心、呕吐、误吸、口腔异常等，立即通知医生，对症处理。

（1）再次评估口腔卫生情况：口腔内无肉眼可见的残留物及无明显分泌物。
（2）在患者口唇涂石蜡油或润唇膏。 ← **再次评估口腔**

固定装置 → 调整好口插管刻度，用胶布妥善固定，并用纱带绕颈加强固定，松紧度以能容纳1指为宜。

整理床单位

洗手、记录

6. 床边一次性支气管镜检查护理配合技术

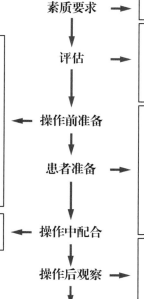

素质要求 → 服装整洁，仪表端庄。

评估 →
（1）评估患者的生命体征、氧饱和度、神志情况、缺氧程度。
（2）在检查开始前15 min调节吸入氧浓度至100%，若SpO₂仍始终低于90%，则应暂缓检查。

操作前准备 ←
（1）环境准备：① 病房用紫外线照射30 min；用1 000 mg/L有效氯消毒剂擦拭操作台。② 合适的空间与操作区，无分隔帘时备屏风。③ 无关人员离开操作区域。
（2）物品准备：无菌手套、无菌纱布、生理盐水、2%利多卡因。
（3）检查负压吸引是否通畅，并调节吸引压力至-150~-300 mmHg。
（4）洗手，戴口罩。
（5）核对患者信息，向患者做好解释工作，缓解患者的紧张情绪。

患者准备 →
（1）检查前禁食4 h，禁水2 h。
（2）充分清除口腔和鼻腔的分泌物及气囊上的滞留物。
（3）若无禁忌，患者取平卧位。
（4）若无禁忌，应常规给予患者镇静剂，首选咪达唑仑、丙泊酚。
（5）对气管插管患者使用材质较硬的牙垫置于上、下门牙之间，以防咬管。

操作中配合 ←
观察患者的生命体征，及时增配用物，协助医生操作。

操作后观察 →
（1）调节呼吸机至原参数。
（2）协助患者取合适体位。
（3）观察患者的生命体征、通气及呼吸情况，记录痰液的量、颜色、性状。

用物处理

洗手、记录

7. 拔除气管插管护理配合技术

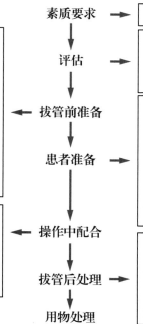

素质要求 → 服装整洁，仪表端庄。

评估 →
（1）评估拔管危险因素，分为"低风险"拔管和"高风险"拔管。
（2）评估并优化气道情况。

拔管前准备 ←
（1）环境准备：①合适的空间与操作区，无分隔帘时备屏风。②无关人员离开操作区域。
（2）物品准备：无菌手套、无菌纱布、生理盐水、2%利多卡因。
（3）检查负压吸引是否通畅，并调节吸引压力至-150~-300 mmHg。
（4）洗手，戴口罩。
（5）核对患者信息，并向患者做好解释工作，缓解患者的紧张情绪。
（6）制订拔管失败的应急方案。

患者准备 →
（1）遵医嘱予以纯氧吸入。
（2）吸引患者口咽部分泌物，最好在直视下置入牙垫。
（3）合适的体位：将患者头部抬高并与地面成60°，避免头颈部移动。
（4）遵医嘱静脉注射右美托咪定，静脉或气管内应用利多卡因，减轻拔管时的应激反应。

操作中配合 ←
（1）观察患者的生命体征，及时增配用物，协助医生操作。
（2）予以面罩吸入纯氧，确认呼吸通畅且充分。
（3）持续面罩吸氧至自主呼吸完全恢复。

拔管后处理 →
（1）遵医嘱予以患者经鼻高流量氧疗和无创机械通气，以减少再插管的发生。
（2）观察患者生命体征的变化。
（3）若拔管失败，配合医生紧急重新插管。

用物处理

洗手、记录

六、重症肺炎的相关知识

(一)重症肺炎的定义

重症肺炎是因肺组织(细支气管、肺泡、肺间质)炎症发展到一定疾病阶段,恶化加重而形成,出现低血压、休克等循环衰竭表现和其他器官功能障碍,甚至危及生命,或需要入住ICU进行机械通气等器官支持治疗。社区获得性肺炎、医院获得性肺炎和VAP均可引起重症肺炎,重症肺炎病死率高达30%～50%,可导致严重的并发症,加重医疗经济负担。

(二)重症肺炎的诊断

(1)肺炎:具备下列前4项中任何1项再加上第5项,并排除肺结核、肺部肿瘤、非感染性肺间质性疾病、肺水肿、肺不张、肺栓塞等即可诊断。包括:①新近出现的咳嗽、咳痰或原有呼吸道症状加重,出现脓性痰,伴或不伴胸痛;②发热;③肺实变体征和(或)湿性啰音;④外周血白细胞计数$>10\times10^9$/L或$<4\times10^9$/L,伴或不伴核左移;⑤胸部影像学检查显示新出现片状、斑片状浸润性阴影或间质性改变,伴或不伴胸腔积液。

(2)重症社区获得性肺炎:是指在医院外罹患的感染性肺炎,包括具有明确潜伏期的病原体感染而在入院后平均潜伏期内发病的肺炎,其重症者称为重症社区获得性肺炎。重症社区获得性肺炎目前在国内外无统一的界定标准。英国胸科协会改良肺炎评分(CURB-65)是常用的肺炎评分表之一,分别对患者的意识(consciousness)、血尿素氮(blood urea nitrogen)、呼吸频率(respiratory rate)、血压(blood pressure)和年龄是否≥65岁进行评分,英国胸科协会提出CURB-65评分3分以上者为重症社区获得性肺炎。

(3)重症肺炎:目前多采用美国胸科学会与美国传染病学会制订的重症肺炎判定标准,包括2项主要标准和9项次要标准。符合下列1项主要标准或≥3项次要标准者即可诊断。主要标准:①气管插管需要机械通气;②感染性休克积极液体复苏后仍需要血管活性药物。次要标准:①呼吸频率≥30次/min;②PaO_2/FiO_2≤250 mmHg;③多肺叶浸润;④意识障碍和(或)定向障碍;⑤血尿素氮≥20 mg/dL;⑥白细胞减少症(白细胞计数$<4\times10^9$/L);⑦血小板减少症(血小板计数$<100\times10^9$/L);⑧体温降低(中心体温<36 ℃);⑨低血压需要液体复苏。重症肺炎的诊断标准较为烦琐复杂,《中国成人社区获得性肺炎诊断和治疗指南(2016版)》简化诊断标准,符合下列1项主要标准或≥3项次要标准者可诊断为重症肺炎,须密切观察、积极救治,并建议收住ICU治疗。主要标准:①气管插管需要机械通气;②感染性休克积极液体复苏后仍需要血管活性药物。次要标准:①呼吸频率>30次/min;②PaO_2/FiO_2≤250 mmHg;③多肺叶浸润;④意识障碍和(或)定向障碍;⑤血尿素氮≥7 mmol/L;⑥低血压需要积极的液体复苏。

(三)重症肺炎的临床表现

(1)一般症状与体征:寒战,高热,但也有体温不升者。

(2)呼吸系统:①咳嗽、咳痰、咯血;②胸痛;③呼吸困难;④体征:呼吸急促无力或为深大呼吸,呼吸频率>30次/min,鼻翼扇动,口唇及肢端发绀。肺病变部位语音震颤增强,叩诊为浊音或实音。

(3)并发症:炎症反应进行性加重,可导致其他器官功能衰竭,常并发脓毒症、脓毒性休克。

（四）重症肺炎的辅助检查

（1）病原学检查：①血培养；②有创检查：胸腔穿刺、经皮肺穿刺、支气管肺泡灌洗、支气管镜检查等；③痰培养：痰培养在 24～48 h 可确定病原菌。

（2）血、尿、大便常规：血常规重点关注白细胞、红细胞、血红蛋白、血小板，以了解感染严重程度和指导液体复苏，血小板进行性下降多提示预后不良。尿常规主要关注尿 pH 值、尿比重、红细胞、白细胞和酮体。大便常规重点关注大便潜血试验。

（3）胸部 X 线检查：早期表现为肺纹理增多或某一个肺段有淡薄、均匀阴影，实变期肺内可见大片均匀致密阴影。严重急性呼吸综合征患者的肺部有不同程度的片状、斑片状浸润性阴影或呈网状改变。卡氏肺孢子虫病的影像学表现主要涉及肺泡和肺间质改变。

（4）胸部 CT 检查：肺叶多段高密度病灶，有时可见空气支气管征象，于肺段病灶周围可见斑片状及腺泡样结节病灶，并沿支气管分支分布。

（5）血气分析检查：动脉血氧分压下降。早期产生呼吸性碱中毒，晚期出现代谢性酸中毒及高碳酸血症。对重症肺炎患者应第一时间做血气分析检查并进行连续多次监测，同时关注标本采集时的吸氧浓度。

（五）重症肺炎的治疗原则

（1）药物治疗：①对于重症肺炎应重视病原学诊断，及早采集呼吸道标本，采用血培养、血清学检测等多种方法查找病原体。根据呼吸道或肺组织标本的培养和药物敏感试验结果，选择体外试验敏感的抗生素。②治疗重症肺炎首选广谱强力抗菌药物，并应足量、联合用药，多数患者需要 7～10 d 或更长疗程。社区获得性肺炎常用大环内酯类联合第三代头孢菌素，或联合广谱青霉素/β-内酰胺酶抑制剂、碳青霉烯类；青霉素过敏者用喹诺酮类联合氨基糖苷类。医院获得性肺炎可用喹诺酮类或氨基糖苷类联合抗假单胞菌的 β-内酰胺类、广谱青霉/β-内酰胺酶抑制剂、碳青霉烯类抗生素的任何一种，必要时可联合万古霉素。

（2）呼吸支持：如果高流量吸氧无法缓解患者缺氧症状时，可以尝试使用无创通气。一旦患者呼吸困难加重，必要时行气管插管。不论何种氧疗支持方式，均应有效清除气道分泌物，保持呼吸道通畅。呼吸治疗步骤：吸氧（高流量吸氧）—无创机械通气—气管插管（调节吸氧浓度、呼气末正压、潮气量）—机械通气合并俯卧位通气—体外膜肺氧合治疗。体外生命支持是通过体外膜肺氧合技术为患者提供心肺支持，以维持生命。在进行机械通气和体外生命支持时，需要严格掌握相应的适应证和禁忌证；同时加强护理和监测，及时调整呼吸机参数和体外膜氧合器的运行状态，确保患者安全。

（3）循环支持：当患者出现低血压等循环衰竭表现时，需要积极治疗。充分液体复苏，改善微循环，使用血管活性药物，加强血流动力学监测。

（4）营养支持与免疫治疗：①对于重症肺炎的患者，可以酌情静脉输注免疫球蛋白、新鲜的血浆或皮下注射胸腺法新、胸腺五肽等，提高机体免疫力，控制重症肺炎。②胃肠道营养支持治疗也十分重要，尽量选择容易消化的胃肠道营养液，可缓解由于肠道菌群失调导致的中毒性肠麻痹、肠功能障碍等情况，帮助患者恢复胃肠道饮食。

参考文献

[1] 中华医学会呼吸病学分会.中国成人社区获得性肺炎诊断和治疗指南(2016 年版)[J].中华结核和呼吸杂志, 2016,39(4):253 - 279.

[2] 中国医师协会急诊医师分会.中国急诊重症肺炎临床实践专家共识[J].中国急救医学,2016,36(2):97 - 107.

[3] 中华医学会呼吸病学分会,中国老年保健医学研究会呼吸病学分会,中国呼吸医师分会呼吸职业发展委员会 呼吸治疗师工作组,等.机械气道廓清技术临床应用专家共识[J].中华结核和呼吸杂志,2023,46(9):866 - 879.

[4] 舒越,毕蒙蒙,张超,等.ICU 患者人工气道气囊管理的最佳证据总结[J].中华护理杂志,2022,57(24):3038 - 3045.

[5] 滕娇,秦寒枝,郭文超,等.ICU 成人患者人工气道湿化管理的最佳证据总结[J].中华急危重症护理杂志, 2022,3(6):550 - 555.

[6] 中华医学会呼吸病学分会介入呼吸病学学组.成人诊断性可弯曲支气管镜检查术应用指南(2019 年版)[J]. 中华结核和呼吸杂志,2019,42(8):573 - 590.

[7] MODI A R, KOVACS C S. Hospital-acquired and ventilator-associated pneumonia: Diagnosis, management, and prevention [J]. Cleve Clin J Med, 2020,87(10):633 - 639.

[8] 丁亚平,夏姗姗,童祥飞,等.2022 版《AARC 临床实践指南:人工气道内吸痰》解读[J].护理研究,2022,36 (22):3953 - 3957.

[9] 《成人气管切开拔管中国专家共识》编写组,中华医学会物理医学与康复学分会心肺康复学组,中国康复医学 会重症康复专业委员会.成人气管切开拔管中国专家共识(上)[J].中华物理医学与康复杂志,2023,45(6): 481 - 487.

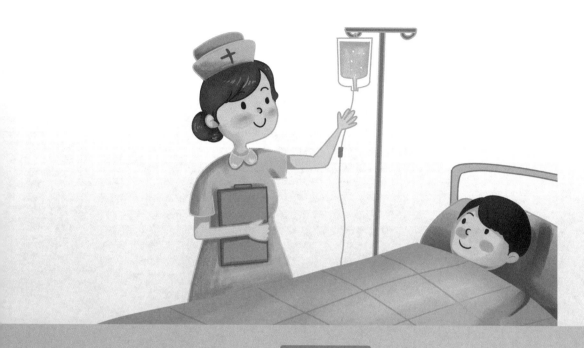

第七章

肝衰竭案例和相关护理技术

1 肝脏储备功能检测技术

2 人工肝血浆置换技术

3 人工肝双重血浆分子吸附技术

4 人工肝血管通路维护技术

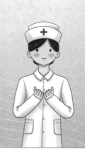

第七章
肝衰竭案例和相关护理技术

▎一、案例

　　卢某,男,72 岁。患者自述于 2022 年 8 月初无明显诱因下出现乏力、食欲缺乏,无腹痛、腹泻、发热等症状,未予以足够重视。一周后患者自觉乏力、食欲缺乏加重,并出现眼睛发黄、尿色变黄、腹胀不适,遂于外院就诊,检验示:总胆红素 226.6 μmol/L,丙氨酸转氨酶 3 071 IU/L, PT 16.3 s,戊型肝炎病毒抗体 IgM(+),甲型、乙型、丙型肝炎病毒抗体均为阴性。外院治疗一周后病情无明显好转并呈加重趋势,为求进一步治疗至我院就诊,8 月 18 日门诊拟"急性肝功能衰竭,急性黄疸型戊型病毒性肝炎"收治入我院感染科。查体:患者神志清楚、精神萎靡,全身皮肤、巩膜重度黄染,无蜘蛛痣、无肝掌,腹部柔软、无压痛、无反跳痛,肝、脾在肋下未触及。入院后完善相关实验室检查,排除禁忌证后行人工肝治疗 4 次,并给予保肝、退黄、利胆及支持治疗,患者黄疸进行性下降,病情好转,于 9 月 20 日出院。

▎二、主要病情介绍

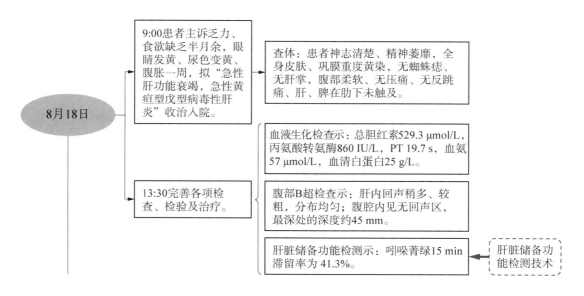

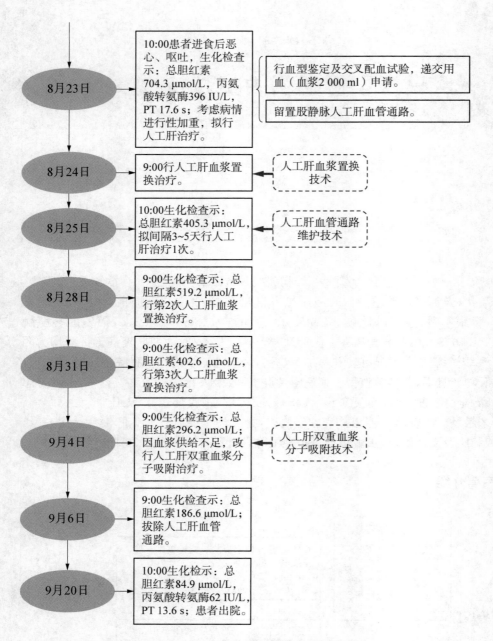

图 7 - 1 患者主要病情演进过程

三、护理程序

根据本案例制订护理计划,如表 7 - 1 所示。

表 7-1　患者护理计划

日期	护理诊断	诊断依据	护理目标	护理措施	评价
8月18日	活动无耐力	与肝功能严重损害、能量代谢障碍有关。	(1)改善降低活动耐力的因素。(2)逐渐增加活动。	(1)休息与活动:急性期卧床休息;待症状好转、肝功能改善后,逐步增加活动量。(2)协助患者做好进餐、如厕、清洁等生活护理。	(1)卧床期间可在协助下进行抬腿、屈伸等床上活动。(2)9月7日患者开始床边活动。
8月18日	体液过多	与肝脏炎症渗出积液、低蛋白血症、水钠潴留有关。	腹水量减少,腹胀不适缓解。	(1)每日测量体重和腹围,准确记录24h液体出入量。(2)适度限制钠盐摄入。(3)遵医嘱使用利尿剂。	8月28日患者无腹胀不适,B超示:腹腔内未见明显无回声区。
8月23日	营养失调:低于机体需要量	与食欲减退、恶心、呕吐有关。	逐步增加营养物质摄入,改善机体营养状态。	指导患者合理饮食。	(1)患者及家属可反馈饮食要点。(2)8月28日患者主诉食欲改善。
8月23日	焦虑	与病情迁延加重,拟行人工肝治疗有关。	减轻焦虑,可积极配合治疗和护理。	(1)加强疾病相关健康宣教。(2)鼓励患者倾诉,通过充分交流沟通疏导焦虑情绪。(3)指导家属给予患者积极正向的情感支持。	8月24日,患者焦虑缓解,人工肝术中配合良好。
8月24日	有感染的危险	与免疫功能低下、长时间留置人工肝血管通路有关。	不发生导管相关血流感染。	(1)评估人工肝置管穿刺点情况。(2)更换敷料时须严格落实无菌操作原则。(3)怀疑导管相关感染者,应行导管腔内血培养和外周静脉血培养以明确诊断,及时拔管并行导管尖端培养。(4)指导患者带管期间避免抓挠穿刺处,保持敷料清洁、干燥。	患者未发生导管相关血流感染。
8月24日	潜在并发症:深静脉血栓(deep venous thrombosis, DVT)	与股静脉置管穿刺路径长、瓣膜逆向阻碍、术侧肢体活动量减少有关。	不发生深静脉血栓。	(1)评估深静脉血栓的发生风险,早期识别高危因素。(2)每班评估术侧下肢远端血运情况,关注有无局部疼痛、肢体肿胀,监测大腿、小腿腿围变化。(3)协助患者进行适当的主动或被动肢体功能锻炼。(4)规范执行人工肝置管的冲管和封管操作。(5)怀疑有深静脉血栓形成时,及早完成多普勒超声等检查以明确诊断,并早期治疗。	患者未发生深静脉血栓。

(续表)

日期	护理诊断	诊断依据	护理目标	护理措施	评价
8月24日	有皮肤完整性受损的危险	与胆红素升高、胆盐刺激致瘙痒、营养状况不良、长期卧床有关。	不发生皮肤破损。	(1) 告知患者沐浴或擦浴时避免水温过高,避免使用刺激性皂液,使用性质温和的润肤品。 (2) 提醒患者剪平指甲,勿抓挠皮肤,瘙痒严重时使用药物止痒。 (3) 采取定时翻身、变换体位、局部减压等压力性损伤预防措施。	患者未发生皮肤破损。
9月19日	知识缺乏	缺乏康复期相关自我护理知识。	患者掌握康复期自我护理相关内容。	(1) 嘱患者出院后定期门诊随访复查。 (2) 在患者症状减轻及病情好转后指导其逐步增加活动量,以不感疲劳为度。 (3) 告知患者以清淡、易消化饮食为宜,避免辛辣、刺激食物,戒烟忌酒。 (4) 避免肝功能损害诱因,如感染、过度劳累、大量饮酒、不洁饮食、服用对肝脏有损害的药物等。	患者可反馈随访及居家自我护理要点。

四、护理记录

本例患者的护理记录,如表 7-2 所示。

表 7-2　患者护理记录表

日期	时间	护理记录
8月18日	13:40	**A(评估):**患者主诉乏力,可平地行走 45 m,上下楼梯需帮助。 ♯1P(诊断):活动无耐力。 **I(措施):** (1) 指导患者卧床休息,保证充足睡眠。 (2) 告知患者非必要不下床活动,有进餐、如厕等需求时应及时呼叫家属或护士协助。 (3) 介绍抬腿、屈伸等床上活动的具体频率和方法。 **O(结果):** 8月18日 14:00 评价,患者及家属接受宣教内容,患者可在协助下进行床上活动。 **A(评估):**患者主诉腹胀不适,B超示中量腹水,体重 86 kg,腹围 96 cm。 ♯2P(诊断):体液过多。

（续表）

日期	时间	护 理 记 录
		I(措施): (1) 每日测量患者体重和腹围,询问患者腹胀程度,评估患者有无下肢水肿,准确记录24 h液体出入量。 (2) 告知患者限制饮食中的钠盐摄入。 (3) 予以螺内酯、呋塞米口服利尿,告知患者及家属服药的注意事项。 **O(结果):** 8月18日14:00评价:患者及家属接受宣教内容。 8月19日14:00评价:患者24 h尿量2 800 ml,体重85.5 kg,腹围96 cm,腹胀症状较前缓解,无下肢水肿。 8月25日14:00评价:患者体重83 kg,腹围90 cm。 8月28日14:00评价:患者无腹胀不适,B超检查示:腹腔内未见明显无回声区。
8月23日	13:30	**A(评估):**患者近日进食量进一步减少,午餐后出现恶心不适,呕吐胃内容物1次。 ♯1P(诊断):营养失调:低于机体需要量。 **I(措施):** (1) 指导患者进食低脂、高维生素、清淡、易消化软食,少食多餐,适当限制蛋白质的摄入(1.2～1.5 g·kg⁻¹·d⁻¹),营养支持能量摄入25～35 kcal·kg⁻¹·d⁻¹。 (2) 在患者呕吐时应协助其取坐位或侧卧位,注意观察呕吐物的性状,协助患者漱口,嘱患者暂缓进食。 (3) 当呕吐症状严重时,注意评估有无脱水、电解质紊乱等表现,必要时遵医嘱使用止吐药物。 **O(结果):** 8月23日18:00评价:患者掌握饮食要点,晚餐进食藕粉后暂无不适。 **A(评估):**患者总胆红素持续上升,PT延长,考虑病情进行性加重,计划行人工肝治疗。 ♯2P(诊断):焦虑。 **I(措施):** (1) 告知患者人工肝治疗的基本原理、操作方法和术中配合要点。 (2) 告知患者留置人工血管通路期间的注意事项,告知其可能发生的不适及处理方法。 (3) 指导患者使用便器,练习床上大小便。 (4) 鼓励患者倾诉,通过与他人交流疏导焦虑情绪。 (5) 鼓励家属给予患者积极正向的情感支持。 **O(结果):** 8月23日15:30评价:患者焦虑程度减轻。 8月24日14:30评价:患者情绪稳定,术中配合良好。
8月24日	19:00	**A(评估):**患者床上解尿时不慎污染股静脉置管处敷料,伴穿刺点少量渗血。 ♯1P(诊断):有感染的危险。 **I(措施):** (1) 更换股静脉穿刺处的敷料,严格遵守无菌操作原则,消毒范围以穿刺点为圆心,直径≥20 cm。 (2) 告知患者导管留置期间应保持穿刺处的敷料清洁、干燥,如有污染应及时通知护士处理。 (3) 每班护士评估置管穿刺点的皮肤情况,注意有无局部疼痛、红肿等感染表现。 **O(结果):** 8月24日22:00评价:股静脉穿刺处敷料清洁、干燥,无渗出。 **A(评估):**患者因股静脉置管不适及担心穿刺处出血,自行制动术侧下肢。

(续表)

日期	时间	护 理 记 录
		♯2P(诊断):潜在并发症:深静脉血栓。 **I(措施):** (1) 告知患者及家属深静脉血栓的早期表现及防治措施。 (2) 每班护士评估术侧下肢远端的血液循环情况,关注有无局部疼痛、肢体肿胀,监测大腿和小腿的腿围变化,及时发现深静脉血栓先兆。 (3) 指导患者做伸足屈跖、伸屈膝等下肢肌肉收缩运动。 **O(结果):** 8月24日22:00评价:患者及家属了解深静脉血栓的防治知识,患者可做小幅度的床上活动,定时变换体位。 **A(评估):**患者全身皮肤黄染、瘙痒,因顾虑股静脉置管,抗拒翻身活动。 ♯3P(诊断):有皮肤完整性受损的危险。 **I(措施):** (1) 告知患者及家属压力性损伤的发生原因、危害和预防措施。 (2) 协助患者温水擦浴,使用性质温和的沐浴液及润肤用品。 (3) 告知患者剪平指甲,勿抓挠皮肤,瘙痒严重时可遵医嘱使用药物止痒。 (4) 妥善固定导管,协助患者定时翻身、变换体位。 **O(结果):** 8月24日22:00评价:患者了解压力性损伤的防治知识,可主动定时变换体位。
9月19日	14:00	**A(评估):**患者拟出院,缺乏康复期自我护理相关知识。 ♯1P(诊断):知识缺乏。 **I(措施):** (1) 嘱患者出院后定期门诊随访复查。 (2) 告知患者症状减轻及病情好转后可逐步增加活动量,以不感疲劳为度。 (3) 告知患者以清淡、易消化饮食为宜,避免辛辣、刺激食物,戒烟、忌酒。 (4) 避免造成肝功能损害的诱因:如感染、过度劳累、大量饮酒、不洁饮食、服用对肝脏有损害的药物等。 **O(结果):** 9月19日14:30评价:患者掌握居家自我护理要点。

五、肝衰竭的护理关键点和护理技术

(一) 护理关键点

1. 评估

1) 生命体征及意识状态

监测患者体温、脉搏、呼吸和血压等生命体征,评估患者的意识状态(清醒、嗜睡、昏迷等),通过问答评估患者的反应力、记忆力及计算能力,密切观察有无情绪反常、睡眠障碍、行为异常、扑翼样震颤等肝性脑病早期症状。

2) 症状与体征

(1) 腹水和尿量:定时测体重和量腹围,准确记录24 h液体出入量,评估患者腹胀程度及腹水量的变化。

(2) 出血倾向:观察患者有无皮肤瘀点、瘀斑、牙龈出血、呕血、便血等出血征象,日常护理操作(如静脉采血、静脉输液等侵入性操作)时注意观察患者血液凝结情况,定期检查凝血功能。

(3)黄疸:评估患者皮肤、巩膜的黄染程度及尿色的变化,监测血清总胆红素变化。

(4)感染:以腹腔、呼吸道、胆道、血流感染为常见,评估患者有无发热、畏寒、寒战等症状。出现腹肌紧张、腹部压痛、反跳痛时提示腹膜炎;呼吸道感染以咳嗽、咳痰为主要表现;胆道感染可表现为中上腹或右上腹隐痛,黄疸加重,或伴恶心、呕吐、嗳气、反酸等消化道症状;血流感染多继发于肺部、泌尿道、腹腔等感染,血管内留置导管超过 72 h 者应警惕导管相关性血流感染。

3)肝功能损害程度

评估患者有无严重消化道症状,如明显厌食、恶心、呕吐等;通过实验室检查查看总胆红素、凝血酶原活动度、血清白蛋白、血氨等指标的变化;通过肝脏储备功能检测评估患者的病情严重程度和预后,肝衰竭患者吲哚菁绿 15 min 滞留率>38.9%时提示需考虑肝移植。(具体流程详见护理技术 1:肝脏储备功能检测技术)

2. 休息与活动

(1)急性期应卧床休息,以增加肝脏血流量,促进肝细胞修复。

(2)待症状好转、黄疸减退、肝功能改善后,可逐步增加活动量,以不感疲劳为度。

(3)肝功能恢复正常且稳定 1～3 个月后,可逐步恢复日常活动及工作,但仍应避免过度劳累或重体力劳动。

3. 饮食及营养支持

(1)在胃肠功能允许的情况下,以经口饮食作为患者获取能量和营养素的首要途径,若经口饮食的摄入量不能满足患者的营养需求时,可给予口服营养补充剂;如仍不能满足机体需要量,应在充分评估消化道出血风险后,再予以管饲肠内营养;当经口摄入和肠内营养均不能满足营养需求时,应给予肠外营养。

(2)禁止饮酒,以低脂、充足维生素、适量优质蛋白质、清淡、易消化饮食为一般原则,根据患者病情和饮食习惯制订个体化营养方案,例如:腹水患者须限制钠盐摄入;肝硬化伴食管胃底静脉曲张者应进食温凉软食,避免坚硬和刺激性食物。

(3)日间少食多餐,可均匀分为 4～6 次进餐,日间两次进食间隔不超过 3～6 h;夜间睡前加餐(至少包含复合碳水化合物 50 g),利于改善氮平衡。

(4)能量和蛋白质:处于危重期的患者能量摄入宜在 25～35 kcal · kg^{-1} · d^{-1},病情稳定后(非超重者)可逐步增加至 35～40 kcal · kg^{-1} · d^{-1};建议蛋白质摄入量为 1.2～1.5 g · kg^{-1} · d^{-1}。

(5)维生素和微量元素:有条件的情况下,可进行维生素 B、维生素 D、硒、锌等维生素和微量元素检测,在营养师或医生指导下应用复合维生素制剂,补充多种微量元素。

4. 并发症的预防及处理

1)感染

加强基础护理,进行各类护理操作时严格遵守无菌原则,尽可能减少侵入性操作,减少各类导管的留置时间;关注体温、血常规及各类标本(血液、痰液、尿液、腹水等)的病原学检测结果。

2)消化道出血

(1)避免诱因:避免饮食不当行为,如进食不易消化、刺激性食物等;避免不良饮食习惯,如进食速度过快或一次进食量过大等;避免出现易引起腹内压骤增的行为,如咳嗽、打喷嚏、用力排便等。

(2) 病情监测:密切监测患者的生命体征,必要时进行心电监护。评估患者的精神状况和意识状态(有无嗜睡、淡漠、烦躁不安或昏迷等),观察皮肤和甲床的颜色、肢体温度、周围静脉充盈情况等,准确记录液体出入量,观察患者呕吐物和粪便的性质、颜色及量。

(3) 消化道大出血的应急处置:①协助患者取平卧位(怀疑休克时取中凹卧位),呕吐时头偏向一侧,防止窒息或误吸;②保持呼吸道通畅,必要时使用吸引器清除气道内血液、呕吐物、分泌物等;③快速建立静脉通路,实施扩容、止血等抢救措施,纠正休克状态;④急性期禁食;⑤注意评估患者的情绪状态,予以心理护理。

3) 肝性脑病

(1) 避免诱因,包括高蛋白饮食、便秘、上消化道出血、利尿剂和镇静剂使用不当、大量放腹水、感染、电解质紊乱等。

(2) 保持环境安静,避免声、光刺激;对于意识不清、烦躁不安者须使用床栏,必要时应采取保护性约束措施,防止坠床及碰撞。

(3) 蛋白质摄入:3～4级(West Haven 分级,见附录4)肝性脑病者禁止经口或肠内补充蛋白质;轻微型肝性脑病、1～2级肝性脑病者起病初期应限制蛋白质的摄入(≤20 g/d),随症状改善可每2～3天逐步增加10～20 g蛋白质;复发性和持久性肝性脑病者可摄入植物蛋白30～40 g/d。

(4) 保持排便通畅,可使用缓泻剂或进行导泻、灌肠治疗;禁止使用碱性液体(如肥皂液)灌肠,碱性环境可增加氨在肠道内的吸收,可诱发或加重肝性脑病。

(5) 昏迷患者安置舒适卧位,头偏向一侧,保持呼吸道通畅;肢体置于功能位,协助定时翻身及肢体被动运动;加强基础护理。

(6) 对于并发脑水肿或脑疝者应密切观察其神志、瞳孔及生命体征变化;及时给予高渗葡萄糖溶液、甘露醇等脱水剂以降低颅内压;可使用冰帽以降低能量消耗,保护脑细胞功能。

(7) 心理护理:给予患者充分安慰与尊重;向患者家属介绍肝性脑病的主要病因、常见表现及预后情况,帮助其理解患者的异常行为,鼓励家属参与对患者的生活照料并给予患者情感支持。

4) 腹水

(1) 每日测体重和量腹围,评估患者的腹胀程度和下肢水肿情况,准确记录24 h液体出入量。

(2) 适度限制钠盐摄入,钠2～3 g/d或食盐5～6.5 g/d;出现低钠血症(血钠＜125 mmol/L)时应适当限制水的摄入。

(3) 利尿剂治疗:逐渐增加剂量,每隔3 d进行一次评估和调整,直至有效控制腹水或达到利尿剂最大耐受剂量;患者体重下降速度不超过0.5 kg/d,伴下肢水肿者体重下降速度不超过1 kg/d;评估患者有无出现电解质紊乱、肾功能障碍、肝性脑病等不良反应。

(4) 腹腔穿刺:必要时行诊断性腹腔穿刺以完善腹水实验室检查;3级(大量)腹水(腹胀明显,移动性浊音阳性,可伴腹部膨隆和脐疝形成,超声腹水深度＞100 mm)或张力性腹水可进行腹腔穿刺大量放液联合白蛋白输注治疗(每排出1 L腹水则补充6～8 g白蛋白),腹腔穿刺大量放液后须密切关注低血容量、肾损伤、循环功能障碍等并发症;非终末期肝病顽固性腹水者不建议留置腹腔引流管。

（5）避免使用非甾体抗炎药、血管紧张素转化酶抑制剂、血管紧张素Ⅱ受体阻滞剂和其他肾毒性药物。

5. 人工肝血浆置换和双重血浆分子吸附技术

1）术前准备

（1）评估：评估患者的意识状态，测量体温、脉搏、呼吸、血压、血氧饱和度等生命体征；完善心电图、血常规等辅助检查；评估患者有无药物、食物过敏史，对鱼类过敏者慎用鱼精蛋白；评估患者有无相对禁忌证，如严重活动性出血，弥散性血管内凝血，血流动力学不稳定，心、脑梗死非稳定期等。

（2）人工肝治疗室环境及物品准备：应符合《医院消毒卫生标准》（GB 15982—2012）中规定的Ⅲ类环境标准，夏季室温维持在 26～28℃，冬季室温维持在 28～30℃；配备水浴锅、治疗车、抢救车（含必备抢救用品和药品）、基本抢救设施和设备（简易呼吸器、除颤仪等）、供氧装置、负压吸引装置、心电监护设备、手卫生装置、个人防护用品等。

（3）患者准备：充分告知患者及家属治疗方式、术中配合要点及术后注意事项，倾听患者的主诉，予以心理支持；指导患者正确使用便器在床上进行大、小便。

2）建立人工肝血管通路

（1）可选择中心静脉置管法、外周血管穿刺法或两者结合，首选中心静脉置管以保障血流量充足、稳定。穿刺部位包括颈内静脉、锁骨下静脉和股静脉，股静脉管径粗直、血流充盈、穿刺成功率较高，更适用于凝血功能障碍的肝衰竭、肝性脑病患者，利于安全、快速建立血管通路，因而在临床上较为常用。

（2）建议超声定位后或超声引导下置管，常选用无隧道无涤纶套中心静脉导管，置管操作时严格落实无菌技术规程，执行最大无菌屏障要求。

（3）导管固定：缝线固定导管后使用无菌贴膜覆盖穿刺点，无菌纱布包裹动静脉端口。

（4）置管并发症及处理。①穿刺部位出血或血肿：局部压迫止血，必要时行超声检查判断出血量并使用止血药物。②误穿动脉：立即拔针，按压＞10 min，充分加压止血以防形成血肿。③感染：确诊后立即拔管，并行导管尖端培养。④气胸或血气胸：见于颈内静脉、锁骨下静脉穿刺者，按一般气胸处理。

3）术中护理

（1）根据治疗模式安装体外循环管路，正确冲洗管路以确保管路内肝素化及排尽空气。（具体流程详见护理技术2：人工肝血浆置换技术；护理技术3：人工肝双重血浆分子吸附技术）

（2）开放外周静脉通路，予心电监护并密切监测患者生命体征的变化，评估患者有无出现过敏、低血压等不良反应，观察穿刺点有无渗血、血肿。

（3）密切关注机器运行情况，评估全血流速、血浆流速、动脉压、静脉压、跨膜压等数值变化。

（4）及时处理并记录各类机器报警，包括：①压力类报警（高压、低压报警）；②空气监测类报警（血液断流、血浆断流、静脉端空气监测器报警、漏血）；③未检测到血液报警；④断电报警。

（5）术中不良反应及处理。①低血压：收缩压下降＞20 mmHg 时，可表现为头晕、心悸、面色苍白，甚至意识障碍，可能与有效循环血量不足、过敏、出血等因素有关。针对造成低血压的原因进行对症处理，根据患者血压、心率变化情况适当减慢血泵转速，予以低流量氧气吸入，术前或术中补充血浆或白蛋白以提高血浆胶体渗透压，处理效果不佳时应及时终止人工肝治疗。②过敏反应：与大量输入异体血浆或血制品、管路或过滤器材料引起的过敏有关，多表现为皮疹、皮肤瘙痒、畏寒、寒战、发热，严重者可出现过敏性休克。可预防性应用糖皮质激素或抗组胺药物，在人工肝治疗过程中发生过敏时应减慢转速或停止治疗，予以抗过敏药物，纠正休克。③凝血：与术前肝素剂量不足、血液高凝状态、高脂血症等因素有关，术中应密切监测跨膜压变化，及时追加肝素。④出血倾向：与肝衰竭患者凝血功能障碍、抗凝药物剂量不当等因素有关，可于术前适量输注血浆、凝血酶原复合物等补充凝血因子，根据患者的病情特点合理制订抗凝方案，必要时使用止血药物。⑤其他：溶血、脑水肿、低钙血症等较为少见，一旦发生应立即予以对症处理。

4）术后护理

（1）病情观察：密切观察患者生命体征的变化，评估患者意识状态、饮食、睡眠、大小便等情况；监测总胆红素、凝血酶原时间、血电解质、血氨等实验室指标，必要时行肝功能储备检测以评估人工肝疗效。

（2）饮食：人工肝治疗可大量清除体内的毒素，使相关实验室指标呈现暂时性的大幅度改善，此时患者可自觉全身中毒症状减轻、食欲明显增加。但因其肝脏功能并未实际恢复，仍应严格控制饮食，治疗后 1～3 天内禁止饱食，少食多餐，保持低脂、低蛋白、清淡、易消化饮食。

（3）人工肝置管的常规护理。①评估：穿刺点有无渗血、渗液，有无敷料污染；穿刺点及周围皮肤有无红、肿、热、痛等感染表现；置管侧肢体有无肿胀，注意鉴别淋巴回流受阻、皮下渗血或下肢深静脉血栓等情况；置管侧足背动脉搏动有无减弱或消失（可与对侧足背动脉搏动进行对比），询问患者有无置管侧肢体麻木不适等异常情况。②维护：根据具体情况每日或隔日更换穿刺处敷料，如有污染应立即换药，严格遵守无菌操作原则；消毒范围以穿刺点为圆心，直径≥20 cm，自大腿外侧正中线至内侧正中线，包括腹股沟。导管动、静脉端分别连接 5 ml 注射器，抽取导管内的封管液及血凝块，抽尽血凝块后根据患者的凝血功能情况选择封管液。（具体流程详见护理技术 4：人工肝血管通路维护技术）。③宣教：告知患者及家属人工肝置管的重要性、留置导管期间的注意事项和导管保护不当的潜在风险；须保持穿刺处局部清洁、干燥，避免抓挠；避免置管侧下肢剧烈活动或弯曲，避免术侧卧位；妥善固定导管，非必要应避免下床活动，可进行下肢被动或主动锻炼以预防深静脉血栓形成；如发生导管意外脱出，应立即制动并通知医生。④拔管护理：符合拔管指征进行拔管后，局部按压＞30 min 后使用绷带加压包扎 24 h，使用沙袋或压迫器压迫止血 4～6 h，卧床休息 12～24 h。加压包扎期间，定时评估拔管侧下肢足背动脉的搏动情况，观察拔管处有无渗血、渗液；24 h后可松解包扎，若为凝血功能障碍或误穿动脉者，应适当延长加压包扎的时间，使用无菌纱布或敷料覆盖拔管处并保持清洁、干燥。

（4）人工肝置管感染的处理：对于怀疑有导管相关感染的患者，应密切监测其体温变化，评估畏寒、寒战、发热等症状，行导管腔内血培养和外周静脉血培养以明确诊断；符合指征时应及时拔除导管，并行导管尖端培养；遵医嘱使用抗生素治疗。

（5）下肢深静脉血栓的预防及处理：按规范落实深静脉血栓风险评估，重点关注下肢水肿、卧床超过 72 h、股静脉穿刺不顺利或反复穿刺等高危因素；告知患者及家属深静脉血栓的早期表现及防治措施,指导患者进行适当的活动锻炼;每班护士评估术侧下肢远端的血液循环情况,必要时行多普勒超声检查。对于已形成深静脉血栓者,应将患肢制动,禁止局部按摩、理疗等,采取药物抗凝、溶栓、血栓清除术等治疗。

6. 健康宣教

在患者入院时、人工肝治疗前与治疗后、出院时向患者做好健康宣教,包括饮食、运动、用药等方面的内容。

7. 出院随访

在患者出院后1～2周对患者进行电话随访,了解患者的康复状况、心理社会需求等,给予针对性的健康指导,指导患者定期随访复查。

（二）护理技术

1. 肝脏储备功能检测技术

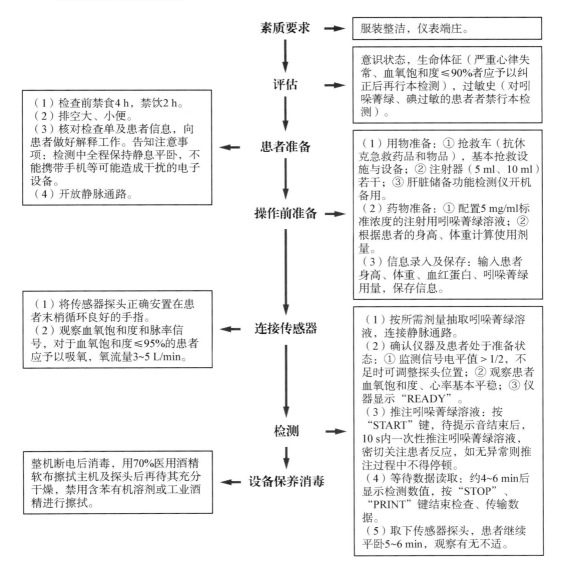

2. 人工肝血浆置换技术

素质要求 → 服装整洁, 仪表端庄。

评估 → 意识状态, 生命体征, 血型, 过敏史, 血常规、凝血酶原时间等实验室指标, 人工肝禁忌证。

患者准备
（1）核对医嘱及患者信息。
（2）向患者做好解释工作, 减轻患者紧张情绪。
（3）训练患者学会在床上用便器进行大、小便。

操作前准备
（1）环境准备：用紫外线照射人工肝治疗室30 min, 用2 000 mg/L有效氯消毒剂擦拭操作台。
（2）用物准备：① 血液净化管路、血浆分离器及各种串联管路；② 碘伏或聚维酮碘消毒液、无菌棉球、无菌纱布、无菌手套、注射器若干、止血钳2~3把、肝素帽若干；③ 置换液（如血浆、白蛋白或其他血浆代用品等）；④ 使用血浆时须备血型鉴定和交叉配血报告；⑤ 抢救用品。
（3）药物准备：低分子肝素钠、地塞米松、肝素钠、鱼精蛋白、乳酸钠林格液、葡萄糖酸钙、0.9% NaCl 溶液、抢救药品。
（4）根据患者的凝血功能制订抗凝方案, 配置管路预冲液和封管液。
（5）仪器检查：人工肝仪器、心电监护仪、恒温水箱、抢救设备。

血浆置换
（1）核对药物和置换液, 使用血浆时双人核对, 血浆置于恒温水箱中加温。
（2）开机自检, 选择血浆置换模式。
（3）安装并连接管路和血浆分离器, 待机。
（4）充分暴露穿刺部位, 消毒穿刺点, 抽取导管内的封管液及血凝块, 检查导管通畅性（方法详见人工肝血管通路维护技术）。
（5）根据患者的具体情况, 静脉端推注低分子肝素钠、地塞米松。
（6）连接患者血管通路与治疗管路, 妥善固定, 防止扭曲。
（7）根据患者的具体情况设置血流速度、报警界限、治疗量等参数。
（8）起始速度宜慢, 5~10 min后如无不适可调节至正常速度100~150 ml/min, 及时更换血浆。
（9）达到治疗量半程时, 静脉端输注适量乳酸钠林格液和葡萄糖酸钙。
（10）达到预定治疗量。

术中观察
（1）患者的意识状态和生命体征。
（2）仪器的各类运行参数。
（3）观察患者有无出现低血压、过敏等并发症。
（4）处理仪器的各类报警。

治疗结束
（1）开启回收程序, 断开动脉端连接。
（2）回收完毕, 断开静脉端连接, 根据抗凝剂量使用鱼精蛋白中和。
（3）脉冲式封管, 导管末端用无菌纱布包裹并予以妥善固定。

术后观察
（1）观察患者意识状态、生命体征及有无出现术后不良反应。
（2）观察总胆红素、PT 等实验室指标的变化。
（3）观察置管穿刺点有无渗出、敷料污染。

洗手、记录

3. 人工肝双重血浆分子吸附技术

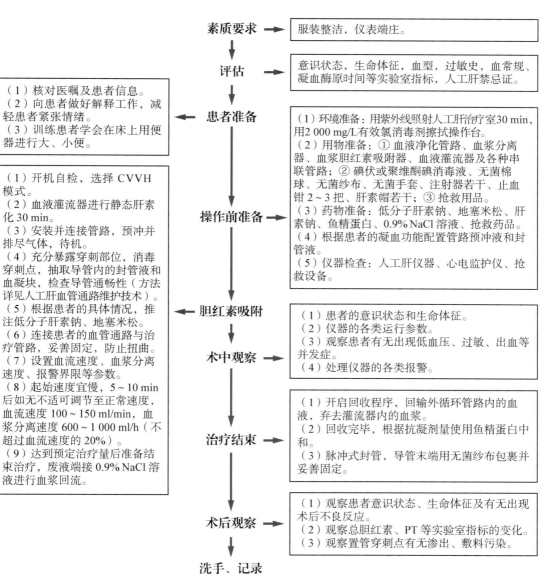

素质要求 → 服装整洁，仪表端庄。

评估 → 意识状态，生命体征，血型，过敏史，血常规、凝血酶原时间等实验室指标，人工肝禁忌证。

（1）核对医嘱及患者信息。
（2）向患者做好解释工作，减轻患者紧张情绪。
（3）训练患者学会在床上用便器进行大、小便。

← **患者准备**

操作前准备 →
（1）环境准备：用紫外线照射人工肝治疗室30 min，用2 000 mg/L有效氯消毒剂擦拭操作台。
（2）用物准备：① 血液净化管路、血浆分离器、血浆胆红素吸附器、血液灌流器及各种串联管路；② 碘伏或聚维酮碘消毒液、无菌棉球、无菌纱布、无菌手套、注射器若干、止血钳2～3把、肝素帽若干；③ 抢救用品。
（3）药物准备：低分子肝素钠、地塞米松、肝素钠、鱼精蛋白、0.9% NaCl溶液、抢救药品。
（4）根据患者的凝血功能配置管路预冲液和封管液。
（5）仪器检查：人工肝仪器、心电监护仪、抢救设备。

（1）开机自检，选择 CVVH 模式。
（2）血液灌流器进行静态肝素化 30 min。
（3）安装并连接管路，预冲并排尽气体，待机。
（4）充分暴露穿刺部位，消毒穿刺点，抽取导管内的封管液和血凝块，检查导管通畅性（方法详见人工肝血管通路维护技术）。
（5）根据患者的具体情况，推注低分子肝素钠、地塞米松。
（6）连接患者的血管通路与治疗管路，妥善固定，防止扭曲。
（7）设置血流速度、血浆分离速度、报警界限等参数。
（8）起始速度宜慢，5～10 min 后如无不适可调节至正常速度，血流速度 100～150 ml/min，血浆分离速度 600～1 000 ml/h（不超过血流速度的20%）。
（9）达到预定治疗量后准备结束治疗，废液端接 0.9% NaCl 溶液进行血浆回流。

← **胆红素吸附**

术中观察 →
（1）患者的意识状态和生命体征。
（2）仪器的各类运行参数。
（3）观察患者有无出现低血压、过敏、出血等并发症。
（4）处理仪器的各类报警。

治疗结束 →
（1）开启回收程序，回输外循环管路内的血液，弃去灌流器内的血浆。
（2）回收完毕，根据抗凝剂量使用鱼精蛋白中和。
（3）脉冲式封管，导管末端用无菌纱布包裹并妥善固定。

术后观察 →
（1）观察患者意识状态、生命体征及有无出现术后不良反应。
（2）观察总胆红素、PT等实验室指标的变化。
（3）观察置管穿刺点有无渗出、敷料污染。

洗手、记录

4. 人工肝血管通路维护技术

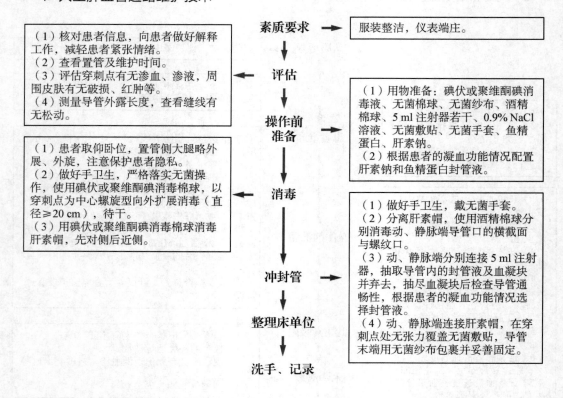

六、肝衰竭的相关知识

(一)肝衰竭的定义

肝衰竭,也称肝功能衰竭,是由多种因素引起的严重肝脏损害,导致其合成、解毒、代谢和生物转化等功能发生严重障碍或失代偿,出现以黄疸、凝血功能障碍、肝肾综合征、肝性脑病、腹水等为主要表现的一组临床综合征。

(二)肝衰竭分类及临床表现

1. **急性肝衰竭** 急性起病,2周内出现2级及以上肝性脑病,并有以下表现:①极度乏力,有明显厌食、呕吐、腹胀等严重消化道症状;②短期内黄疸进行性加深,总胆红素≥10×正常值上限(upper limit of normal,ULN)或上升≥17.1 μmol·L^{-1}·d^{-1};③出血倾向,凝血酶原活动度≤40%或INR≥1.5;④肝脏进行性缩小。

2. **亚急性肝衰竭** 一般在2~26周内出现:①极度乏力伴明显消化道症状;②黄疸迅速加深,总胆红素≥10×ULN或上升≥17.1 μmol·L^{-1}·d^{-1};③有出血表现,凝血酶原活动度≤40%或INR≥1.5。

3. **慢加急性肝衰竭** 在慢性肝病的基础上,由各种诱因引起以急性黄疸加深、凝血功能障碍为表现的综合征,可合并肝性脑病、腹水、电解质紊乱、感染、肝肾综合征、肝肺综合征等并发症,以及肝外器官功能衰竭。黄疸迅速加深,总胆红素≥10×ULN或上升≥

17.1 $\mu mol \cdot L^{-1} \cdot d^{-1}$;有出血表现,凝血酶原活动度≤40%或 INR≥1.5。

4. 慢性肝衰竭 在肝硬化的基础上,缓慢出现肝功能进行性减退和失代偿。①总胆红素升高,但一般<10×ULN;②血清白蛋白水平明显降低;③血小板计数明显下降,凝血酶原活动度≤40%或 INR≥1.5;④有顽固性腹水或门静脉高压表现;⑤肝性脑病。

(三) 辅助检查

1. 实验室检查

(1) 凝血酶原时间和凝血酶原活动度,是诊断肝衰竭、判断预后最敏感的指标之一。

(2) 总胆红素显著升高(≥171 $\mu mol/L$),丙氨酸转氨酶和天冬氨酸转氨酶呈轻度升高或正常,即"胆酶分离"现象,提示预后不佳。

(3) 人血清白蛋白、胆碱酯酶、血脂、血糖、血清钠、血小板等指标对肝衰竭预后评估有一定参考价值。

2. 影像学检查 腹部超声(肝、胆、脾、胰、肾、胸腹水)、CT 或 MRI 等,可用于评估肝脏的大小、形态和结构,评估门静脉情况及用于肝硬化诊断。

3. 肝脏储备功能检测 即吲哚菁绿清除试验,可动态评估患者的有效肝功能或肝储备功能,对肝衰竭预后、肝移植术前评估有重要价值。

(四) 肝衰竭的治疗原则

肝衰竭诊断明确后,应动态评估病情、加强监护和治疗,原则上强调早期诊断、早期治疗,采取相应的病因治疗和综合治疗措施,并积极防治并发症。

1. 内科综合治疗

(1) 一般支持治疗:①卧床休息,减少体力消耗。②加强病情监护,完善相关实验室检查。③营养支持。④积极纠正低蛋白血症。⑤加强消毒隔离和基础护理,预防医院内感染发生。

(2) 对症治疗:①应用护肝药物,包括抗炎护肝药、肝细胞膜保护剂、解毒保肝药及利胆药等。②微生态调节:可应用肠道微生态制剂、乳果糖等以减少肠道细菌易位或内毒素血症的发生。③免疫调节剂:肾上腺皮质激素在肝衰竭治疗中的应用尚存在不同意见。

(3) 病因治疗。①肝炎病毒感染:对 HBV DNA 阳性的肝衰竭患者,不论 HBV DNA 载量高低,均应立即使用核苷(酸)类药物进行抗病毒治疗;对 HCV RNA 阳性的患者,可根据肝衰竭的发展情况选择抗病毒时机及药物治疗;对甲型、戊型肝炎病毒感染引起急性肝衰竭的患者,目前尚无病毒特异性治疗方案。②其他病毒感染:确诊或疑似疱疹病毒或水痘-带状疱疹病毒感染导致急性肝衰竭的患者,应使用阿昔洛韦治疗,危重者可考虑进行肝移植。③药物性肝损伤:立即停用所有可疑的药物,追溯过去 6 个月的服药史(包括处方药、中草药、非处方药、膳食补充剂等)。④急性妊娠期脂肪肝、HELLP 综合征(hemolysis, elevated liver function and low platelet count syndrome)导致的肝衰竭:建议立即终止妊娠,如果终止妊娠后病情仍继续进展,需考虑人工肝和肝移植治疗。⑤肝豆状核变性:建议行人工肝治疗,可以在较短时间内改善病情。

2. 非生物型人工肝支持治疗

(1) 治疗机制:通过体外的机械、理化和生物装置,清除各种有害物质,补充必需物质,改善机体内环境,暂时替代衰竭肝脏的部分功能,为肝细胞再生及肝功能恢复创造条件或等待机会进行肝移植。

(2)适应证:①各种原因引起的肝衰竭前、早、中期。②患终末期肝病,在肝移植术前等待肝源,在肝移植术后出现排异反应的患者。③严重胆汁淤积性肝病,各种原因引起的严重高胆红素血症者。④其他疾病:如合并严重肝损害的脓毒血症、多器官功能障碍综合征、急性中毒、难治性重症免疫性疾病、血栓性血小板减少性紫癜、重症肌无力等。

(3)相对禁忌证:①严重活动性出血或弥散性血管内凝血者。②对治疗过程中所用血制品或药品严重过敏者。③血流动力学不稳定、循环功能衰竭者。④心、脑梗死非稳定期者。

3. 肝移植

肝移植是治疗各种原因所致的中、晚期肝功能衰竭的最有效的方法之一,适用于经积极内科综合治疗和(或)人工肝治疗后疗效欠佳,不能通过上述方法好转或恢复者。

参考文献

[1] 中华医学会感染病学分会肝衰竭与人工肝学组,中华医学会肝病学分会重型肝病与人工肝学组.肝衰竭诊治指南(2018年版)[J].现代医药卫生,2018,34(24):3897-3904.

[2] 曹竹君,张宸溪,谢青.慢加急性肝衰竭的国际标准与临床管理优化[J].临床肝胆病杂志,2021,37(4):745-751.

[3] 四川大学华西医院.非生物型人工肝设备与技术专家共识[J].中国医学装备,2023,20(3):176-185.

[4] ALLER DE LA FUENTE R. Nutrition and chronic liver disease [J]. Clin Drug Investig, 2022,42(Suppl 1):55-61.

[5] SINGH V, DE A, MEHTANI R, et al. Asia-Pacific association for study of liver guidelines on management of ascites in liver disease [J]. Hepatol Int, 2023,17(4):792-826.

[6] 张明明,张岭漪.吲哚菁绿清除试验评估肝储备功能的应用价值[J].临床肝胆病杂志,2019,35(8):1878-1881.

[7] 中华医学会肝病学分会,中华医学会消化病学分会.终末期肝病临床营养指南[J].实用肝脏病杂志,2019,22(5):624-635.

[8] 尤黎明,吴瑛.内科护理学[M].7版.北京:人民卫生出版社,2022.

[9] 李兰娟,任红.传染病学[M].9版.北京:人民卫生出版社,2019.

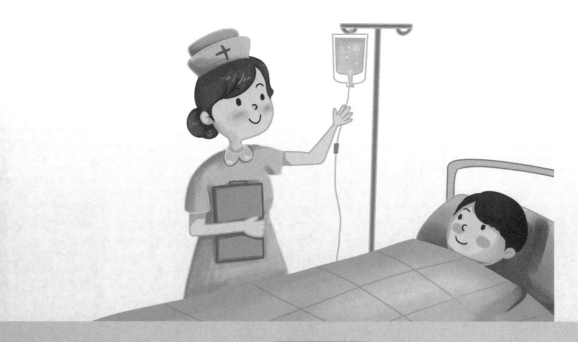

第八章

库欣病案例和相关护理技术

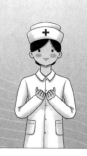

第八章
库欣病案例和相关护理技术

一、案例

陈女士,43 岁,已婚。2006 年患者无明显诱因下出现脸变圆,体重进行性增加,全身毳毛增多,多个关节疼痛,月经紊乱,伴有间断头痛,就诊于当地医院,诊断为高血压,给予口服降压治疗。2017 年 12 月患者自行监测血压,发现最高达 170/120 mmHg,就诊医院完善相关激素水平实验室检查,诊断为库欣病。2018 年 2 月患者在当地医院行经鼻蝶入路垂体瘤切除术,术后予以醋酸泼尼松、优甲乐替代治疗。2018 年 9 月患者于当地医院门诊复查发现血皮质醇升高,考虑复发可能,建议进一步就诊。之后患者由于疫情原因未定期复查。此次为求进一步诊治于 2022 年 9 月 26 日以"库欣综合征"收住内分泌科入院治疗。经内分泌科确诊,10 月 10 日转神经外科,于 10 月 11 日行经蝶鞍区占位切除手术,后予以各项对症支持治疗,于 11 月 9 日出院。

二、主要的病情介绍

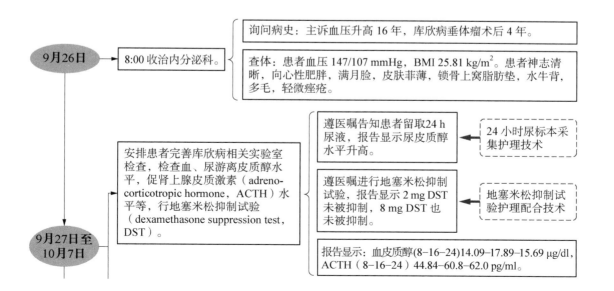

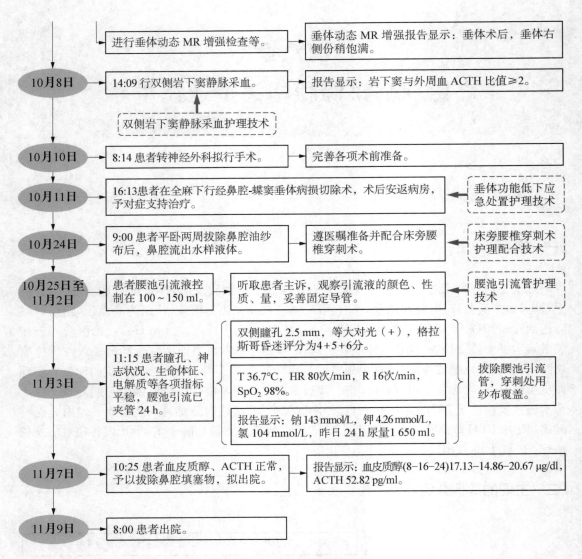

图 8 - 1 患者主要病情演进过程

三、护理程序

根据本案例制订护理计划,如表 8 - 1 所示。

表 8 - 1 患者护理计划

日期	护理诊断	诊断依据	护理目标	护理措施	评价
9 月 26 日	知识缺乏	与库欣病相关知识缺乏有关。	患者了解库欣病相关知识。	(1)向患者讲解疾病相关知识,取得患者的配合。 (2)告知患者进行相关检查的注意事项。	(1)患者熟悉疾病相关知识。 (2)患者能正确配合完成相关检查。

（续表）

日期	护理诊断	诊断依据	护理目标	护理措施	评价
9月26日	焦虑	与患者担心疾病复发及处于陌生的环境有关。	减轻焦虑。	（1）向患者讲解治疗成功的案例,增强患者的治疗信心。 （2）向患者介绍病区环境,介绍患者认识责任护士/医生、护士长。	患者焦虑减轻,情绪和心理状态稳定。
10月8日	潜在并发症:出血	与患者行双侧岩下窦静脉采血有关。	患者穿刺处无出血发生。	（1）穿刺前告知患者双侧岩下窦静脉采血的基本原理和检查目的。 （2）穿刺后给予压迫止血器对穿刺部位进行压迫止血,观察穿刺部位情况,嘱患者遵医嘱绝对卧床。	患者穿刺处无渗血和渗液。
10月11日	排尿异常	与抗利尿激素分泌失常有关。	患者尿量控制平稳。	（1）关注患者的主诉,监测24 h尿量,准确记录出入水量,遵医嘱使用药物,保持液体出入量平衡。 （2）根据尿常规的各项指标,指导患者饮水。	10月12日患者尿量为3 600 ml,继续观察。 10月14日患者尿量为1 800 ml。
10月11日	潜在并发症:电解质紊乱	与下丘脑功能失调及尿崩症有关。	患者血清电解质在正常范围内。	（1）监测患者血清电解质结果及生命体征。 （2）加强营养支持,给予个体化营养指导。 （3）遵医嘱正确给药,密切观察药物治疗效果及不良反应。	10月13日6:00患者血清电解质在正常范围内。
10月11日	潜在并发症:脑脊液鼻漏	与术后鞍隔破损有关。	及时发现并发症,协助医生行腰椎穿刺引流。	（1）协助患者采取平卧位。 （2）观察患者鼻腔中有无清亮液体流出,嘱患者绝对卧床。 （3）必要时遵医嘱行腰椎穿刺蛛网膜下隙置管,持续体外引流。	10月24日9:00拔除鼻腔油纱布后鼻腔流出水样液体,行床旁腰椎穿刺术,置管持续引流。
10月24日	焦虑	与发生脑脊液鼻漏、需要留置腰池引流管有关。	患者焦虑减轻	（1）倾听患者的主诉,为患者提供心理护理。 （2）告知患者腰池引流管放置的必要性。	患者积极配合腰池引流管的放置,情绪稳定。
10月25日	疼痛	与腰池引流过快引起的颅内压降低有关。	引流速度合适,患者无头痛。	（1）合理安置患者体位,以减轻颅内压降低引起的头痛症状。 （2）引流管保持通畅,避免牵拉引流管。 （3）严密观察患者的病情变化。	10月25日至11月2日患者腰池引流管通畅,主诉头痛缓解。

(续表)

日期	护理诊断	诊断依据	护理目标	护理措施	评价
10月25日	有感染的危险	与腰池引流管留置期间操作污染和患者抵抗力下降有关。	不发生颅内感染。	(1) 严格注意无菌操作。 (2) 置管后用无菌膜隔离污染源。 (3) 密切观察患者生命体征、意识状况、瞳孔的变化。 (4) 注意引流液的颜色、性质、量。 (5) 控制引流管的留置时间。 (6) 关注患者的营养摄入,促进伤口愈合。	患者未发生颅内感染。
10月25日	潜在并发症:腰池引流管滑脱	与固定方法不当有关。	不发生腰池引流管滑脱。	(1) 告知患者腰池引流管的作用及重要性。 (2) 导管留置期间患者应平卧,或遵医嘱取合适体位。 (3) 对于意识不清、躁动不安或有精神症状等不能配合的患者,应予以适当约束,遵医嘱使用药物镇静。 (4) 严格保持系统密闭,保证各开关处于功能状态,观察有无引流液或有无水柱波动。	患者腰池引流管留置期间未发生滑脱。
11月8日	知识缺乏	与出院相关知识缺乏有关。	患者知晓出院后注意事项及随访过程。	(1) 嘱患者应注意营养均衡,遵医嘱定时定量服药,出院后每周复查血清电解质1~2次。 (2) 告知患者要劳逸结合,预防感冒。 (3) 提醒患者应定期门诊随访,随访内容为体征检查及内分泌学实验室检查。	患者了解出院后自我护理要点和随访要求。

▌四、护理记录

本例患者的护理记录,如表8-2所示。

表8-2 患者护理记录表

日期	时间	护理记录
9月26日	7:05	**A(评估)**:患者因诊断为"库欣病"入院。 ♯1P(诊断):知识缺乏。 **I(措施)**: (1) 评估患者的学习意愿和能力。 (2) 根据患者情况向其讲解疾病相关知识。

(续表)

日期	时间	护　理　记　录
9 月 26 日	9:30	(3) 告知患者实验室检查的相关流程和注意事项,取得患者的配合。 **O(结果):** 9 月 29 日 11:00 评价:患者了解疾病相关知识,配合治疗和护理。 **A(评估):**与担心疾病复发有关。 ♯2P(诊断):焦虑。 **I(措施):** (1) 向患者做疾病相关知识指导,同时介绍治疗成功的案例,增强患者治疗信心。 (2) 向患者介绍病区环境,介绍其认识责任护士/医生、护士长,消除其对环境的陌生感。 (3) 鼓励患者表达自己的想法,提供心理疏导。必要时请心理科会诊。 **O(结果):** 9 月 29 日 16:00 评价:患者了解疾病情况后,情绪平稳。能配合完成相关检验和检查。 **A(评估):**患者不知晓疾病引起其血压升高的原因。 ♯3P(诊断):知识缺乏。 **I(措施):** (1) 遵医嘱按时给予患者降压药物,并督促其按时服用。向患者解释其血压升高的原因。 (2) 观察患者服药后有无出现不良反应。指导患者用药后要注意体位改变时动作放缓,避免发生体位性低血压。 (3) 做好每天一次血压监测,评估患者有无头晕、头疼等高血压症状。 (4) 指导患者进行适当的运动锻炼,如饭后散步,但应注意安全,防止跌倒。 (5) 指导患者掌握正确的血压监测技术。 **O(结果):** 9 月 28 日 16:00 评价:患者血压平稳,知晓自身血压升高的原因,能接受下一步治疗。 11 月 9 日 10:00 评价:患者出院时血压为 131/94 mmHg。
10 月 8 日	7:30	**A(评估):**与患者行双侧岩下窦静脉采血有关。 ♯1P(诊断):潜在并发症:出血。 **I(措施):** (1) 穿刺前向患者介绍双侧岩下窦静脉采血的基本原理和检查目的,消除患者的紧张情绪。 (2) 穿刺后嘱患者绝对卧床 6 h,同时在穿刺部位给予压迫止血器进行压迫止血,根据医嘱对止血器压力进行调节。 (3) 穿刺后,穿刺侧肢体在 6 h 内限制活动,同时观察伤口敷料有无渗血、渗液,压迫处皮肤颜色有无异常、有无肿胀以及采血侧下肢的皮肤温度是否正常。 (4) 指导患者绝对卧床期间在床上使用便器进行大、小便。 **O(结果):** 10 月 8 日 16:00 评价:患者穿刺处无出血。
10 月 11 日	16:13	**A(评估):**患者经鼻腔-蝶窦垂体病损切除术后。 ♯1P(诊断):排尿异常。 **I(措施):** (1) 定时观察患者有无口渴、多饮症状,皮肤弹性有无改变。 (2) 准确记录出入水量,遵医嘱选择适当的药物进行治疗,保持液体出入量平衡,注意观察患者心率、呼吸、血压、瞳孔、意识状况的变化。 (3) 留取尿常规,注意尿比重等各项指标结果,指导患者饮水。

日期	时间	护 理 记 录
		O(结果): 10 月 12 日 6:00 评价:患者尿量 3 600 ml,暂无口渴、乏力等表现,HR 82 次/min,R 14 次/min,BP 134/77 mmHg,双侧瞳孔 2.5 mm,等大对光(+),GCS 4+5+6 分。
10 月 11 日	18:00	**A(评估):**患者经鼻腔-蝶窦垂体病损切除术后。 ♯2P(诊断):潜在并发症:电解质紊乱。 **I(措施):** (1) 监测患者血清电解质的检查结果:血钠、血钾、血氯、血钙、血镁、血磷。 (2) 监测患者的生命体征,尤其注意心电图波形的改变,谨防血钾波动影响心功能。 (3) 加强营养支持,提供个体化营养指导,根据患者病情制订饮食方案,合理调整摄入水量,必要时补充电解质。 (4) 患者如出现头昏、恶心、呕吐、全身虚弱、四肢无力等,立即通知医生,遵医嘱正确执行用药,密切观察药物治疗效果及不良反应,评估患者发生跌倒的风险。 **O(结果):** 10 月 13 日 6:00 评价:患者的血清电解质在正常范围内。
10 月 11 日	20:30	**A(评估):**患者经鼻腔-蝶窦垂体病损切除术后。 ♯3P(诊断):潜在并发症:脑脊液鼻漏。 **I(措施):** (1) 体位安置:取平卧位。 (2) 及时发现脑脊液鼻漏的症状,嘱患者避免用力咳嗽、打喷嚏、抠鼻、擤鼻涕、自行填塞鼻腔等,以免造成压力升高,使伤口不易愈合。观察患者鼻腔中有无清亮液体流出,轻者无须特殊处理,嘱患者绝对卧床。 (3) 必要时遵医嘱行腰椎穿刺蛛网膜下隙置管,持续体外引流,每日观察引流液的颜色、性质、量,促进漏口早日愈合。 **O(结果):** 10 月 24 日 9:00 评价:拔除鼻腔油纱布后鼻腔流出水样液体,行床旁腰椎穿刺术,置管持续引流。
10 月 24 日	9:30	**A(评估):**患者担心因脑脊液鼻漏影响病情预后。 ♯1P(诊断):焦虑。 **I(措施):** (1) 为患者提供心理护理:告知其穿刺中需要配合的注意事项,消除患者的紧张情绪,使其保持良好的心态,情绪稳定。 (2) 保持环境安静,温度适宜,保证患者休息充足。 (3) 告知患者腰池引流管放置的作用及必要性,有利于疾病恢复。 **O(结果):** 10 月 24 日 16:00 评价:患者知晓腰池引流管留置的必要性及相关注意事项,情绪平稳,沟通良好,配合治疗。
10 月 25 日	8:30	**A(评估):**患者主诉头痛。 ♯1P(诊断):疼痛。 **I(措施):** (1) 体位安置:置管后 6 h 内去枕平卧,腰池引流管开放过程中,患者应取低枕平卧位,以减轻颅内压降低引起的头痛症状。 (2) 引流管保持通畅,定期检查有无扭曲、受压,患者翻身、活动时防止牵拉引流管。 (3) 应适当限制患者床上活动的范围,导管固定时应预留出合适的长度,协助患者翻身时应动作缓慢,避免牵拉引流管。

(续表)

日期	时间	护 理 记 录
		(4) 病情观察:穿刺及置管后 12 h 内严密观察患者意识状况、瞳孔和生命体征的变化,24 h 后根据患者病情予以定时监测。 **O(结果)**: 10 月 25 日 16:00 评价:患者腰池引流管通畅,主诉头痛缓解。
11 月 8 日	8:30	**A(评估)**:患者缺乏出院相关知识。 ♯1P(诊断):知识缺乏。 **I(措施)**: (1) 嘱患者应保持心情舒畅,避免情绪激动。 (2) 指导患者饮食应均衡,每天补充新鲜蔬菜和水果,保持大便通畅。 (3) 指导患者遵医嘱定时定量服药,不要随意减药或停药,建议出院后每周复查血清电解质 1~2 次,如有乏力、食欲缺乏、恶心等不适,及时至医院就诊查血清电解质。 (4) 告知患者回家后适当活动,以静养休息为主,预防感冒。 (5) 提醒患者定期门诊随访,随访内容为体征检查及内分泌学实验室检查。 **O(结果)**: 11 月 9 日 9:00 评价:患者知晓出院后自我护理要点和随访要求。

五、库欣病的护理关键点和护理技术

(一) 护理关键点

1. 评估

1) 基础评估

(1) 主要病史:评估患者有无合并其他部位肿瘤或其他疾病,目前有无糖皮质激素类药物使用情况。

(2) 家族史:评估患者有无高血压、糖尿病、心脏病、肿瘤等家族遗传病史。

(3) 心理社会评估:评估患者有无抑郁、情绪不稳定、烦躁、失眠等。

(4) 生活方式和社会支持:评估患者的作息习惯、家属对患者的支持程度、经济能力等。

2) 专科评估

(1) 身体外形评估:评估患者有无满月脸、水牛背、向心性肥胖、多毛等症状,皮肤有无瘀斑、紫纹、面部痤疮等,有无皮肤瘙痒、皮肤变薄等症状。

(2) 血压评估:评估患者有无头痛、头晕等高血压伴随症状。

(3) 血糖评估:评估患者血糖是否升高。

2. 库欣病相关实验室检查

1) 24 小时尿标本采集　为了明确诊断,需要患者配合留取 24 小时尿标本进行相关项目检测,如 24 小时尿皮质醇、24 小时尿电解质等。在留取过程中,护士应评估患者的排尿情况,告知患者尿标本采集的目的和配合方法,在采集标本容器的标签上注明采集的床号、姓名、采集时间等重要信息。24 小时尿皮质醇或醛固酮测定时统一使用冰醋酸,用量为 24 h 尿液中加入 10 ml,进行其他检测时不用特别添加防腐剂。(具体流程详见护理技术 1:24 小时尿标本采集护理技术)

2) 地塞米松抑制试验　地塞米松抑制试验主要用于库欣综合征的定性诊断和病因诊断。在整个试验过程中,为了确保试验的正确和结果的准确,患者服药时间、剂量必须要正确。护士采血的时间要正确,并注明相应的时间。(具体流程详见护理技术 2:地塞米松抑制试验护理技术)

3) 双侧岩下窦静脉采血技术　双侧岩下窦静脉采血是诊断库欣病的金标准。主要是将导管置入股静脉至双侧岩下窦,抽取两侧岩下窦内和股静脉血样,测定 ACTH 水平。通过比较中枢和外周的 ACTH 分泌梯度差异来明确 ACTH 分泌是否来源于垂体。(具体流程详见护理技术 3:双侧岩下窦静脉采血护理技术)

3. 围手术期管理

1) 术前准备　对经鼻蝶入路手术的患者,术前给予氧氟沙星滴眼液、呋麻滴鼻液交替滴鼻,每次 2～3 滴,滴药时采用平卧仰头位,使药液充分进入鼻腔。嘱患者每次进餐后用甲硝唑漱口液漱口。皮肤准备:患者须剪鼻毛,应动作轻稳,防止损伤鼻黏膜而致鼻腔感染。观察有无鼻部疾患。如有感染存在,须改期手术。另外还要行右大腿外侧备皮 10～20 cm,以备手术中取皮下脂肪填塞蝶鞍。

2) 术后卧位　患者麻醉未清醒时,取平卧位,头偏向一侧。术后一般平卧 5～7 日,对于无脑脊液鼻漏者,可遵医嘱抬高床头 15°～30°;有脑脊液鼻漏的患者应取去枕平卧位卧床 7～15 天,避免因大量脑脊液外流不断冲刷伤口,使漏口扩大。

3) 术后防脑脊液漏　及时发现脑脊液鼻漏的症状,严密观察患者意识、瞳孔、生命体征的变化,避免从鼻腔内吸痰或插胃管,嘱患者应避免用力咳嗽、打喷嚏、抠鼻、擤鼻涕、自行填塞鼻腔等。予咳嗽的患者以镇咳药物,保持鼻前庭清洁。

4) 术后防感染　病室每日通风 2 次,减少探视和人员流动。保持鼻腔清洁,防止脑脊液反流入颅腔,造成逆行感染。观察体温变化,注意有无脑脊液漏,遵医嘱应用抗生素。

5) 伤口护理　拔出鼻腔填塞纱条后勿用棉球或纱布填塞鼻腔。右大腿外侧伤口 3～5 天换药一次,无须拆线。

4. 库欣病术后并发症处理

1) 尿崩症　由于手术对垂体后叶及垂体柄的影响,术后一过性尿崩的发生率较高,了解患者有无口渴、多饮症状,注意患者皮肤弹性的改变。监测患者 24 h 尿量,准确记录出入水量,合理静脉补液,保持液体出入量平衡。

2) 水电解质紊乱　与下丘脑功能失调及尿崩症有关,可造成低血钾、低血钠等水电解质紊乱。患者可出现头昏、恶心、呕吐、全身虚弱、四肢无力等。临床上每日进行血生化检查,监测血清电解质情况并及时补充。

3) 脑脊液鼻漏　由于术后鞍隔破损所致,脑脊液鼻漏可发生于术后 3～7 天,尤其是拔出鼻腔填塞纱条后。观察患者鼻腔中有无清亮液体流出,轻者无须特殊处理,嘱患者绝对卧床,必要时配合医生行腰椎穿刺蛛网膜下隙置管(具体流程详见护理技术 5:床旁腰椎穿刺术护理配合技术),持续体外引流,每日观察引流液的颜色、性质、量,促进漏口早日愈合。(具体流程详见护理技术 6:腰池引流管护理技术)

4) 垂体功能低下　由于机体不适应激素的变化而引起。常发生于术后 3～5 天。患者可出现头昏、恶心、呕吐、血压下降等症状。一般用氢化可的松 100 mg 静脉滴注后可缓解。(具体流程详见护理技术 4:垂体功能低下应急处置护理技术)

5. 健康宣教

在患者入院、术前与术后、出院时做好健康宣教，包括用药、饮食、活动强度等方面的内容。

6. 出院随访

嘱患者定期门诊随访，一般为出院后一个月或遵医嘱进行门诊随访，随访内容为体格检查及内分泌学检查。

（二）护理技术

1. 24 小时尿标本采集护理技术

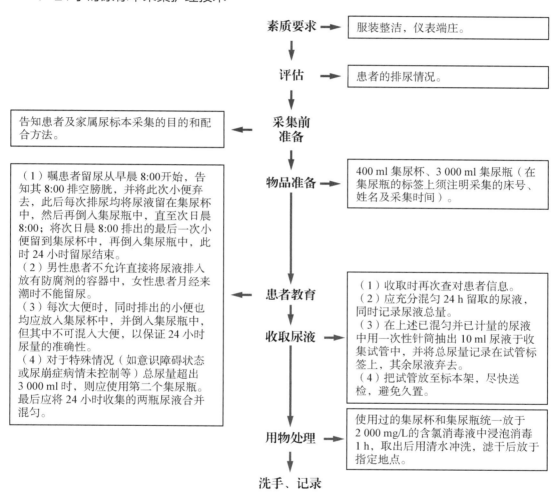

2. 地塞米松抑制试验护理技术

2 mg 地塞米松抑制试验护理技术

物品准备 → 地塞米松口服药（0.75 mg/粒）、真空采血管、采血针、止血带、皮肤消毒剂、干棉签、治疗盘、弯盘、集尿杯、集尿瓶等。

试验日晨 8：00、下午16：00、午夜24：00各服地塞米松 0.75 mg，连续 2 天。

服药后第 2、3 天，于晨 8：00 开始留取 24 小时尿皮质醇，同时静脉采血检验血皮质醇

服药后第 3、4 天，晨 8：00 收集尿

用物处理 → （1）锐器放置于专用锐器盒内，一次性医疗废弃物扔于黄色垃圾袋，生活垃圾扔于黑色垃圾袋。
（2）集尿杯和集尿瓶统一回收后放于 2 000 mg/L 的含氯消毒液中浸泡消毒 1 h，之后用清水冲洗并晾干。

洗手、记录

8 mg 地塞米松抑制试验护理技术

素质要求 → 服装整洁，仪表端庄。

（1）患者在整个试验过程中饮食与饮水情况与平时保持一致，不需要禁食。
（2）患者服药当晚正常睡眠，护士提醒患者服药。
（3）采血前，嘱患者在床位上休息，避免剧烈活动和情绪波动。 ← 患者教育

物品准备 → 地塞米松口服药（0.75 mg/粒）、真空采血管、采血针、止血带、皮肤消毒剂、干棉签、治疗盘、弯盘、集尿杯、集尿瓶等。

试验日晨 8：00、晚 20：00 各服地塞米松 3 片；下午 14：00、凌晨 2：00 各服地塞米松 2.5 片，连续 2 天。

服药后第 2、3 天，于晨 8：00 开始留取 24 小时尿皮质醇，同时静脉采血检验血皮质醇

服药后第 3、4 天，晨 8：00 收集尿液

用物处理 → （1）锐器放置于专用锐器盒内，一次性医疗废弃物扔于黄色垃圾袋，生活垃圾扔于黑色垃圾袋。
（2）集尿杯和集尿瓶统一回收后放于 2 000 mg/L 的含氯消毒液中浸泡消毒 1 h，之后用清水冲洗并晾干。

洗手、记录

3. 双侧岩下窦静脉采血护理技术

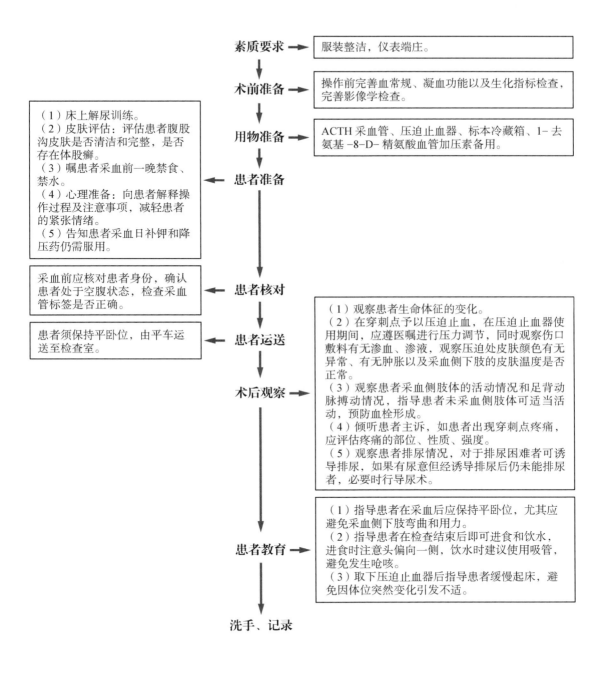

素质要求 ➡ 服装整洁，仪表端庄。

术前准备 ➡ 操作前完善血常规、凝血功能以及生化指标检查，完善影像学检查。

用物准备 ➡ ACTH 采血管、压迫止血器、标本冷藏箱、1- 去氨基 -8-D- 精氨酸血管加压素备用。

（1）床上解尿训练。
（2）皮肤评估：评估患者腹股沟皮肤是否清洁和完整，是否存在体股癣。
（3）嘱患者采血前一晚禁食、禁水。
（4）心理准备：向患者解释操作过程及注意事项，减轻患者的紧张情绪。
（5）告知患者采血日补钾和降压药仍需服用。
⬅ **患者准备**

采血前应核对患者身份，确认患者处于空腹状态，检查采血管标签是否正确。
⬅ **患者核对**

患者须保持平卧位，由平车运送至检查室。
⬅ **患者运送**

术后观察 ➡ （1）观察患者生命体征的变化。
（2）在穿刺点予以压迫止血，在压迫止血器使用期间，应遵医嘱进行压力调节，同时观察伤口敷料有无渗血、渗液，观察压迫处皮肤颜色有无异常、有无肿胀以及采血侧下肢的皮肤温度是否正常。
（3）观察患者采血侧肢体的活动情况和足背动脉搏动情况，指导患者未采血侧肢体可适当活动，预防血栓形成。
（4）倾听患者主诉，如患者出现穿刺点疼痛，应评估疼痛的部位、性质、强度。
（5）观察患者排尿情况，对于排尿困难者可诱导排尿，如果有尿意但经诱导排尿后仍未能排尿者，必要时行导尿术。

患者教育 ➡ （1）指导患者在采血后应保持平卧位，尤其应避免采血侧下肢弯曲和用力。
（2）指导患者在检查结束后即可进食和饮水，进食时注意头偏向一侧，饮水时建议使用吸管，避免发生呛咳。
（3）取下压迫止血器后指导患者缓慢起床，避免因体位突然变化引发不适。

洗手、记录

4. 垂体功能低下应急处置护理技术

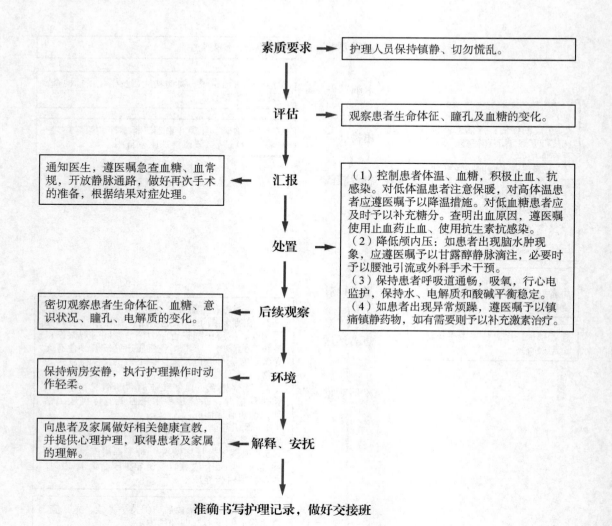

素质要求 → 护理人员保持镇静、切勿慌乱。

评估 → 观察患者生命体征、瞳孔及血糖的变化。

通知医生，遵医嘱急查血糖、血常规，开放静脉通路，做好再次手术的准备，根据结果对症处理。 ← **汇报**

处置 → （1）控制患者体温、血糖，积极止血、抗感染。对低体温患者注意保暖，对高体温患者应遵医嘱予以降温措施。对低血糖患者应及时予以补充糖分。查明出血原因，遵医嘱使用止血药止血、使用抗生素抗感染。
（2）降低颅内压：如患者出现脑水肿现象，应遵医嘱予以甘露醇静脉滴注，必要时予以腰池引流或外科手术干预。
（3）保持患者呼吸道通畅，吸氧，行心电监护，保持水、电解质和酸碱平衡稳定。
（4）如患者出现异常烦躁，遵医嘱予以镇痛镇静药物，如有需要则予以补充激素治疗。

密切观察患者生命体征、血糖、意识状况、瞳孔、电解质的变化。 ← **后续观察**

保持病房安静，执行护理操作时动作轻柔。 ← **环境**

向患者及家属做好相关健康宣教，并提供心理护理，取得患者及家属的理解。 ← **解释、安抚**

准确书写护理记录，做好交接班

5. 床旁腰椎穿刺术护理配合技术

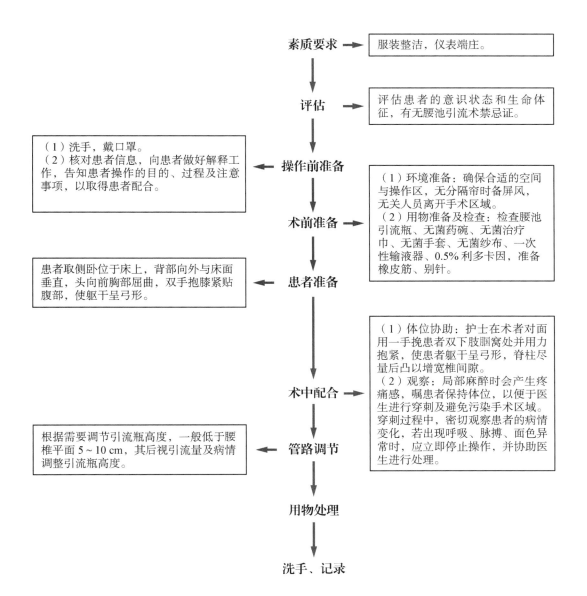

素质要求 → 服装整洁，仪表端庄。

评估 → 评估患者的意识状态和生命体征，有无腰池引流术禁忌证。

（1）洗手，戴口罩。
（2）核对患者信息，向患者做好解释工作，告知患者操作的目的、过程及注意事项，以取得患者配合。
← **操作前准备**

术前准备 →
（1）环境准备：确保合适的空间与操作区，无分隔帘时备屏风，无关人员离开手术区域。
（2）用物准备及检查：检查腰池引流瓶、无菌药碗、无菌治疗巾、无菌手套、无菌纱布、一次性输液器、0.5%利多卡因，准备橡皮筋、别针。

患者取侧卧位于床上，背部向外与床面垂直，头向前胸部屈曲，双手抱膝紧贴腹部，使躯干呈弓形。
← **患者准备**

术中配合 →
（1）体位协助：护士在术者对面用一手挽患者双下肢腘窝处并用力抱紧，使患者躯干呈弓形，脊柱尽量后凸以增宽椎间隙。
（2）观察：局部麻醉时会产生疼痛感，嘱患者保持体位，以便于医生进行穿刺及避免污染手术区域。穿刺过程中，密切观察患者的病情变化，若出现呼吸、脉搏、面色异常时，应立即停止操作，并协助医生进行处理。

根据需要调节引流瓶高度，一般低于腰椎平面 5～10 cm，其后视引流量及病情调整引流瓶高度。
← **管路调节**

用物处理

洗手、记录

6. 腰池引流管护理技术

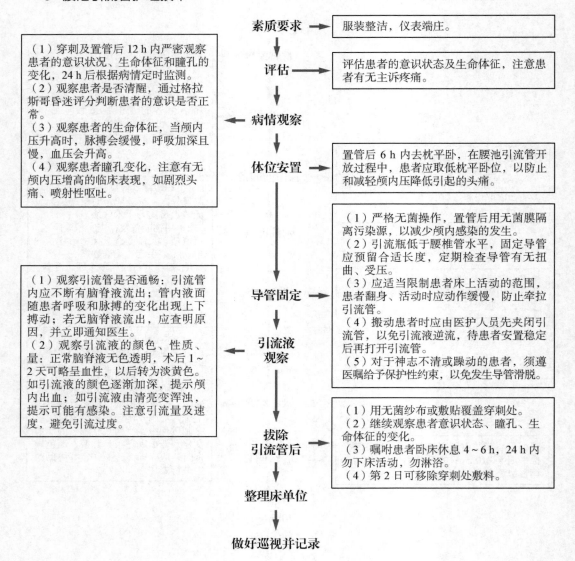

（1）穿刺及置管后 12 h 内严密观察患者的意识状况、生命体征和瞳孔的变化，24 h 后根据病情定时监测。
（2）观察患者是否清醒，通过格拉斯哥昏迷评分判断患者的意识是否正常。
（3）观察患者的生命体征，当颅内压升高时，脉搏会缓慢，呼吸加深且慢，血压会升高。
（4）观察患者瞳孔变化，注意有无颅内压增高的临床表现，如剧烈头痛、喷射性呕吐。

素质要求 → 服装整洁，仪表端庄。

评估 → 评估患者的意识状态及生命体征，注意患者有无主诉疼痛。

病情观察

体位安置 → 置管后 6 h 内去枕平卧，在腰池引流管开放过程中，患者应取低枕平卧位，以防止和减轻颅内压降低引起的头痛。

导管固定 →
（1）严格无菌操作，置管后用无菌膜隔离污染源，以减少颅内感染的发生。
（2）引流瓶低于腰椎管水平，固定导管应预留合适长度，定期检查导管有无扭曲、受压。
（3）应适当限制患者床上活动的范围，患者翻身、活动时应动作缓慢，防止牵拉引流管。
（4）搬动患者时应由医护人员先夹闭引流管，以免引流液逆流，待患者安置稳定后再打开引流管。
（5）对于神志不清或躁动的患者，须遵医嘱给予保护性约束，以免发生导管滑脱。

（1）观察引流管是否通畅：引流管内应不断有脑脊液流出；管内液面随患者呼吸和脉搏的变化出现上下搏动；若无脑脊液流出，应查明原因，并立即通知医生。
（2）观察引流液的颜色、性质、量：正常脑脊液无色透明，术后 1～2 天可略呈血性，以后转为淡黄色。如引流液的颜色逐渐加深，提示颅内出血；如引流液由清亮变浑浊，提示可能有感染。注意引流量及速度，避免引流过度。

引流液观察

拔除引流管后 →
（1）用无菌纱布或敷贴覆盖穿刺处。
（2）继续观察患者意识状态、瞳孔、生命体征的变化。
（3）嘱咐患者卧床休息 4～6 h，24 h 内勿下床活动，勿淋浴。
（4）第 2 日可移除穿刺处敷料。

整理床单位

做好巡视并记录

▎六、库欣病的相关知识

（一）库欣病的定义

库欣病是垂体促肾上腺皮质激素分泌亢进引起的双侧肾上腺皮质增生和糖皮质激素分泌过多的病理现象。库欣病是皮质醇增多症最常见的一种临床类型，会导致一系列物质代谢紊乱和病理变化。库欣病是一种耗竭性疾病，极少自行缓解，若不及时诊治，病死率高。

（二）库欣病的临床表现

虽然我们认为库欣病是一种易于识别的疾病，但大多数受其影响的患者，临床表现千差万别,很多患者在明确诊断前已经有2～5年的病程。部分患者患该病的临床表现可能难以辨别,而另一部分患者则可能有库欣病典型的临床表现。

(1)面容及躯体改变:患者体重短期内明显增加,且通过节食或锻炼控制效果不佳,呈明显的向心性肥胖、满月脸、水牛背、锁骨上脂肪垫,脂肪还堆积在躯干的胸、腹、臀部,四肢相对瘦小;皮肤菲薄,出现紫纹;有时合并典型的骨质疏松性骨折,肌无力,肌萎缩;伤口不易愈合及易感染。患者可出现痤疮(多见于面部、前胸、后背),女性患者体毛增多,长胡须。

(2)对性腺功能的影响:皮质醇增多可抑制垂体促性腺激素的分泌,多数女性性欲减退,月经稀少,闭经,不孕。男性患者性欲减退,阳萎,睾丸萎缩。

(3)代谢异常:可出现电解质代谢紊乱、糖耐量异常等;晚期可合并心、脑血管、呼吸道疾病而死亡。

(三)库欣病的辅助检查

(1)实验室检查:主要是24小时尿游离皮质醇、血皮质醇、血 ACTH、甲状腺功能全套、泌乳素、生长激素、促性腺激素等指标,还有地塞米松抑制实验,有助于病情诊断和对治疗效果的判断。

(2)影像学检查:垂体增强 MRI 检查用于证实垂体微腺瘤的存在(大约1/3的微腺瘤因体积太小而在普通垂体 MRI 检查中无法识别);而对于一些垂体增强 MRI 检查未发现垂体瘤的患者,可以行岩下窦采血来辨别 ACTH 升高是中枢性垂体瘤引起还是外周性异位腺瘤引起的。

(四)库欣病的治疗原则

(1)手术治疗:一旦确诊库欣病,其理想的首选治疗方法是经蝶入路外科切除垂体腺瘤。垂体全部或部分切除可使约70%的患者症状完全缓解,其余患者有持续性症状。

(2)立体定向放射外科治疗:尽管手术切除是库欣病的首选治疗方法,但很多侵犯硬脑膜或海绵窦的腺瘤,在 MRI 影像上很难完全勾画出来,靠手术彻底切除很困难。因此,对术后仍有残余的库欣病患者而言,放射外科治疗是一个很重要的治疗手段。

(3)药物治疗:用于控制皮质醇增多症的药物主要包括促肾上腺皮质激素释放的调节药物(中枢性)和肾上腺皮质激素合成抑制剂两大类药物,但药物的作用相对有限。

参考文献

[1]谭惠文,唐宇,余叶蓉,等.国际垂体协会《库欣病的诊断和管理共识(更新版)》解读——诊断篇[J].中国全科医学,2022,25(20):2435-2442.

[2]唐宇,谭惠文,李建薇,等.国际垂体协会《库欣病的诊断和管理共识(更新版)》解读——药物篇[J].中国全科医学,2022,25(36):4483-4490.

[3]郑思阳,尹卫,黄达,等.双侧岩下窦采血在疑难库欣病的诊断及手术疗效评估中的应用(附10例病例)[J].罕少疾病杂志,2022,29(11):88-90.

[4]孙博文,冯铭,张家亮,等.库欣病临床诊断研究进展[J].中国现代神经疾病杂志,2020,20(3):162-165.

[5]张微微,余叶蓉,谭惠文,等.精氨酸血管加压素刺激试验与大剂量地塞米松抑制试验在库欣病与异位促肾上腺皮质激素综合征诊断中的价值[J].中华医学杂志,2016,96(11):845-849.

［6］曹磊,张亚卓.库欣病的治疗研究进展［J］.中华神经外科杂志,2020,36(10):1073-1076.

［7］BARNETT R. Cushing's syndrome［J］. Lancet, 2016,388(10045):649.

［8］WEBB S M, SANTOS A, AULINAS A, et al. Patient-centered outcomes with pituitary and parasellar disease［J］. Neuroendocrinology, 2020,110(9-10):882-888.

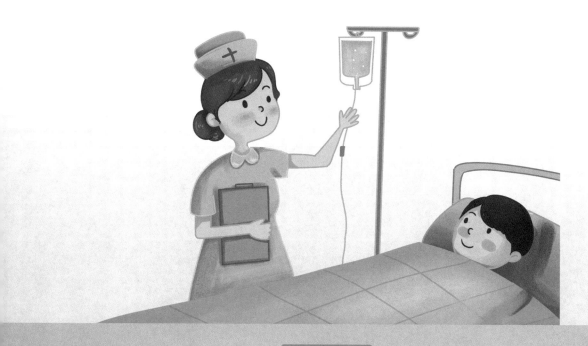

第九章

炎症性肠病案例和相关护理技术

1. 空肠营养输注护理技术

2. 胶囊内镜检查护理配合技术

3. 肠镜检查护理配合技术

4. 选择性白细胞吸附治疗护理技术

5. 英夫利昔单抗输注护理技术

6. 乌司奴单抗注射护理技术

第九章
炎症性肠病案例和相关护理技术

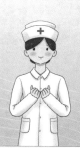

一、案例

　　顾某,女,18 岁,籍贯上海,学生。患者于 2021 年 5 月无明显诱因下出现发热、腹泻、腹痛,体重下降,口腔多发性溃疡,外阴散发性皮疹。患者于外院就诊,反复予消炎、激素等对症治疗,症状未有明显好转。2021 年 7 月 22 日患者腹痛症状再次加重,至我院急诊科就诊,行腹盆 CT 平扫,考虑局部脓肿形成,为进一步诊治,拟"腹痛(克罗恩病可能)"收治入我院消化内科。入院后完善相关实验室检验及检查,予以抗感染,调节肠道菌群、肠内、肠外营养支持,住院期间考虑到患者存在肠道梗阻问题,暂不做肠镜检查,其余症状明显好转,予以出院。出院后继续予以肠内营养支持,调整肠道菌群,抗感染治疗。2021 年 9 月患者再次入院复查评估病情,行肠镜检查示:克罗恩病(活动期改变),确诊为"克罗恩病",患者及家属极其焦虑。继续予抗感染、营养支持治疗及调节胃肠功能,患者症状明显好转后出院。考虑患者存在感染,为生物制剂治疗的禁忌,故 2021 年 9 月至 11 月期间先后入院行选择性白细胞吸附治疗共 10 次,治疗效果佳。2021 年 12 月患者入院进行病情评估后,行英夫利昔单抗输注治疗,后因英夫利昔单抗治疗效果欠佳,于 2023 年 1 月起予以乌司奴单抗治疗,持续评估和治疗中。

二、主要的病情介绍

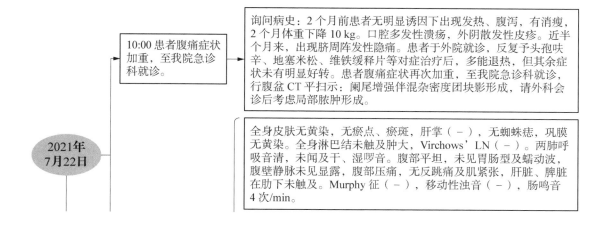

16：00 收治入院。
- 予以输液治疗，完善各项检查。
- 初步诊断为腹痛，阑尾周围脓肿，低蛋白血症，贫血。患者及家属有明显焦虑，不断询问病情情况。
- 营养评估：食欲缺乏，2个月体重下降10 kg（入院时），体重下降比例为10%，一周内饮食减少50%～75%。前白蛋白47 mg/L↓，白蛋白22 g/L↓，BMI 20.32 kg/m²。营养筛查：NRS-2002评分4分，存在营养风险。
- 精神萎靡，贫血貌。C-反应蛋白76 mg/L↑，白细胞计数14.48×109/L↑，血红蛋白86 g/L↓，血小板计数403×109/L↑。

7月24日

9:40 患者有恶心症状，无呕吐。
- 通知医生，遵医嘱予以胃复安肌内注射。
- 请营养科会诊，处理意见：患者目前肠道梗阻可能，少量清流质。营养状况差，低蛋白血症。建议补充人体白蛋白，肠外营养支持。

12:00 于患者床边实施深静脉置管术，右侧颈部置入双腔深静脉导管。
- 遵医嘱准备并配合行床边深静脉置管术。
- 执行肠外营养输注治疗。

8月13日

11:00 患者营养状况难以改善，考虑置入空肠管，加强营养，患者及家属表现极为焦虑。
- C-反应蛋白27 mg/L↑，血红蛋白97 g/L↓，血小板计数331×109/L↑，前白蛋白126 mg/L↓，白蛋白29 g/L↓。
- 行空肠营养管置入术，妥善固定导管，防止导管滑脱。
- 肠内营养输注。 ← 空肠营养输注护理技术

8月22日

10:00 患者出院。
- 居家肠内营养支持，患者营养状况改善后行内镜检查。
- 继续抗感染治疗。

9月7日

10:00 患者携空肠管入院，择期行小肠CT检查、内窥镜检查，明确诊断。
- 患者及家属对做肠镜、小肠镜表示无法耐受，考虑先做胶囊内镜检查。 ← 胶囊内镜检查护理配合技术
- 小肠CT检查后行择期全麻下小肠镜检查、肠镜检查。 ← 肠镜检查护理配合技术

9月13日

小肠CT检查提示克罗恩病、阑尾周围脓肿。肠镜检查示克罗恩病（活动期改变）。

9月15日

10:00 患者出院。
- 居家肠内营养支持，继续消炎等对症治疗。
- 考虑仍有感染，为生物制剂治疗禁忌，故择期行选择性白细胞吸附治疗。

9月23日至11月

入院行病情评估，对症治疗，先后行10次选择性白细胞吸附治疗。 ← 选择性白细胞吸附治疗护理技术

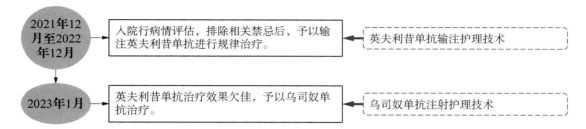

图9-1 患者主要病情演进过程

三、护理程序

根据本案例制订护理计划,如表9-1所示。

表9-1 患者护理计划

日期	护理诊断	诊断依据	护理目标	护理措施	评价
7月22日	疼痛	与疾病相关:患者主诉腹痛、疼痛评分为5分。	3天内患者疼痛有所缓解。	(1)评估疼痛的部位、程度、性质、持续时间等。 (2)遵医嘱积极治疗原发病。	7月25日16:00患者主诉腹痛减轻,疼痛评分为3分。
7月22日	营养失调:低于机体需要量	与患者体重过轻、白蛋白指标过低有关。	住院期间患者体重不发生明显下降。	(1)遵医嘱指导患者合理饮食,必要时补充人体白蛋白及电解质。 (2)定期测量患者的体重,检测营养指标。	8月22日10:00本次住院期间患者体重增加1kg。
7月22日	焦虑	与患者担心病情有关。	2天内,患者焦虑情绪有所缓解。	(1)评估患者的心理状态。 (2)向患者讲解疾病相关知识,介绍其目前的病情。 (3)及时沟通,患者及家属有疑问时及时予以解答。	7月24日16:00患者对自身病情有所了解,焦虑情绪有所缓解,能积极配合治疗。
8月13日	潜在并发症:导管滑脱	与置入空肠营养管且患者存在恶心等不适有关。	住院期间,患者不发生空肠营养管的滑脱。	(1)评估导管滑脱风险。 (2)对导管予以妥善固定,保持通畅。 (3)注意导管外露的长度,做好交接班。	8月22日10:00患者置管期间未发生空肠营养管滑脱的情况。
9月9日	潜在并发症:穿孔、术后出血	与肠道本身存在炎症,以及取活检损伤黏膜有关。	患者术后不出现穿孔、出血。	(1)告知患者术后需要继续禁食、禁水2h后方可进食温凉流质。 (2)向患者讲解内镜术后可能出现的并发症,教会患者观察术后的排便情况,重视患者的不适主诉。	9月9日16:00患者术后未发生剧烈腹痛、血便等异常情况,于内镜术后4h进食米汤。

（续表）

日期	护理诊断	诊断依据	护理目标	护理措施	评价
9月24日	潜在并发症：出血	与治疗时使用抗凝剂有关。	患者行选择性白细胞吸附治疗后不发生出血。	（1）治疗前评估患者有无抗凝剂使用禁忌证。 （2）合理使用抗凝剂。 （3）观察和评估患者的出血倾向、出凝血相关实验室指标。	9月24日16:00患者行选择性白细胞吸附治疗后未发生出血。
9月24日	潜在并发症：空气栓塞	与体外循环体系中可能有气体进入体内有关。	患者行选择性白细胞吸附治疗期间不发生空气栓塞。	（1）治疗前确认设备完好无破损、管路连接紧密，完全排除体外循环体系中的空气。 （2）治疗过程中严密观察患者有无不适症状。 （3）若发生空气栓塞，立即停止治疗。	9月24日16:00患者行选择性白细胞吸附治疗期间未发生空气栓塞。
9月24日	潜在并发症：体外循环凝血	与治疗时血流速度过低、时间较长及抗凝剂的选择有关	患者行选择性白细胞吸附治疗时不发生体外循环凝血。	（1）治疗前全面评估患者的凝血状态，合理选择和应用抗凝剂。 （2）加强透析中凝血状况的监测，并早期采取措施进行防治。	9月24日16:00患者行选择性白细胞吸附治疗时未发生体外循环凝血。
12月2日	营养失调：低于机体需要量	与疾病有关，患者体重过轻。	住院期间保持患者体重不发生明显下降。	（1）对患者进行营养评估，为其制订个性化营养方案。 （2）提供均衡饮食，必要时进行营养补充。	12月5日10:00患者体重增加1kg。
12月2日	有体液不足的危险	与疾病导致的腹泻有关。	患者腹泻得到控制，未发生体液不足。	（1）观察患者粪便的颜色、性质、量，有无发热、腹痛、恶心、呕吐、里急后重等。 （2）遵医嘱给予口服或静脉药物治疗。 （3）给予清淡、半流质饮食。	12月2日15:30患者主诉腹泻情况明显好转。住院期间，患者未发生体液不足。
12月3日	有感染的危险	与患者注射生物制剂有关。	住院期间未发生感染。	（1）保持环境清洁，减少探视，定时开窗通风，用紫外线消毒。 （2）医护人员做好手卫生，嘱患者保持个人卫生。 （3）观察患者有无感染的征象。	12月22日14:00患者本次住院期间未发生感染。

四、护理记录

本例患者的护理记录，如表9-2所示。

表 9-2　患者护理记录表

日期	时间	护 理 记 录
7 月 22 日	16:00	**A(评估)**:患者主诉腹痛,疼痛评分为 5 分。 ♯1P(诊断):疼痛。 **I(措施)**: (1) 评估患者疼痛的部位、程度、性质、持续时间等。 (2) 遵医嘱积极治疗原发病。 **O(结果)**: 7 月 25 日 16:00 评价:患者主诉腹痛减轻,疼痛评分为 3 分。 **A(评估)**:患者体重下降,营养状况差,低蛋白血症。 ♯2P(诊断):营养失调:低于机体需要量。 **I(措施)**: (1) 营养评估:根据 NRS-2002 评估患者营养风险。 (2) 遵医嘱指导患者进食少量清流质,给予安素等肠内营养制剂补充营养。告知患者安素肠内营养粉的冲泡方法及服用方法。 (3) 遵医嘱给予静脉补充人体白蛋白及电解质,以改善全身症状。 (4) 定期测量患者的体重,监测血红蛋白、血清电解质和白蛋白水平的变化,告知患者及家属目前的辅助检查结果。 **O(结果)**: 7 月 24 日 11:00 评价:患者了解目前饮食相关注意事项及安素肠内营养粉的冲泡方法,了解人血白蛋白的使用目的。 **A(评估)**:患者明显焦虑,不断询问病情情况。 ♯3P(诊断):焦虑。 **I(措施)**: (1) 与患者充分沟通病情,鼓励患者表达自身顾虑及担忧,充分评估患者的情绪状况及心理需求。 (2) 向患者讲解疾病相关知识,取得患者的配合。 (3) 鼓励并安慰患者,帮助患者建立治疗信心。 **O(结果)**: 7 月 24 日 16:00 评价:患者对病情有所了解,焦虑情绪有所缓解,能积极配合治疗。
7 月 24 日	10:29	**A(评估)**:患者恶心,无呕吐。 ♯1P(诊断):恶心。 **I(措施)**: (1) 重视患者的不适主诉,并报告医生。 (2) 遵医嘱给予甲氧氯普胺一支,肌内注射。 **O(结果)**: 7 月 24 日 11:29 评价:患者主诉恶心症状缓解。
8 月 13 日	11:00	**A(评估)**:患者营养状况难以改善,需要置入空肠营养管。 ♯1P(诊断):焦虑。 **I(措施)**: (1) 向患者做好解释工作,对患者进行心理疏导。 (2) 告知患者置入空肠营养管的相关知识及配合事项,缓解患者的焦虑情绪。 **O(结果)**: 8 月 15 日 11:00 评价:患者焦虑情况有所缓解。 **A(评估)**:患者主诉恶心。

(续表)

日期	时间	护 理 记 录
		♯2P(诊断):潜在并发症:导管滑脱。 **I(措施):** (1) 对患者进行导管风险评估,告知患者空肠营养管治疗的重要性,取得患者配合。 (2) 妥善固定导管,保持通畅,指导患者在活动及翻身时幅度要小,如恶心、呕吐、咳嗽、打喷嚏时用手扶鼻肠管,以免鼻肠管脱出。 (3) 告知患者鼻贴处如有潮湿、松动,应告知护士予以更换。 (4) 注意导管外露的长度,做好交接班。 **O(结果):** 9月15日10:00评价:患者置管期间未发生空肠营养管滑脱的情况。 **A(评估):**患者缺乏肠内营养的相关知识。 ♯3P(诊断):知识缺乏。 **I(措施):** (1) 向患者讲解肠内营养输注的相关知识,取得患者的配合。 (2) 告知患者营养液输注时为防止反流、误吸,应摇高床头30°~40°。 (3) 营养液输注一般采用持续匀速泵入的方法,速度由开始的20 ml/h逐渐递增。 (4) 营养液的使用温度常规为37~40℃,营养液过热易烫伤黏膜,过冷易引起腹泻,使用加热棒时防止烫伤患者。 (5) 告知患者肠内营养输注可能会出现的并发症及预防措施。 (6) 加强口腔护理,减轻患者的咽部不适。 **O(结果):** 8月15日11:00评价:患者能简单复述肠内营养相关知识。
9月7日	10:00	**A(评估):**患者因得知疾病无法彻底治愈而出现焦虑。 ♯1P(诊断):焦虑。 **I(措施):** (1) 向患者做好解释工作,对患者进行心理疏导。 (2) 告知患者置入空肠营养管的相关知识及配合事项,缓解患者的焦虑情绪。 **O(结果):** 8月15日11:00评价:患者的焦虑情况有所缓解。 **A(评估):**患者缺乏内镜治疗相关知识。 ♯2P(诊断):知识缺乏。 **I(措施):** (1) 向患者讲解胶囊内镜的相关知识,取得患者的配合。 (2) 告知患者行胶囊内镜检查前需要禁食12 h以上,检查当日晨7:30口服柏西半瓶。术后需要佩戴记录仪12 h,术后2 h可饮水,术后4 h可食用流质食物,携带记录仪期间可适当活动。 (3) 告知患者记录仪在12 h后由护士取下,如指示灯提前停止闪烁或出现提示音则须告知护士处理。胶囊一般在48 h内随粪便排出体外,如未能排出应及时就诊处理。 **O(结果):** 9月8日10:00评价:患者能简述胶囊内镜检查的目的及相关注意事项等。
9月9日	11:00	**A(评估):**患者今日行胶囊内镜、小肠镜检查。 ♯1P(诊断):潜在并发症:穿孔、术后出血。 **I(措施):** (1) 告知患者术后须继续禁食、禁水2 h后方可进食温凉流质。

(续表)

日期	时间	护 理 记 录
		(2) 讲解内镜术后可能出现的并发症,教会患者观察术后的排便情况,重视患者的不适主诉,如患者出现血便、剧烈腹痛,须及时告知医生处理。 **O(结果)**: 9月9日16:00评价:患者术后未发生剧烈腹痛、血便等异常情况,于内镜术后4 h后进食米汤。
9月23日	9:00	**A(评估)**:患者担心选择性白细胞吸附治疗的疗效。 ♯1P(诊断):焦虑。 **I(措施)**: (1) 对患者进行选择性白细胞吸附治疗相关知识宣教。 (2) 对患者进行心理疏导,必要时请心理科会诊。 **O(结果)**: 9月26日9:00评价:患者住院期间安心接受治疗,情绪和心理状态稳定。 **A(评估)**:患者缺乏选择性白细胞吸附治疗的相关知识。 ♯2P(诊断):知识缺乏。 **I(措施)**: (1) 向患者讲解选择性白细胞吸附治疗相关知识。 (2) 向患者发放选择性白细胞吸附治疗的宣教资料。 **O(结果)**: 9月25日9:00评价:患者能大致复述选择性白细胞吸附治疗的相关知识。
9月24日	9:50	**A(评估)**:患者在行选择性白细胞吸附治疗时使用抗凝剂。 ♯1P(诊断):潜在并发症:出血。 **I(措施)**: (1) 治疗前评估患者有无抗凝剂使用禁忌证(如既往曾诊断过肝素诱发的血小板减少症、合并明显出血性疾病)。 (2) 合理使用抗凝剂。 (3) 观察和评估患者有无出血倾向、出凝血相关实验室指标。 **O(结果)**: 9月25日17:00评价:患者行选择性白细胞吸附治疗后未发生出血。 **A(评估)**:患者体内有疾病相关的炎症。 ♯2P(诊断):有感染的危险。 **I(措施)**: (1) 治疗前排除患者合并感染或疑似合并感染。 (2) 治疗期间严格遵循无菌操作原则。 (3) 保持环境清洁,减少探视,定时开窗通风及消毒。 **O(结果)**: 11月16日13:00评价:患者住院期间未发生感染。 **A(评估)**:患者在行选择性白细胞吸附治疗时,管路需要排气。 ♯3P(诊断):潜在并发症:空气栓塞。 **I(措施)**: (1) 治疗前仔细检查设备完好无破损、管路连接紧密,完全排尽体外循环体系中的空气。 (2) 治疗过程中严密观察患者有无呼吸困难、胸闷气短、咳嗽、发绀、血压下降等不适症状。 (3) 若发生空气栓塞,立即停止治疗,予以吸入高浓度氧气,遵医嘱给予地塞米松、高

(续表)

日期	时间	护 理 记 录
		压氧等治疗。 **O(结果):** 9月25日17:00评价:患者行选择性白细胞吸附治疗后未发生空气栓塞。 **A(评估):**患者接受选择性白细胞吸附治疗时血流速度过低、治疗时间较长。 ♯4P(诊断):潜在并发症:体外循环凝血。 **I(措施):** (1) 治疗前全面评估患者的凝血状态,合理选择和应用抗凝剂。 (2) 加强透析时对凝血状况的监测,并早期采取措施进行防治。 **O(结果):** 9月25日17:00评价:患者行选择性白细胞吸附治疗后未发生体外循环凝血。
12月2日	9:30	**A(评估):**与疾病有关,患者体重过轻。 ♯1P(诊断):营养失调:低于机体需要量。 **I(措施):** (1) 营养评估:根据身高、体重、BMI等制订个性化营养方案。 (2) 提供均衡的饮食。 (3) 营养补充:遵医嘱给予安素等肠内营养制剂。 (4) 必要时请营养科会诊。 **O(结果):** 12月5日11:00评价:患者体重增加1kg。 **A(评估):**患者主诉腹泻。 ♯2P(诊断):有体液不足的危险。 **I(措施):** (1) 病情观察:观察患者粪便的颜色、性质、量,观察患者有无发热、腹痛、恶心、呕吐、里急后重感等。 (2) 遵医嘱给予肯特令、美沙拉嗪、双歧杆菌三联活菌散等药物。 (3) 为防止体液流失过多,给予静脉补液。 (4) 嘱患者清淡饮食,饮食由普食改为半流质。 **O(结果):** 12月2日15:30评价:患者主诉腹泻症状明显好转。
12月3日	8:30	**A(评估):**患者注射生物制剂。 ♯1P(诊断):有感染的危险。 **I(措施):** (1) 保持环境清洁,减少探视,定时开窗通风,每日用紫外线消毒2次。 (2) 医护人员注意保持手卫生,嘱患者注意个人卫生。 **O(结果):** 12月22日13:30评价:患者住院期间未发生感染。 **A(评估):**患者缺乏生物制剂相关知识。 ♯2P(诊断):知识缺乏。 **I(措施):** (1) 向患者讲解英夫利昔单抗、乌司奴单抗等药物相关知识。 (2) 向患者发放健康宣教及疾病随访手册。 **O(结果):** 12月22日15:30评价:住院期间患者基本掌握生物制剂相关知识。

五、炎症性肠病的护理关键点和护理技术

（一）护理关键点

1. 肠内营养管理

1）营养液的输注　（具体流程详见护理技术 1：空肠营养输注护理技术）

（1）速度：持续匀速泵入，泵入速度由开始的 20 ml/h 逐渐递增，最终维持在 80～100 ml/h。

（2）温度：营养液的使用温度常规为 37～40℃，营养液过热易烫伤黏膜，过冷易引起腹泻，如患者可耐受，可使用室温营养液，使用加热棒时防止烫伤患者。

（3）营养液选择：起始阶段选用糖盐水；营养液的容量、热量及浓度应由低至高，循序渐进，选用易于消化、吸收、渗透压低、营养均衡的成品营养液。

（4）为防止反流、误吸，鼻饲患者应取头高位。

（5）严格无菌操作，营养液开封后放冰箱保存，24 h 内使用完毕，每日更换输液器，加强口腔护理，避免发生感染。

2）导管维护

（1）妥善固定导管：每 24～48 h 更换一次胶布及固定位置，如有潮湿、松动，应随时更换。

（2）留置期间应重点关注有无出现导管体内移位和脱管情况。怀疑导管移位时，首先应暂停喂养，确认导管头端位置。

3）堵管的预防及处理

（1）预防堵管首先须落实规范冲管。持续喂养时，每 4 h 使用脉冲式方法冲管一次。间断喂养时，在喂养前后、注药前后及导管夹闭时间超过 24 h 时，均应进行冲管。

（2）为减少堵管发生，建议鼻肠管喂养宜选用黏稠度适中、细腻、易吸收的肠内营养配方制剂，药物不得混于营养液中进行管饲。如果发生导管堵塞，可使用注射器连接三通反复抽吸，也可使用药物疏通。

4）肠内营养治疗相关并发症的预防及处理

（1）胃肠道并发症。胃肠道病并发症是肠内营养支持疗法中最常见的并发症，主要表现为腹胀、腹泻、恶心、呕吐、便秘等。预防：①控制输注速度、浓度和温度。②在行肠内营养治疗时加强对患者排便情况的观察：调整胃肠营养液的浓度，以便肠道能适应。③一旦发生胃肠道并发症，及时通知医生，予以减慢肠内营养的输入速度或暂停肠内营养。④对症治疗：菌群失调患者可口服乳酸菌制剂；对于有肠道真菌感染者，给予抗真菌药物；严重腹泻无法控制时可暂停肠内营养治疗。

（2）代谢并发症。预防：①输入水分过多：加强监测。②高渗性脱水：对于在围手术期的重症患者，尽早进行空肠肠内营养支持，最大限度地提供热量、蛋白质。③非酮性高渗性高血糖：对于糖尿病患者，应避免营养液中葡萄糖的浓度太高，输入速度不宜过快。④肝功能异常：加强对肝功能的监测，合理选择肠内营养制剂。⑤一旦发生代谢并发症，应根据医嘱对症处理。

（3）吸入性肺炎。预防：①治疗时采取半卧位。②检查胃潴留情况。③选择适当的营养输注方法。④一旦发生吸入性肺炎，应及时清除呼吸道的分泌物，做好翻身、拍背，体位引流；遵医嘱定时定量使用抗生素；必要时留取痰培养送检。

2. 胶囊内镜检查护理配合技术 （具体流程详见护理技术2:胶囊内镜检查护理配合技术）

1) 术前准备　患者术前做好饮食和肠道准备。

2) 术中护理配合　协助医生做好术中图像记录。

3) 术后护理　嘱患者须在规定时间内携带记录仪,避免剧烈运动;告知患者相关注意事项。

4) 异常情况处理　如发生胶囊未排出等异常情况,应及时通知医生进行处理。

（1）胶囊内镜如在服下2周后仍未排出体外,可定义为胶囊内镜滞留,应行腹部X射线检查确认胶囊是否仍在体内。

（2）如确认发生胶囊滞留,炎症性肠病患者首选使用药物改善肠道炎症,帮助胶囊排出;如长期未能排出,存在肠梗阻或穿孔的风险,此时应考虑内镜或手术方法取出胶囊。

3. 肠镜检查护理配合技术 （具体流程详见护理技术3:肠镜检查护理配合技术）

1) 术前准备　告知患者术前饮食相关注意事项;评估患者肠道准备清洁度,如肠道准备欠佳,及时通知医生,必要时暂停检查。

2) 术后护理

（1）根据肠镜手术情况向患者做好饮食宣教,指导患者宜卧床休息,避免剧烈活动。若出现腹痛、出血等症状时应及时告知医护人员。

（2）告知患者在肠镜治疗术后2周后可查询病理报告,半年后复查肠镜。

（3）术后出血的护理:①嘱患者立即禁食、禁水,卧床休息,并通知医生。②观察患者的排便情况,以判断潜在出血量,遵医嘱使用止血药物。③监测患者的生命体征、神志情况,如出现盗汗、心率加快、血压下降等情况,应立即开放静脉通路,备齐抢救药物,并做好紧急内镜下止血的准备。④向患者解释术后出血的原因,缓解患者的紧张情绪,使患者配合治疗。

4. 选择性白细胞吸附治疗护理技术 （具体流程详见护理技术4:选择性白细胞吸附治疗护理技术）

1) 风险评估

每一位接受治疗的患者在治疗前必须经过体格检查、实验室检查且排除禁忌证后方可接受治疗。在操作过程中需要观察患者生命体征、凝血指标等的变化,治疗间期需要对患者的症状变化进行评估,同时进行化验检查。

2) 常见并发症及处理

（1）体外循环凝血的预防与处理:①治疗前全面评估患者的凝血状态,合理选择和应用抗凝剂是预防的关键。②加强透析中对凝血状况的监测,出现压力参数改变(动脉压力或静脉压力快速升高、静脉压力快速降低)、管路和吸附器血液颜色变暗、管路内有小凝血块等情况时,早期采取措施进行防治。③避免治疗时血流速度过低。如需调低血流速度,且治疗时间较长,应加大抗凝剂用量。④对于轻度凝血情况,常可通过追加抗凝剂用量、调高血流速度来解决。在治疗中仍应严密监测患者体外循环的凝血变化情况,一旦凝血程度加重,应立即回血,更换吸附器和管路。⑤对于重度凝血情况,常需要立即回血。如凝血严重而不能回血,则建议直接丢弃吸附器和管路,不主张强行回血,以免凝血块进入体内发生栓塞事件。

（2）生物不相容性及其处理:吸附器生物不相容的主要临床表现为灌流治疗开始后0.5～1.0h患者出现寒战、发热、胸闷、呼吸困难、白细胞或血小板一过性下降(可低至灌流前的30%～40%)。一般不需要中止灌流治疗,可适量静脉推注地塞米松、吸氧等处理;如果经过上述处理后症状不缓解并严重影响生命体征而确系生物不相容导致者,应及时中止灌流治疗。

（3）空气栓塞及其处理:主要源于灌流治疗前体外循环体系中气体未完全排除干净,或治疗过程中血路连接处不牢固或出现破损而导致气体进入体内。患者可表现为突发呼吸困难、胸闷气短、咳嗽,严重者表现为发绀、血压下降,甚至昏迷。一旦空气栓塞诊断成立,必须立即停止灌流治疗,吸入高浓度氧气,必要时可静脉应用地塞米松,严重者须及时进行高压氧治疗。

（4）其他可能出现的问题及处理方法:见表9-3。

表9-3　选择性白细胞吸附治疗中其他问题及处理方法

	问题	原因分析	解决方法
1	动脉压力监测器报警	静脉留置针堵塞。	在三通处用装有生理盐水的注射器,利用脉冲方式疏通引血侧留置针。若疏通无效,可重新穿刺。
		引血侧管路被挤压,导致打折、弯曲等。	检查引血侧管路,确保没有被挤压、打折、弯曲的地方。
2	静脉压力监测器报警	静脉压过高。	在三通处用装有生理盐水的注射器,利用脉冲方式疏通返血侧留置针。 若疏通无效,可重新穿刺。
		返血侧管路被挤压,导致打折、弯曲等。	检查返血侧管路,确保没有被挤压、打折、弯曲的地方。
3	气泡监测器报警	返血侧点滴壶下部管内有气泡。	将返血侧点滴壶下部的管路从气泡监测装置内取出,手动将气泡运行到点滴壶内,排除气泡。

5. 生物制剂相关护理技术

1）英夫利昔单抗护理关键点　（具体流程详见护理技术5:英夫利昔单抗输注护理技术）

（1）评估:①评估患者的生命体征。②评估患者有无感染的症状和体征。③评估患者有无心力衰竭的症状和体征。④经评估后选择好输注部位。⑤评估患者是否怀孕和使用有效的避孕措施。⑥评估患者是否对英夫利昔单抗过敏,如果对英夫利昔单抗过敏,给予预防药物。

（2）注意事项:①药液的保存:2~8℃避光保存,不可冷冻;药液配制后3h内开始输液。②溶解药粉时应避免长时间或用力摇晃,严禁振荡;配置后的溶液应为无色或者淡黄色,泛乳白色光;若配制的溶液中出现不透明颗粒、变色或其他物质,则不能继续使用。③如果溶药过程中出现泡沫,放置5 min即可。④必须用输液泵严格控制输液时间,输液时间不得小于2 h(详见表9-4)。⑤输液前后需要测量体温和血压,输注完毕后必须在医院观察2 h方能出院。⑥输注过程中,备肾上腺素和地塞米松,且由专人看护。

表9-4　生物制剂专用输液卡

时间(min)	输　注　速　度
0~15	10 ml/h×15 min
15~30	20 ml/h×15 min
30~45	40 ml/h×15 min
45~60	80 ml/h×15 min

(续表)

时间(min)	输注速度
60～90	150 ml/h×30 min
90～120	250 ml/h×30 min 结束
输注结束	100 ml 0.9% NaCl 注射液,静脉滴注速度为 250 ml/h

2) 乌司奴单抗护理关键点 （具体流程详见护理技术 6:乌司奴单抗注射护理技术）

注意事项:①药品的保存:2～8℃避光保存,不可冷冻。②每支仅供一次性使用,任何一支未使用的药品都要遵守当地医院的要求进行处理。

(二) 护理技术

1. 空肠营养输注护理技术

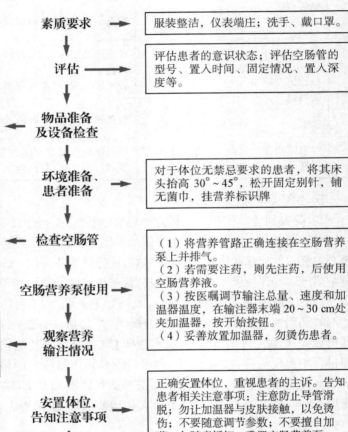

准备用物：无菌巾、生理盐水、营养液、药碗包、纱布、橡皮筋、弯盘、卫生纸、听诊器、治疗盘、别针、20 ml 注射器、撬棒或剪刀（必要时）、一次性营养输注袋（包含营养输注器）、营养标识牌、空肠营养泵、加温器（必要时）。
检查空肠营养泵的外观和各按键功能情况,开机进行设备自检。

打开药碗包,将适量生理盐水倒入药碗内,用灌注器抽吸 20～30 ml 生理盐水,脉冲式注入空肠管内,观察空肠管是否通畅及患者有无其他不适。

查看空肠营养泵的工作状态,检查输注是否在进行中,输注器与喂养管连接是否紧密,观察患者有无恶心、呕吐、腹胀、腹泻等不良反应。

空肠营养输注结束后,关闭空肠营养泵,断开与空肠管的连接,用 20～30 ml 生理盐水脉冲式冲洗管腔,再反折空肠管末端,用纱布包好固定。

素质要求 → 服装整洁,仪表端庄;洗手、戴口罩。

评估 → 评估患者的意识状态;评估空肠管的型号、置入时间、固定情况、置入深度等。

物品准备及设备检查

环境准备、患者准备 → 对于体位无禁忌要求的患者,将其床头抬高 30°～45°,松开固定别针,铺无菌巾,挂营养标识牌

检查空肠管

空肠营养泵使用 →（1）将营养管路正确连接在空肠营养泵上并排气。（2）若需要注药,则先注药,后使用空肠营养液。（3）按医嘱调节输注总量、速度和加温器温度,在输注器末端 20～30 cm 处夹加温器,按开始按钮。（4）妥善放置加温器,勿烫伤患者。

观察营养输注情况

安置体位,告知注意事项 → 正确安置体位,重视患者的主诉。告知患者相关注意事项:注意防止导管滑脱;勿让加温器与皮肤接触,以免烫伤;不要随意调节参数;不要擅自加药;勿随意拆卸、重置空肠营养泵。

营养输注结束

用物处理

洗手、记录

2. 胶囊内镜检查护理配合技术

患者准备 →
（1）嘱患者检查前禁食 12 h、取下金属物品及义齿。
（2）术日晨患者在胶囊吞服半小时前服用消泡剂。
（3）确认患者已签署知情同意书，无起搏器或其他电子仪器植入。

器械准备：胶囊内镜、图像记录仪、影像工作站处于备用状态，确认器械连接完好，记录仪电源充足。
← **内镜准备**

术中配合 →
（1）打开图像记录仪电源，连接记录仪与影像工作站。
（2）协助检查者穿戴图像记录仪。
（3）取出胶囊，待记录仪指示灯闪烁正常后，嘱患者服下胶囊，可饮少量水送服。

护送患者返回病房

（1）患者须携带记录仪 12 h，不可随意取下，以监测胶囊的状态及位置。
（2）注意观察记录仪的异常情况，如指示灯提前闪烁或鸣叫，须及时排除故障原因。
（3）在吞服胶囊 2 h 后可饮水，4 h 后可进食流质。
（4）嘱患者检查过程中应避免剧烈运动，不可靠近强电磁波信号源，以避免造成干扰。
← **术后护理**

取下记录仪 →
（1）在胶囊内镜电池耗尽发出蜂鸣音时取下记录仪，并送至内镜中心进行读片。
（2）指导患者随时观察胶囊是否随粪便排出体外，正常情况下胶囊在吞服 24～48 h 后会排出体外。如 1 周后仍未发现胶囊排出，须告知医生及时处理。

记录

异常情况处理 →
（1）胶囊如在服下 2 周后仍未排出体外，应行腹部X射线检查确认胶囊是否仍在体内。
（2）如确认发生胶囊滞留，炎症性肠病患者首选使用药物改善肠道炎症，帮助胶囊排出；如长期未能排出，存在肠梗阻或穿孔的风险，此时应考虑通过内镜或手术方法取出胶囊。

3. 肠镜检查护理配合技术

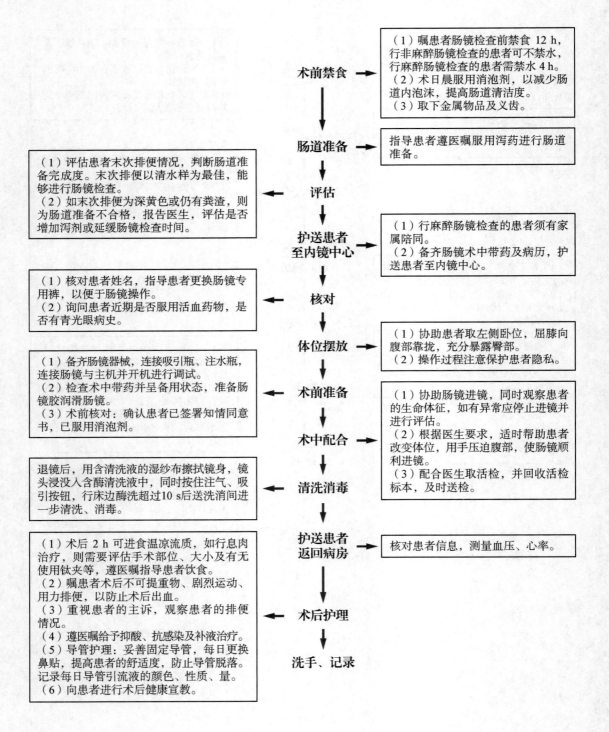

术前禁食

（1）嘱患者肠镜检查前禁食 12 h，行非麻醉肠镜检查的患者可不禁水，行麻醉肠镜检查的患者需禁水 4 h。
（2）术日晨服用消泡剂，以减少肠道内泡沫，提高肠道清洁度。
（3）取下金属物品及义齿。

肠道准备

指导患者遵医嘱服用泻药进行肠道准备。

评估

（1）评估患者末次排便情况，判断肠道准备完成度。末次排便以清水样为最佳，能够进行肠镜检查。
（2）如末次排便为深黄色或仍有粪渣，则为肠道准备不合格，报告医生，评估是否增加泻剂或延缓肠镜检查时间。

护送患者至内镜中心

（1）行麻醉肠镜检查的患者须有家属陪同。
（2）备齐肠镜术中带药及病历，护送患者至内镜中心。

核对

（1）核对患者姓名，指导患者更换肠镜专用裤，以便于肠镜操作。
（2）询问患者近期是否服用活血药物，是否有青光眼病史。

体位摆放

（1）协助患者取左侧卧位，屈膝向腹部靠拢，充分暴露臀部。
（2）操作过程注意保护患者隐私。

术前准备

（1）备齐肠镜器械，连接吸引瓶、注水瓶，连接肠镜与主机并开机进行调试。
（2）检查术中带药并呈备用状态，准备肠镜胶润滑肠镜。
（3）术前核对：确认患者已签署知情同意书，已服用消泡剂。

术中配合

（1）协助肠镜进镜，同时观察患者的生命体征，如有异常应停止进镜并进行评估。
（2）根据医生要求，适时帮助患者改变体位，用手压迫腹部，使肠镜顺利进镜。
（3）配合医生取活检，并回收活检标本，及时送检。

清洗消毒

退镜后，用含清洗液的湿纱布擦拭镜身，镜头浸没入含酶清洗液中，同时按住注气、吸引按钮，行床边酶洗超过10 s后送洗消间进一步清洗、消毒。

护送患者返回病房

核对患者信息，测量血压、心率。

术后护理

（1）术后 2 h 可进食温凉流质，如行息肉治疗，则需要评估手术部位、大小及有无使用钛夹等，遵医嘱指导患者饮食。
（2）嘱患者术后不可提重物、剧烈运动、用力排便，以防止术后出血。
（3）重视患者的主诉，观察患者的排便情况。
（4）遵医嘱给予抑酸、抗感染及补液治疗。
（5）导管护理：妥善固定导管，每日更换鼻贴，提高患者的舒适度，防止导管脱落。记录每日导管引流液的颜色、性质、量。
（6）向患者进行术后健康宣教。

洗手、记录

4. 选择性白细胞吸附治疗护理技术

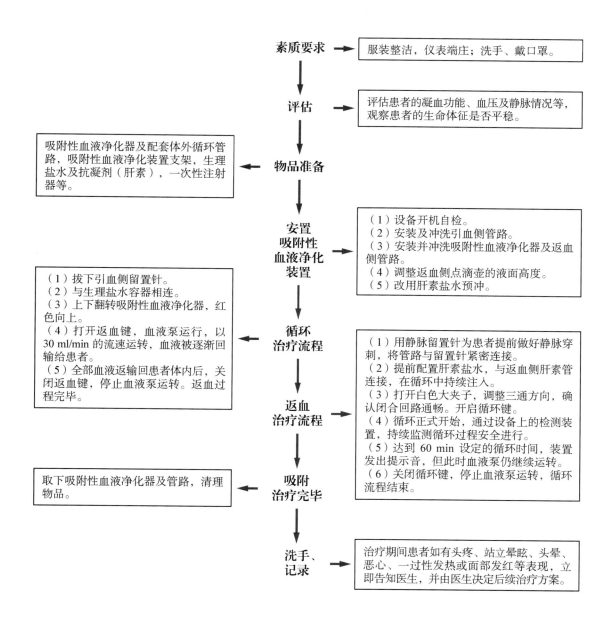

素质要求 → 服装整洁，仪表端庄；洗手、戴口罩。

评估 → 评估患者的凝血功能、血压及静脉情况等，观察患者的生命体征是否平稳。

吸附性血液净化器及配套体外循环管路，吸附性血液净化装置支架，生理盐水及抗凝剂（肝素），一次性注射器等。 ← 物品准备

安置吸附性血液净化装置 → （1）设备开机自检。
（2）安装及冲洗引血侧管路。
（3）安装并冲洗吸附性血液净化器及返血侧管路。
（4）调整返血侧点滴壶的液面高度。
（5）改用肝素盐水预冲。

（1）拔下引血侧留置针。
（2）与生理盐水容器相连。
（3）上下翻转吸附性血液净化器，红色向上。
（4）打开返血键，血液泵运行，以30 ml/min的流速运转，血液被逐渐回输给患者。
（5）全部血液返输回患者体内后，关闭返血键，停止血液泵运转。返血过程完毕。 ← 循环治疗流程

返血治疗流程 → （1）用静脉留置针为患者提前做好静脉穿刺，将管路与留置针紧密连接。
（2）提前配置肝素盐水，与返血侧肝素管连接，在循环中持续注入。
（3）打开白色大夹子，调整三通方向，确认闭合回路通畅。开启循环键。
（4）循环正式开始，通过设备上的检测装置，持续监测循环过程安全进行。
（5）达到60 min设定的循环时间，装置发出提示音，但此时血液泵仍继续运转。
（6）关闭循环键，停止血液泵运转，循环流程结束。

取下吸附性血液净化器及管路，清理物品。 ← 吸附治疗完毕

洗手、记录 → 治疗期间患者如有头疼、站立晕眩、头晕、恶心、一过性发热或面部发红等表现，立即告知医生，并由医生决定后续治疗方案。

5. 英夫利昔单抗输注护理技术

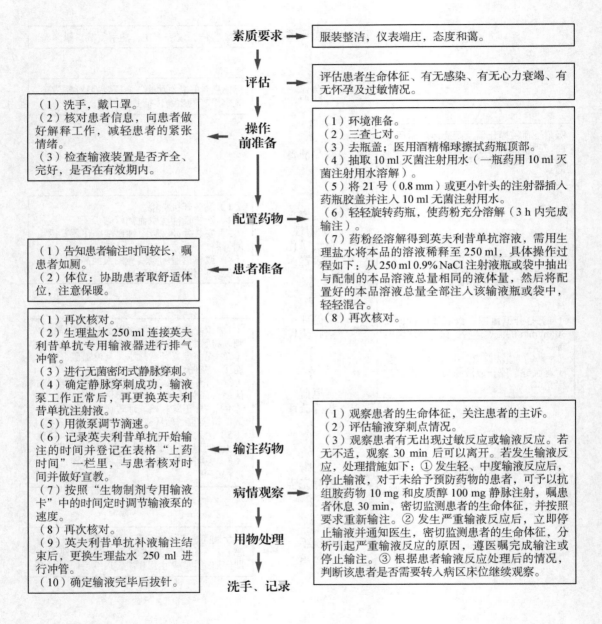

素质要求 → 服装整洁,仪表端庄,态度和蔼。

评估 → 评估患者生命体征、有无感染、有无心力衰竭、有无怀孕及过敏情况。

(1)洗手,戴口罩。
(2)核对患者信息,向患者做好解释工作,减轻患者的紧张情绪。
(3)检查输液装置是否齐全、完好,是否在有效期内。
← **操作前准备**

配置药物 →
(1)环境准备。
(2)三查七对。
(3)去瓶盖;医用酒精棉球擦拭药瓶顶部。
(4)抽取 10 ml 灭菌注射用水(一瓶药用 10 ml 灭菌注射用水溶解)。
(5)将 21 号(0.8 mm)或更小针头的注射器插入药瓶胶盖并注入 10 ml 无菌注射用水。
(6)轻轻旋转药瓶,使药粉充分溶解(3 h 内完成输注)。
(7)药粉经溶解得到英夫利昔单抗溶液,需用生理盐水将本品的溶液稀释至 250 ml,具体操作过程如下:从 250 ml 0.9% NaCl 注射液瓶或袋中抽出与配制的本品溶液总量相同的液体量,然后将配置好的本品溶液总量全部注入该输液瓶或袋中,轻轻混合。
(8)再次核对。

(1)告知患者输注时间较长,嘱患者如厕。
(2)体位:协助患者取舒适体位,注意保暖。
← **患者准备**

(1)再次核对。
(2)生理盐水 250 ml 连接英夫利昔单抗专用输液器进行排气冲管。
(3)进行无菌密闭式静脉穿刺。
(4)确定静脉穿刺成功,输液泵工作正常后,再更换英夫利昔单抗注射液。
(5)用微泵调节滴速。
(6)记录英夫利昔单抗开始输注的时间并登记在表格"上药时间"一栏里,与患者核对时间并做好宣教。
(7)按照"生物制剂专用输液卡"中的时间定时调节输液泵的速度。
(8)再次核对。
(9)英夫利昔单抗补液输注结束后,更换生理盐水 250 ml 进行冲管。
(10)确定输液完毕后拔针。
← **输注药物**

病情观察 →
(1)观察患者的生命体征,关注患者的主诉。
(2)评估输液穿刺点情况。
(3)观察患者有无出现过敏反应或输液反应。若无不适,观察 30 min 后可以离开。若发生输液反应,处理措施如下:① 发生轻、中度输液反应后,停止输液,对于未给予预防药物的患者,可予以抗组胺药物 10 mg 和皮质醇 100 mg 静脉注射,嘱患者休息 30 min,密切监测患者的生命体征,并按照要求重新输注。② 发生严重输液反应后,立即停止输液并通知医生,密切监测患者的生命体征,分析引起严重输液反应的原因,遵医嘱完成输注或停止输注。③ 根据患者输液反应处理后的情况,判断该患者是否需要转入病区床位继续观察。

用物处理

洗手、记录

6. 乌司奴单抗注射护理技术

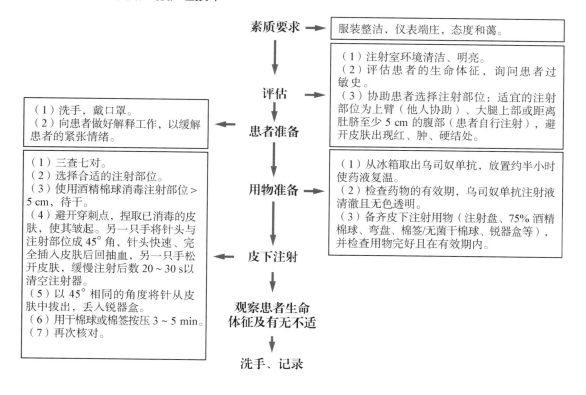

六、炎症性肠病治疗与护理的相关知识

（一）肠内及肠外营养的相关知识

1. 喂养不耐受

喂养不耐受是患者在肠内营养过程中发生的常见不良反应。通常会出现一系列胃肠道症状，如胃残余量增多、呕吐、腹泻、腹痛等，会导致患者肠内营养输注量减少，营养需求得不到满足，达不到营养目标。

2. 营养风险的定义

营养风险是指现存的或潜在的与营养因素相关的导致患者出现不利临床结局的风险，而不是发生营养不良的风险，该定义的一个重要特征是"营养风险与临床结局密切相关"。

3. 营养不良的综合定义

营养不良是指由于营养摄取或吸收不足，引起身体成分改变（去脂体重下降）和体细胞减少，导致生理和心理功能减退以及疾病临床结局受到影响的一种状态。

4. "全合一"肠外营养

"全合一"肠外营养是将机体所需的宏量营养素（葡萄糖、氨基酸和脂肪乳）、微量营养素、矿物质和水等在符合要求的洁净环境下，按照一定比例和顺序混合在一个包装袋中，由外周或中心静脉输入体内的方法。与单瓶输注相比，这种方法可充分混合各种营养成分，使之达到合理的配比,更加符合生理需求,有利于机体的合成代谢。

5. 肠外营养的相关并发症

1) 静脉炎

(1) 密切观察血管通路部位有无疼痛/压痛、红斑、肿胀、脓肿或可触及的静脉条索等静脉炎症状。

(2) 发生静脉炎后,应拔除外周静脉导管,可暂时保留 PICC,并通知医生给予对症处理,抬高患肢并予以制动,避免受压;根据需要提供止痛、消炎等药物干预,必要时停止在患肢静脉输液,同时观察并记录局部及全身情况的变化。

(3) 向患者或照护者提供有关静脉炎体征和症状的书面宣教,告知患者发生静脉炎时应联系的相关人员。

2) 导管堵塞

(1) 应注意药物配伍禁忌。

(2) 输注前回抽并用无防腐剂的生理盐水冲管,以评估静脉导管装置的通畅性。

(3) 导管堵塞时,分析导管堵塞的原因,不应强行推注生理盐水,外周静脉导管应立即拔除;对于外周中心静脉导管、中心静脉导管等发生堵塞时,应遵医嘱及时处理并记录。

3) 感染

(1) 应密切观察穿刺部位有无红斑、水肿、疼痛、渗液、硬结、皮肤破损和(或)体温升高等静脉导管相关感染的迹象和症状。

(2) 除核心体温升高外,无其他与导管相关的感染症状时,不建议拔除功能状态的中心静脉通路装置。

(3) 怀疑为静脉导管相关感染时,应立即停止输液,拔除外周静脉导管,暂时保留外周中心静脉导管、中心静脉导管,在抗菌治疗前,遵医嘱予以抽取血培养样本。

4) 血糖异常

(1) 评估血糖异常的危险因素,包括高血糖危险因素和低血糖危险因素。

(2) 对于行肠外营养的患者,每 $4 \sim 6\,h$ 床旁测量并记录一次血糖水平。

(3) 对于血糖正常的患者至少 $24 \sim 48\,h$ 行一次床旁血糖检测,检测时机依据临床状况而定。

(4) 对于无糖尿病病史的患者,若血糖值低于 $7.8\,mmol/L(1.4\,g/L)$,在达到预期热量摄入后 $24 \sim 48\,h$ 内未接受胰岛素治疗,可停止床旁血糖检测。

(5) 对于血糖 $\geqslant 7.8\,mmol/L(1.4\,g/L)$ 且持续 $(12 \sim 24\,h)$ 需要胰岛素校正的患者,应开始胰岛素治疗。

5) 脂肪乳过敏

(1) 输液过程中应评估患者有无瘙痒、体温轻微升高、寒战、食欲不振、恶心、呕吐、皮肤潮热、疼痛等不良反应。

(2) 若患者过敏反应轻微,则暂停肠外营养输注,去除脂肪乳后重新开始输注,以确认无其他反应发生;过敏反应严重者则停止肠外营养输注,并进行过敏反应检测,以确定过敏成分。

(3) 若患者需行含脂肪乳的长期肠外营养治疗,可考虑替换成另一种脂肪乳产品。

(4) 定期监测患者的血清甘油三酯水平,当血清甘油三酯 $> 2\,g/L$ 时慎用脂肪乳。

6. 家庭肠内营养

家庭肠内营养是指对病情平稳而需要肠内营养的患者,继续在医生和护士指导下,在家中进行营养支持的方法。家庭肠内营养的适应证:①应向有营养风险或营养不良的患者提供家庭肠内营养,这些患者无法通过正常饮食满足营养摄入需求,但胃肠道功能正常,能够在急性期后接受治疗,同意并能够接受家庭肠内营养治疗,以达到改善体重、功能状态或生活质量的目标。②有营养不良风险的患者(如头部损伤、头颈肿瘤或其他恶性肿瘤患者)出院前,应考虑口服营养补充剂或家庭肠内营养。

(二)胶囊内镜的相关知识

1. 胶囊内镜相关定义

小肠曾是消化内镜诊疗的盲区,间接成像敏感度及特异度差,而传统小肠镜耗时且费力,极大限制了其在临床中的应用。胶囊内镜的问世,在小肠疾病的诊断、治疗疗效评估、病变部位的判断等方面发挥了重要作用,是小肠疾病的一线检查方式。小肠胶囊内镜是一种一次性胶囊状的无线检查工具,具有无痛、无创、非侵入的特点,借助胃肠动力作用向前推进,自动拍摄肠道黏膜情况,拍摄的图像通过无线传输方式传输到患者佩戴的数据记录仪中。

2. 胶囊滞留

临床上将胶囊内镜在检查后 2 周及以上未从体内排出的现象定义为胶囊滞留。胶囊滞留部位以下消化道为主,危险因素主要有确诊或疑似克罗恩病、长期使用非甾体抗炎药、缺血性肠病、放射性损伤和小肠肿瘤等。上消化道胶囊滞留较为少见,原因主要有狭窄、憩室、炎症等。大部分胶囊滞留可无临床表现,但胶囊滞留在体内时间过长可导致肠梗阻或穿孔。大部分滞留的胶囊可自行排出,只有不到 2% 的患者会出现相应的临床症状,一旦出现临床症状,应尽快诊断及处理。

腹部平片是确定胶囊滞留的首选检查方法。该方法简便、无创、便宜且可重复操作,被欧洲胃肠内镜学会(European Society of Gastrointestinal Endoscopy, ESGE)推荐。当需要明确胶囊的具体位置时,可行腹部 CT 检查。有报道可通过超声定位胶囊,但其有效性受操作者水平的影响。对于有炎症性肠病的患者,部分可通过药物治疗改善肠道炎症,继而促进胶囊自发排出,其余有症状的患者多通过内镜、外科手术或腹腔镜处理。胶囊长时间滞留可能会引起胶囊崩解、急性肠梗阻和肠穿孔,此时建议内镜或手术取出滞留的胶囊。

(三)肠镜的相关知识

1. 小肠镜相关定义

消化道出血多属内科常见急症,多数可通过胃镜或结肠镜检查明确病因,但仍有 5%~10% 通过常规胃肠镜检查不能明确出血来源,考虑为疑似小肠出血,需要行小肠镜检查进行诊断,以下为小肠镜的分类。

(1)全小肠镜检查:是指通过单侧贯通(如经口小肠镜检查至回盲瓣、经肛小肠镜检查至幽门)或通过黏膜/黏膜下标记双侧对接的方法实现对全小肠黏膜的直视检查。

(2)早期小肠镜检查:末次出血 72 h 以内行小肠镜检查。

(3)急诊小肠镜检查:活动性出血期间或末次出血 24 h 以内行小肠镜检查。

2. 结肠镜相关定义

(1)结肠镜:结肠镜是用于诊断结肠和直肠疾病的常用内窥镜,也被称为肠镜。通过从肛门将肠镜缓缓滑入,可以观察直肠、乙状结肠、降结肠、横结肠、升结肠、盲肠至回肠末端的肠道黏膜。结肠镜检查被认为是早期诊断结直肠病变、筛查结直肠癌及进行早期结直肠病变治疗的重要手段。

(2)肠道准备:充分的肠道准备是高质量结肠镜检查的前提,与结肠镜检查的诊断准确性和治疗安全性密切相关。肠道准备不充分可导致操作时间延长、结肠镜检查难度增加、检查不完全、病变漏诊风险以及并发症发生风险增加。肠道准备成功率是结肠镜检查质量控制的核心指标,合格的肠道准备成功率应≥90%。

(四)选择性白细胞吸附治疗相关知识

1. 选择性白细胞吸附治疗的定义

通过体外血液循环的方式,选择性地去除血液中的粒细胞和单核细胞,以达到缓解和改善溃疡性结肠炎和克罗恩病的目的。通常选用的器具为吸附性血液净化器,优势是无须造瘘,采用两侧静脉穿刺的方法,一侧引血,一侧返血。

2. 选择性白细胞吸附治疗作用

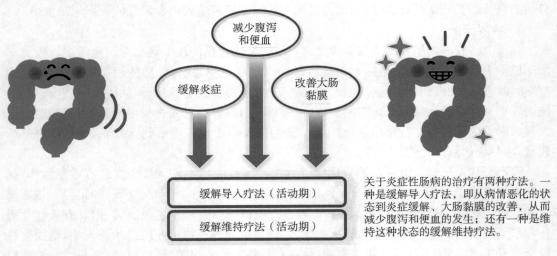

图9-2 选择性白细胞吸附治疗作用

3. 选择性白细胞吸附治疗原理

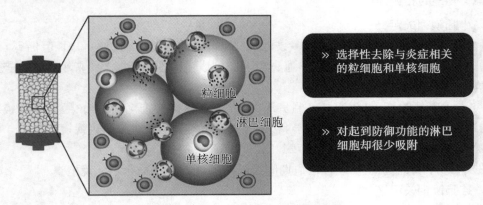

图9-3 选择性白细胞吸附治疗原理

4. 选择性白细胞吸附治疗流程

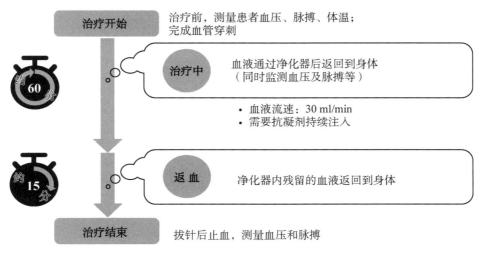

图9-4　选择性白细胞吸附治疗流程

5. 选择性白细胞吸附治疗的治疗周期

连续治疗：建议进行 **10** 次选择性白细胞吸附治疗
（根据患者个体差异及病情差异，进行定制化治疗方案，可增加到 11 次）

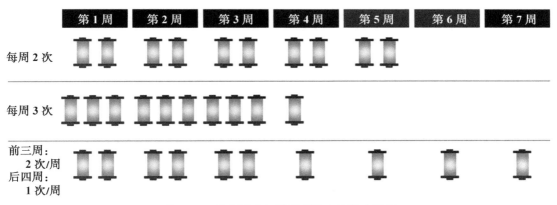

图9-5　选择性白细胞吸附治疗的治疗周期

6. 选择性白细胞吸附治疗的不良反应

选择性白细胞吸附治疗期间的不良反应,大多数为常规血液净化治疗中的常见情况,通常有头痛、发烧和恶心等常见症状,治疗结束后,稍作休息,即可恢复。

参考文献

[1] 石海燕,刘爱华,马骁,等.《成人鼻肠管的留置与维护》团体标准解读[J].中华急危重症护理杂志,2023,4(11):1011-1015.

[2] 韩梦丹,张媛,侯萃,等.成人肠内营养患者鼻肠管堵管预防与处理最佳证据总结[J].军事护理,2023,40(4):

88 - 92.

［ 3 ］ 陈丽,袁慧,李菊芳,等.肠内营养相关并发症预防与管理最佳证据总结[J].肠外与肠内营养,2021,28(2): 109 - 116.

［ 4 ］ 马亚,石磊,李雪梅,等.炎症性肠病患者肠内营养的常见不良反应及解决方法[J].中华炎性肠病杂志,2021, 05(2):130 - 134.

［ 5 ］ REINTAM BLASER A, DEANE A M, PREISER J C, et al. Enteral feeding intolerance: updates in definitions and pathophysiology [J]. Nutr Clin Pract, 2021,36(1):40 - 49.

［ 6 ］ JENKINS B, CALDER P C, MARINO L V. A systematic review of the definitions and prevalence of feeding intolerance in critically ill adults [J]. Clin Nutr ESPEN, 2022,49:92 - 102.

［ 6 ］ 林俏,刘梅娟,张广清,等.成人炎症性肠病患者饮食与营养方案的循证实践[J].护理学报,2022,29(4):27 - 33.

［ 7 ］ 中华医学会肠外肠内营养学分会护理学组.肠外营养安全输注专家共识[J].中华护理杂志,2022,57(12): 1421 - 1426.

［ 8 ］ 中华医学会消化内镜学分会小肠镜和胶囊内镜学组.中国小肠镜临床应用指南[J].中华消化内镜杂志, 2018,35(10):693 - 702.

［ 9 ］ 朱云峰,朱应双,刘成成,等.结肠镜检查和息肉切除术后监测指南的最新内容及相关研究进展[J].中华胃肠 外科杂志,2024,27(1):99 - 104.

［10］ 中华医学会消化内镜学分会结直肠学组.结肠镜检查肠道准备专家共识意见(2023,广州)[J].中华消化内镜 杂志,2023,40(6):421 - 430.

［11］ 姚玮艳,陈英,陈舒,等.选择性白细胞吸附治疗治疗炎症性肠病疗效分析[J].胃肠病学,2017,22(3):163 - 167.

［12］ 曲珂秋.选择性白细胞吸附治疗治疗溃疡性结肠炎疗效及安全性观察[D].辽宁:大连医科大学,2018.

［13］ 罗丹,林征,卞秋桂,等.炎症性肠病患者感知病耻感现状及其对生活质量、服药依从性和心理状态的影响 [J].中华护理杂志,2018,53(9):1078 - 1083.

［14］ CHANG J T. Pathophysiology of inflammatory bowel diseases [J]. N Engl J Med, 2020,383(27):2652 - 2664.

［15］ PEYRIN-BIROULET L, SANDBORN W J, PANACCIONE R, et al. Tumour necrosis factor inhibitors in inflammatory bowel disease: the story continues [J]. Therap Adv Gastroenterol, 2021,14:17562848211059954.

［16］ 王玉芳,张虎,欧阳钦.炎症性肠病临床表现的东西方差异[J].胃肠病学,2007,12(2):124 - 128.

［17］ 陈吟.合并肠外表现炎症性肠病患者临床特征分析及英夫利昔单抗治疗效果观察[D].辽宁:大连医科大 学,2022.

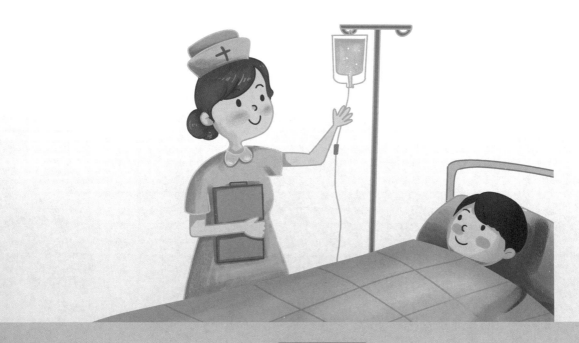

第十章

急性肾衰竭案例和相关护理技术

1. 血液透析无隧道无涤纶套导管(NCC)置管护理配合技术

2. 血液透析无隧道无涤纶套导管(NCC)换药护理技术

3. 经皮肾穿刺活检术护理配合技术

4. 依库珠单抗用药护理技术

5. 连续性肾脏替代治疗(CRRT)护理技术

6. 血浆置换治疗护理技术

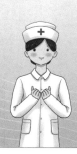

第十章
急性肾衰竭案例和相关护理技术

▌一、案例

　　欧某,女,25岁,未婚。2023年10月23日患者至门诊就诊,主诉2个月前双下肢水肿,外院检查肾功能异常,未予以重视,5天前出现胸闷,恶心、呕吐,伴乏力、少尿、全身水肿。查体:患者无外伤,神志清楚,右上肢可见花斑,全身水肿。为进一步治疗,门诊拟"急性肾损伤"收入肾脏内科。入院后经过输液、肾脏穿刺、血液透析、氧疗、抗感染、单抗输注、营养支持等治疗,患者于12月27日出院。

▌二、主要的病情介绍

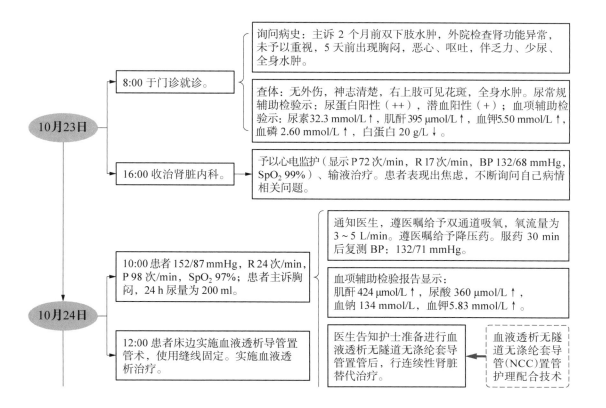

10月23日
　　8:00 于门诊就诊。
　　　　询问病史:主诉2个月前双下肢水肿,外院检查肾功能异常,未予以重视,5天前出现胸闷,恶心、呕吐,伴乏力、少尿、全身水肿。
　　　　查体:无外伤,神志清楚,右上肢可见花斑,全身水肿。尿常规辅助检验示:尿蛋白阳性(++),潜血阳性(+);血项辅助检验:尿素32.3 mmol/L↑,肌酐395 μmol/L,血钾5.50 mmol/L↑,血磷2.60 mmol/L↑,白蛋白20 g/L↓。
　　16:00 收治肾脏内科。
　　　　予以心电监护(显示P 72次/min,R 17次/min,BP 132/68 mmHg,SpO₂ 99%)、输液治疗。患者表现出焦虑,不断询问自己病情相关问题。

10月24日
　　10:00患者152/87 mmHg,R 24次/min,P 98次/min,SpO₂ 97%;患者主诉胸闷,24 h尿量为200 ml。
　　　　通知医生,遵医嘱给予双通道吸氧,氧流量为3~5 L/min。遵医嘱给予降压药。服药30 min后复测BP: 132/71 mmHg。
　　　　血项辅助检验报告显示:肌酐424 μmol/L↑,尿酸360 μmol/L↑,血钠134 mmol/L,血钾5.83 mmol/L↑。
　　12:00患者床边实施血液透析导管置管术,使用缝线固定。实施血液透析治疗。
　　　　医生告知护士准备进行血液透析无隧道无涤纶套导管置管后,行连续性肾脏替代治疗。
　　　　血液透析无隧道无涤纶套导管(NCC)置管护理配合技术

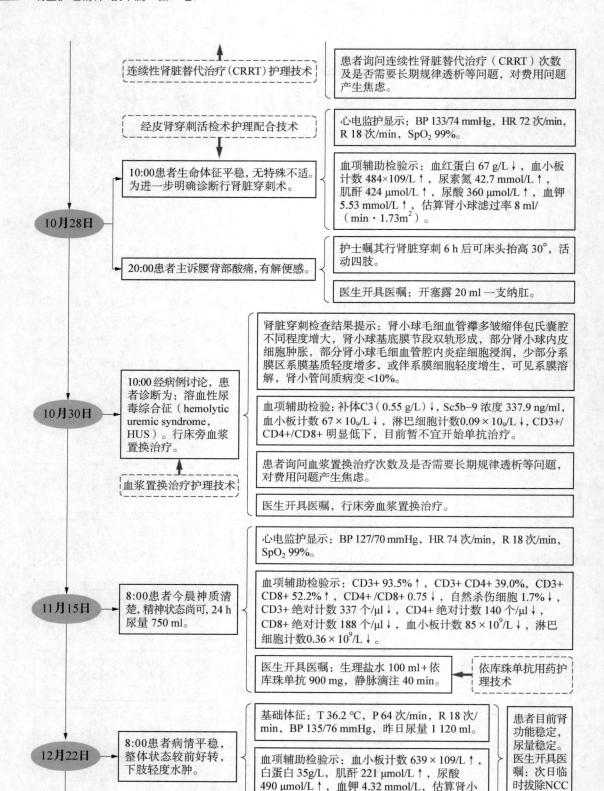

连续性肾脏替代治疗（CRRT）护理技术

患者询问连续性肾脏替代治疗（CRRT）次数及是否需要长期规律透析等问题，对费用问题产生焦虑。

经皮肾穿刺活检术护理配合技术

心电监护显示：BP 133/74 mmHg，HR 72 次/min，R 18 次/min，SpO₂ 99%。

10月28日

10:00患者生命体征平稳，无特殊不适。为进一步明确诊断行肾脏穿刺术。

血项辅助检验示：血红蛋白 67 g/L↓，血小板计数 484×109/L↑，尿素氮 42.7 mmol/L↑，肌酐 424 μmol/L↑，尿酸 360 μmol/L↑，血钾 5.53 mmol/L↑，估算肾小球滤过率 8 ml/（min·1.73m²）。

20:00患者主诉腰背部酸痛，有解便感。

护士嘱其行肾脏穿刺 6 h 后可床头抬高 30°，活动四肢。

医生开具医嘱：开塞露 20 ml 一支纳肛。

10月30日

10:00 经病例讨论，患者诊断为：溶血性尿毒综合征（hemolytic uremic syndrome，HUS）。行床旁血浆置换治疗。

肾脏穿刺检查结果提示：肾小球毛细血管襻多皱缩伴包氏囊腔不同程度增大，肾小球基底膜节段双轨形成，部分肾小球内皮细胞肿胀，部分肾小球毛细血管腔内炎症细胞浸润，少部分系膜区系膜基质轻度增多，或伴系膜细胞轻度增生，可见系膜溶解，肾小管间质病变 <10%。

血项辅助检验：补体C3（0.55 g/L）↓，Sc5b-9 浓度 337.9 ng/ml，血小板计数 67×10₉/L↓，淋巴细胞计数0.09×10₉/L↓，CD3+/CD4+/CD8+ 明显低下，目前暂不宜开始单抗治疗。

血浆置换治疗护理技术

患者询问血浆置换治疗次数及是否需要长期规律透析等问题，对费用问题产生焦虑。

医生开具医嘱，行床旁血浆置换治疗。

11月15日

8:00患者今晨神质清楚，精神状态尚可，24 h 尿量 750 ml。

心电监护显示：BP 127/70 mmHg，HR 74 次/min，R 18 次/min，SpO₂ 99%。

血项辅助检验示：CD3+ 93.5%↑，CD3+ CD4+ 39.0%，CD3+ CD8+ 52.2%↑，CD4+/CD8+ 0.75↓，自然杀伤细胞 1.7%↓，CD3+ 绝对计数 337 个/μl↓，CD4+ 绝对计数 140 个/μl↓，CD8+ 绝对计数 188 个/μl↓，血小板计数 85×10⁹/L↓，淋巴细胞计数0.36×10⁹/L↓。

医生开具医嘱：生理盐水 100 ml+依库珠单抗 900 mg，静脉滴注 40 min。

依库珠单抗用药护理技术

12月22日

8:00患者病情平稳，整体状态较前好转，下肢轻度水肿。

基础体征：T 36.2 ℃，P 64 次/min，R 18 次/min，BP 135/76 mmHg，昨日尿量 1 120 ml。

血项辅助检验示：血小板计数 639×109/L↑，白蛋白 35g/L，肌酐 221 μmol/L↑，尿酸 490 μmol/L↑，血钾 4.32 mmol/L，估算肾小球滤过率 25.9ml/(min·1.73m²)。

患者目前肾功能稳定，尿量稳定。医生开具医嘱：次日临时拔除NCC导管。

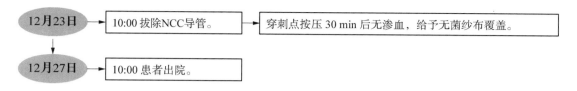

图 10 - 1　患者主要病情演进过程

三、护理程序

根据本案例制订护理计划,如表 10 - 1 所示。

表 10 - 1　患者护理计划

日期	护理诊断	诊断依据	护理目标	护理措施	评价
10 月 23 日	知识缺乏	与疾病相关知识缺乏有关。	患者了解急性肾损伤的相关知识,积极配合治疗。	(1) 向患者讲解疾病相关知识,取得患者的配合。 (2) 向患者做环境介绍,告知其相关注意事项。	患者熟悉疾病相关知识,并能积极配合治疗。
10 月 23 日	体液过多	与患者低蛋白血症致血浆胶体渗透压下降、肾小球滤过功能降低导致水钠潴留有关。此时患者体重 78 kg。	患者水肿明显减轻或消退,体重至少下降 15 kg。	(1) 嘱患者卧床休息,抬高水肿的肢体,进行足背屈伸运动。 (2) 记录 24 h 尿量,观察尿的颜色。 (3) 提醒患者每日定时测量体重。 (4) 严格控制液体入量。 (5) 遵医嘱使用利尿剂。 (6) 协助患者做好皮肤护理。	12 月 27 日患者出院,体重为 60 kg。
10 月 23 日	有皮肤完整性受损的危险	与患者全身高度水肿、营养不良有关。	住院期间患者皮肤完整。	(1) 嘱患者衣着柔软、宽松。 (2) 嘱长期卧床患者适当变换体位。 (3) 协助患者清洁皮肤时动作轻柔。 (4) 密切观察患者皮肤情况有无异常。	12 月 27 日 10:00 患者出院,皮肤完整无破损。
10 月 23 日	营养失调:低于机体需要量	与患者恶心呕吐致长期大量蛋白丢失、胃肠黏膜水肿致蛋白质吸收障碍有关。此时患者血清白蛋白 20 g/L。	患者维持正常糖代谢,科学进食,营养状况能逐步得到改善。	(1) 对于能进食者,给予清淡流质或半流质饮食,酌情低钠、低钾。 (2) 指导患者补充必要的脂肪、维生素及微量营养素,避免高钾食物的摄入。必要时遵医嘱予以人血白蛋白静脉滴注。	(1) 11 月 15 日患者恶心、呕吐症状缓解,饮食量达平常量,血清白蛋白达 30 g/L。 (2) 12 月 22 日血清白蛋白达 35 g/L。

日期	护理诊断	诊断依据	护理目标	护理措施	评价
10 月 23 日	活动无耐力	与贫血、水肿、低蛋白血症有关。	患者活动耐力增加,能自理日常生活。	(1) 嘱患者卧床休息、取半卧位,必要时可予以吸氧。 (2) 遵医嘱予以药物纠正贫血和低蛋白血症。 (3) 卧床期间,注意双下肢进行适度的活动。	患者住院期间未发生跌倒,可自行下床并在搀扶下行走。
10 月 23 日	排尿异常	与患者急性肾损伤少尿期肾功能下降有关。此时患者 24 h 尿量 100~200 ml。	改善肾功能,尽量延缓肾功能的下降。	(1) 指导患者准确记录 24 h 尿量。 (2) 遵医嘱使用利尿剂。 (3) 定期监测患者相关检查指标。 (4) 指导患者口渴时少量多次摄入液体。	11 月 15 日患者 24 h 尿量 750 ml。
10 月 23 日	潜在并发症:静脉栓塞	与患者卧床、低蛋白血症有关。	患者住院期间不发生血栓。	(1) 告知患者及家属静脉血栓的相关知识。 (2) 病情允许的情况下,指导患者尽早进行床上活动或床边活动等。 (3) 遵医嘱使用抗凝药物。 (4) 加强对患者肢体情况的观察,如发生栓塞,配合静脉取栓、溶栓治疗。	12 月 27 日患者住院期间未发生静脉栓塞。
10 月 23 日	躯体活动障碍	与患者重度水肿有关。	患者住院期间不发生跌倒等意外事件。	(1) 指导患者在活动、行走、起床、改变体位时的安全举措。 (2) 告知患者服用镇静安眠药物时,下床前先坐于床边,再由照顾者扶下床。	12 月 27 日患者住院期间未发生跌倒等不良事件。
10 月 24 日	体液过多	与患者水钠潴留和少尿引起血容量增加有关。	患者胸闷症状缓解。	(1) 遵医嘱予以吸氧。 (2) 嘱患者卧床休息。 (3) 遵医嘱行 CRRT 治疗,使用抗心衰药物。	10 月 24 日 10:30 患者胸闷症状未缓解。 16:00 患者胸闷情况好转。
10 月 24 日	焦虑	与担心 CRRT 治疗次数、治疗效果及治疗费用有关。	患者焦虑减轻。	向患者及家属介绍 CRRT 的基本原理、频次、环境、费用。	患者及家属接受治疗费用,表示愿意接受、配合治疗。
10 月 24 日	潜在并发症:出血、感染、低血压等	与患者进行 CRRT 有关。	潜在并发症未发生。	(1) 置管部位做好清洁,充分消毒。 (2) 透析过程中预防感染,遵循无菌原则。 (3) 透析后,导管部位保持	10 月 24 日 16:00 患者未发生并发症。

（续表）

日期	护理诊断	诊断依据	护理目标	护理措施	评价
				清洁、干燥。 （4）预防低血压、出血及凝血的发生。	
10月24日	潜在并发症：导管滑脱	与血液透析NCC置管有关。	有效固定血液透析NCC导管，未发生导管滑脱。	（1）评估患者的意识状态。 （2）告知患者避免外力拉扯导管，予以妥善固定导管。 （3）每班评估导管情况。	12月23日遵医嘱予以计划性拔管，未发生导管滑脱。
10月28日	焦虑	与担心要行肾活检有关。	患者焦虑缓解。	向患者及家属解释肾穿的目的、意义、可能发生的并发症，取得其理解与配合。	10月28日10:30患者焦虑缓解。
10月28日	疼痛	与患者肾穿刺后长时间平卧有关。	患者不适有所缓解，不影响休息。	（1）予以舒适仰卧位。卧床24h，腰部制动6h。 （2）指导家属可在患者腰部轻轻按摩。	10月28日20:30患者腰部酸痛缓解。
10月28日	便秘	与患者长时间卧床有关。	患者顺利排便。	（1）指导患者按摩腹部。 （2）将患者床头摇高30°，指导患者活动四肢。 （3）必要时遵医嘱使用缓泻剂。	10月28日20:30患者排便一次。
11月15日	知识缺乏	与患者不了解新型药物有关。	患者对新型药物治疗有所了解。	（1）向患者解释使用依库珠单抗的目的、基本原理、作用。 （2）仔细观察患者的用药反应，及时听取不适主诉。	患者知晓新型药物相关知识，积极配合治疗。
12月23日	潜在并发症：出血	与拔除血液透析NCC导管有关。	拔管处无出血情况。	（1）拔管前，向患者及家属解释拔管的过程及相关注意事项。 （2）拔管时，嘱患者深吸气。 （3）拔管后，正确按压拔管处。 （4）指导患者拔管当日应相对减少患肢的活动度，避免洗澡污染伤口。	12月23日10:30患者拔管处未出血。
12月27日	知识缺乏	与出院相关知识缺乏有关。	患者知晓出院后相关注意事项。	（1）告知患者出院后定期随访，帮助患者做好首次随访的预约。 （2）嘱患者避免吃辛辣刺激食物，忌烟、酒。 （3）做好出院用药宣教，提醒患者慎用肾毒性药物。	患者知晓出院后相关注意事项，并表示能积极配合治疗。

▎四、护理记录

本例患者的护理记录,如表 10 - 2 所示。

表 10 - 2　患者护理记录表

日期	时间	护 理 记 录
10 月 23 日	16:00	**A(评估)**:患者不了解急性肾损伤相关知识。 ♯1P(诊断):知识缺乏。 **I(措施)**: (1) 告知患者急性肾损伤的生理特性及急性肾损伤少尿期的严重性。 (2) 告知患者病情严重程度及目前的辅助检查结果。 (3) 鼓励患者积极配合治疗和护理。 **O(结果)**: 10 月 23 日 18:00 评价:患者了解疾病相关知识,配合治疗和护理。 **A(评估)**:患者出现恶心、呕吐,血清白蛋白 20 g/L。 ♯2P(诊断):营养失调:低于机体需要量。 **I(措施)**: (1) 遵医嘱予以人血白蛋白静脉滴注。 (2) 对于能进食者,给予清淡的流质或半流质饮食,酌情低钠、低钾。提供足够的蛋白质、热量,减少内源性的蛋白分解。 (3) 请营养师会诊后为患者制订合适的营养治疗方案,由于患者处于高钾状态,应注意避免高钾食物的摄入。 **O(结果)**: (1) 11 月 15 日评价:患者恶心、呕吐症状缓解,饮食量达到平常量,血清白蛋白达 30 g/L。 (2) 12 月 22 日评价:患者血清白蛋白达 35 g/L。
10 月 23 日	17:30	**A(评估)**:患者全身高度水肿。 ♯3P(诊断):体液过多。 **I(措施)**: (1) 指导患者绝对卧床休息,可减少代谢产物的生成。并适当抬高患者水肿的肢体,减轻局部水肿。 (2) 准确记录患者 24 h 尿量,并观察尿液的颜色,指导患者及家属正确留取尿标本。 (3) 提醒患者每日定时测量体重,做好记录并告知医生。 (4) 严格控制液体入量,每天入水量以前一天尿量再加 500 ml 左右为宜。 (5) 遵医嘱使用利尿剂,并观察治疗效果及不良反应。 **O(结果)**: 12 月 22 日 8:00 评价:患者病情平稳,整体状态较前好转,下肢轻度水肿。
10 月 24 日	12:00	**A(评估)**:患者询问 CRRT 次数及是否需要长期规律透析等问题,对费用问题产生焦虑。 ♯1P(诊断):焦虑。 **I(措施)**: (1) 向患者及家属介绍 CRRT 的基本原理,告知患者每周行 CRRT 的次数。

日　期	时　间	护　理　记　录
		(2) 与血液透析小组联系,了解透析费用,告知患者可回当地报销医疗费用。 **O(结果):** 10 月 24 日 12:30 评价:患者及家属接受治疗费用,表示愿意配合治疗。
10 月 24 日	10:00	**A(评估):**患者全身水肿,主诉胸闷,24 h 尿量 200 ml。 ♯2P(诊断):体液过多。 **I(措施):** (1) 遵医嘱予以双通道吸氧,氧流量调节至 3~5 L/min。 (2) 嘱患者卧床休息,多关心和鼓励患者。 (3) 关注患者液体出入量情况。 (4) 必要时建议患者行 CRRT。 **O(结果):** 10 月 24 日 10:30 评价:患者胸闷症状未缓解。 10 月 24 日 16:00 评价:患者行 CRRT 后,胸闷情况好转。
10 月 28 日	20:00	**A(评估):**患者肾穿刺后,主诉腰背部酸痛。 ♯1P(诊断):疼痛。 **I(措施):** (1) 在患者肾穿刺后协助其取舒适仰卧位。 (2) 指导患者卧床 24 h,腰部制动 6 h。如无血尿及腰痛情况,可放松四肢、缓慢小幅度活动,不做急剧翻身及扭转腰部的动作,24 h 后可下床活动。 (3) 指导家属可在患者腰部轻轻按摩。 **O(结果):** 10 月 28 日 20:30 评价:患者腰部酸痛症状缓解。 **A(评估):**患者长期卧床,便秘。 ♯2P(诊断):便秘。 **I(措施):** (1) 指导家属辅助患者按摩腹部。 (2) 将患者床头摇高 30°,指导患者活动四肢。 (3) 通知医生,遵医嘱予以开塞露 20 ml 纳肛。 **O(结果):** 10 月 28 日 20:30 评价:患者排便一次。
12 月 23 日	8:00	**A(评估):**患者病情平稳,整体状态较前好转,下肢轻度水肿,昨日尿量 1 120 ml,目前肾功能稳定,尿量稳定。医生开具医嘱:拔除 NCC 导管。 ♯1P(诊断)潜在并发症:出血。 **I(措施):** (1) 拔管前,先向患者及家属解释拔管的过程及相关注意事项,让其做好准备。 (2) 拔管时,嘱患者深吸气。 (3) 拔管后,按压拔管处 30 min 至不出血,再以无菌纱布覆盖。 (4) 指导患者导管拔除当日应相对减少患肢的活动度,避免洗澡污染伤口。 **O(结果):** 12 月 23 日 10:30 评价:患者拔管处未出血。

(续表)

日 期	时 间	护 理 记 录
12月27日	10:00	**A(评估)**:患者不了解出院后随访知识及注意事项。 ♯1P(诊断):知识缺乏。 **I(措施)**: (1) 嘱患者出院后定期门诊随访,告知专家门诊时间,并帮助患者做好首次随访的预约。 (2) 提醒患者定期前往肾脏科检查肾功能,以及电解质、血常规等。 (3) 嘱患者避免吃辛辣刺激食物,忌烟、酒,慎用肾毒性药物,注意预防交叉感染。 **O(结果)**: 12月27日10:00评价:患者知晓出院后随访知识,并表示能积极配合治疗。

五、急性肾损伤的护理关键点和护理技术

(一) 护理关键点

1. 护理评估

1) **容量评估** 每天监测患者的尿量、体重、入水量,准确记录出入水量,观察患者有无水肿、呼吸困难等症状。

2) **心肺功能评估** 监测患者血压、心率的变化,氧饱和度水平,呼吸频率和节律,有无胸闷、胸痛、咳嗽、心前区不适、憋气、气喘、气促、咳泡沫痰等症状。

3) **电解质评估** 监测患者的电解质水平,观察患者有无高血钾、低血钙等电解质紊乱的表现。

4) **营养评估** 评估患者有无皮肤、黏膜苍白,乏力及头晕等贫血表现,应用营养风险筛查表对患者进行营养评估,监测血清白蛋白、血清铁蛋白、血红蛋白等营养指标。

5) **并发症评估**

(1) 感染:观察患者有无体温升高、心率加快、呼吸急促、咳嗽、咳痰等呼吸道感染征象;有无恶心、呕吐、腹痛、腹泻等消化道症状;评估皮肤完整性,有无皮肤破溃或红、肿、热、痛等皮肤感染现象;评估有无尿频、尿急、尿痛等泌尿系统感染表现。

(2) 高钾血症:是急性致死的高危因素,密切监测患者电解质的变化。

(3) 急性肺水肿和心力衰竭:观察患者有无胸闷、气急、不能平卧、咯血等表现。

当出现高钾血症、急性肺水肿和心力衰竭时,应尽早开始连续性肾脏替代治疗。血管通路是进行血液透析的必备条件,颈内静脉和股静脉置管是血液透析治疗时建立临时血管通路的一种方便、快捷的方法,置管后即可使用。(具体流程详见护理技术1:血液透析无隧道无涤纶套导管(NCC)置管护理配合技术)。

(4) 静脉血栓栓塞症(venous thromboembolism, VTE):对患者进行 VTE 风险评估,观察双下肢的皮肤颜色、温度变化,测量双下肢腿围,检查有无一侧肢体突然肿胀,是否有压痛、红斑、行走疼痛的表现,特别是股静脉置管的患者须警惕下肢静脉血栓的发生;评估患者有无胸痛、呼吸困难、憋气、咳嗽等肺栓塞表现。

6) **导管评估** 评估导管留置及维护情况,固定是否良好,敷料是否清洁,有无渗血、渗

液及导管滑脱的风险。

2. 血液透析无隧道无涤纶套导管的护理

通畅的血管通路是血液净化得以实施的前提条件。由于重症患者血液净化治疗需要尽早进行，故推荐治疗时选择临时血液净化导管，即无隧道无涤纶套导管（non-cuffed catheter，NCC）。NCC 导管是急性肾损伤患者血液净化治疗得以实施的关键，因容易引起血栓、出血、感染等并发症，所以加强对 NCC 导管的维护非常重要，其中导管换药尤为重要。（具体流程详见护理技术 2：血液透析无隧道无涤纶套导管（NCC）换药护理技术）

1）置管部位及导管选择

当患者需要中心静脉置管时，需要认真了解患者是否存在心力衰竭、严重心律失常、休克、呼吸困难等危重情况，患者能否平卧或 Trendelenburg 体位配合中心静脉穿刺，既往是否有中心静脉留置导管史及其穿刺部位、置管次数、有无感染史、操作过程是否顺利等，有无严重出血倾向，防止置管时或置管后严重出血。NCC 导管置管部位的选择顺序依次为右侧颈内静脉、股静脉、左侧颈内静脉、锁骨下静脉。为达到理想的血流速度，选择颈内静脉时，导管尖端应位于上腔静脉下 1/3 或上腔静脉与右心房交界处；选择股静脉时，导管尖端应留置在髂总静脉。置管时应严格遵守无菌操作原则。有高危出血风险者慎重采用颈部静脉穿刺置管。推荐在超声引导下置管，可提高置管的成功率和安全性。

2）NCC 导管的选择

右侧颈内静脉留置导管的长度建议为 12～15 cm，左侧颈内静脉留置导管的长度建议为 15～20 cm，股静脉留置导管的长度建议为 20～25 cm。

3）NCC 导管维护

（1）消毒：推荐使用 2% 葡萄糖酸氯己定醇消毒液对导管进行消毒，如患者对氯己定过敏，则考虑更换其他种类的皮肤消毒剂，如碘伏、碘酒或 70% 医用酒精。推荐血管通路建立时采取最大无菌屏障。在进行置管前应保证皮肤表面的消毒剂已干燥。

（2）导管通畅性评估：血液净化上机治疗前评估 NCC 的通畅性，通畅性良好的血管通路可以延长血滤器的使用时间、减少非计划性下机的次数，是保证 CRRT 顺利进行的关键。应评估 NCC 导管的位置、使用时间、置管处皮肤、导管固定情况、导管功能是否良好。先用注射器回抽动、静脉导管内封管液，回抽量各 2 ml，检查是否有凝血块，再评估导管通畅性。导管通畅性评估方法：在导管的引血端接 5 ml 注射器，松开导管夹，快速回抽，如果在 1 s 内能顺利抽出 3～4 ml 血液或 6 s 抽出 20 ml 血液，即证明导管的血流量可达到 180～240 ml/min，可以正常使用。由于抽出的血液中可能含有脱落的血栓，故禁止将其注回导管内。

（3）敷料选择：敷料应保持干燥，根据穿刺点周围有无渗液等情况选择敷料。如果患者出汗多或穿刺点周围渗液，应使用纱布敷料；如果穿刺点无渗液，则选择透明敷料。建议在以下情况时采用葡萄糖酸氯己定醇抗菌敷料：①在采用基础预防策略后，中心静脉导管相关性血行感染（central line-associated bloodstream infection，CLABSI）的发生率仍然不能降低；②患者有 CLABSI 的高危因素；③反复发生 CLABSI 的患者。

（4）敷料更换：更换敷料时患者戴口罩，根据敷料的性质及渗液情况决定敷料的更换频次。敷料应该保持干燥，如果敷料潮湿、松动或污染以及置管部位发生渗液、渗血时，应及时更换敷料。无菌纱布敷料应至少每 2 天更换 1 次，无菌透明敷料应至少每 7 天更换

1 次。

(5) 封管液及封管频次:根据患者的出血风险个体化选择封管液及封管频次。如患者置管后但不能立即进行血液净化治疗,或处于血液净化治疗间歇期,均须及时封管,以防止导管内血栓形成。患者无出血倾向时,可选择普通肝素封管,肝素封管液的浓度为 1 000～1 250 U/ml,每 12～24 h 封管 1 次。

(6) 冲管与封管:在使用封管液之前,NCC 的每个管腔以脉冲式手法用预充式导管冲洗液 10 ml 进行冲管,以冲净附着在导管内壁上的血液,最大限度减少血液在导管附壁的残留。封管时为防止血液反流到导管尖端,应注意在封管结束时,确保一次性夹闭导管,避免反复关闭夹子造成血液倒吸,夹闭夹子后再断开注射器。

(7) 导管接头维护:对 NCC 导管接头部位进行无菌处理后,使用无菌敷料包裹血液净化导管与血液净化管路连接的接头部位,有助于减少导管相关性血行感染的发生。

(8) 导管日常维护的注意事项:①置管处应保持清洁、干燥,避免淋浴;②注意观察导管外露的长度,以防导管滑脱,在穿/脱衣、裤时应避免牵拉导管;③选择股静脉为置管部位的患者应注意减少下肢活动,禁止置管部位 90°弯曲;④NCC 导管不宜用于输液、采血、测量中心静脉压等。

4) CLABSI 血标本采集

(1) 采血时机:一旦怀疑有血流感染可能,应立即采血进行血培养,最好在抗菌治疗前或停用抗菌药物 24 h 后,于寒战、发热时采集为宜。

(2) 采集方法:①保留导管:用注射器从不同部位采集至少 2 套血培养标本(1 套血培养＝1 份有氧菌培养＋1 份厌氧菌培养),其中至少有 1 套来自外周静脉,另外 1 套是从导管采集,2 个来源的采血时间间隔须小于 5 min 且同时送检;②不保留导管:方法同前,采集 2 套血培养标本,同时按照无菌操作原则,取出导管并剪下 5 cm 导管尖端或近心端送实验室检查。

3. 经皮肾穿刺活检术的护理

经皮肾穿刺活检术是目前国内外应用最广泛的肾组织活检方法,对明确病理诊断、指导治疗、判断病情预后具有重要意义。

1) 穿刺前护理

(1) 穿刺前评估:遵医嘱做好血常规检查,出凝血指标检查,肝、肾功能检查,双肾 B 超检查及腹部平片检查等,查血型;非急诊肾活检的女性患者应尽量避开月经期;注意保暖,防止咳嗽,咳嗽剧烈时不宜进行肾穿刺。

(2) 健康教育:向患者做好术前宣教,以便其更好地配合手术。

2) 穿刺中配合

合理安置患者在术中的体位,指导患者配合医生进行吸气、憋气和呼气,做好病情观察和护理配合。(具体流程详见护理技术 3:经皮肾穿刺活检术护理配合技术)

3) 术后护理

(1) 病情观察:肾穿刺后密切观察患者的生命体征并做好记录,术后每半小时测一次血压、脉搏,测完 4 次后改为每 1 h 测一次,需要测 4 次,应观察 24 h,控制血压(目标值<140/90 mmHg);穿刺后观察尿液的颜色和量,穿刺第二日早晨复查血细胞比容,最大限度减少出血的风险。

（2）健康教育：①如患者术后无特殊不适，生命体征平稳，尿色清，6 h 后可屈腿，床头可抬高 30°。②如患者生命体征平稳，无明显腰痛、无头晕、无血尿，24 h 后可予以起床护理，协助患者下床如厕，避免跌倒。起床前先摇高床头，患者对该体位逐步适应后，缓慢起床，床边稍站立后慢步行走至厕所，预防如厕时因排尿发生晕厥。③嘱患者穿刺后一周内勿用力排大便，以免引起肾脏出血，必要时使用开塞露，3 天后方可沐浴。④患者术后 2 天勿外出做检查，1 周内避免做腰部扭动等较大幅度的动作，3 周内禁止剧烈运动及重体力劳动。

4）并发症的观察和护理

（1）血尿：绝大多数患者术后都有镜下血尿，多数患者该症状在 2 天后会自行消失。多数肉眼血尿发生在患者术后第一次小便，除绝对卧床外，应根据患者的病情指导其酌情饮水。观察每次尿色、尿量的变化以判断血尿是逐渐加重还是减轻，严密监测患者的血压、心率，并延长卧床时间，直到肉眼血尿消失。

（2）腰痛：部分患者可以感觉到同侧腰痛或不适，给予舒适体位，一般 3～5 天即可自行消失。

（3）肾周血肿：密切观察患者的血压及血红蛋白变化，嘱患者避免做用力排便和剧烈咳嗽等增加腹压的动作。若 B 超检查结果为小血肿，临床多无明显症状，嘱患者多卧床休息，血肿可自行吸收，无须特殊处理。

（4）大出血：对于严重肉眼血尿患者应遵医嘱使用止血药物，及时静脉补充液体，维持正常的血液循环并保持泌尿道通畅；出现肉眼血尿伴血块时，提示出血量大，随时有血压下降的可能，须行生理盐水膀胱冲洗，防止血块阻塞尿路，必要时选择肾动脉造影介入栓塞术治疗。

4. 依库珠单抗的用药护理

依库珠单抗是第一个用于非典型溶血性尿毒综合征治疗的人源单克隆补体抑制剂。它通过结合补体蛋白 C5，阻断其裂解，从而阻断末端补体成分 C5a 和膜攻击复合物 C5b - 9 生成，进而缓解内皮细胞损伤、血栓形成及后续的肾损伤。

成年患者的给药方案包含一个 4 周初始期及随后的维持期：初始期前 4 周每周一次静脉输注 900 mg 本品，维持期第 5 周起静脉输注 1 200 mg 本品，后续每 14±2 天静脉输注 900 mg 本品，每次在 25～45 min 内输注完毕。依库珠单抗的主要不良反应是危及生命的脑膜炎奈瑟菌感染、肺炎链球菌和 B 型流感嗜血杆菌感染。因此，对于长期使用该药的患者，应在使用前 2 周接种疫苗。使用时勿静脉推注或快速静脉给药，输液后应监测一个小时，观察有无出现输液反应。（具体流程详见护理技术 4：依库珠单抗药物护理技术）

5. 连续性肾脏替代治疗（CRRT）护理技术

CRRT 又称连续性血液净化，采用每天连续 24 h 或接近 24 h 的连续性血液净化疗法以替代受损肾功能。随着医学科学技术的迅速发展，血液净化技术的应用范围早已超出治疗急、慢性肾功能衰竭的范围，已成为各种危重症患者救治的重要手段之一，与呼吸机、全静脉营养一起成为 ICU 的三大支柱。

1）CRRT 操作前评估

（1）查阅患者知情同意书、家属委托授权书，确认已签署。评估患者的生命体征、意识状态、水肿情况、皮肤完整性、进食情况、出入液量、抗凝情况、止血药物史、手术外伤史及出凝血状况。

(2) 评估患者的配合程度、导管通畅性等并记录。

(3) 查验患者的血液生化指标、凝血指标、血源传染病标志物。

(4) 根据医嘱确定所需 CRRT 设备，CRRT 设备性能良好且符合相关规定，处于可使用状态。

(5) 应确认 CRRT 治疗环境符合相关规定，CRRT 设备应避开空调出风口、新风系统出口，避免强光照射。

2) CRRT 治疗前准备

(1) 操作者着工作服或隔离衣，洗手，戴帽子、口罩。

(2) 根据医嘱准备实施 CRRT 的设备、耗材、置换液、药品等。

(3) 根据治疗方式选择血滤器，通常采用高生物相容性血滤器。

(4) 检查并连接电源，打开机器电源开关，按照机器要求完成全部自检程序，严禁简化或跳过自检步骤。

(5) 检查血滤器、体外循环管路、置换液等治疗用品包装的密封性、有效消毒或灭菌日期及失效期、产品外观质量。

(6) 按照机器显示屏上的提示步骤，逐步安装血滤器及体外循环管路。

(7) 完成机器预冲及自检。如未通过自检，应通知技术人员对 CRRT 机进行检修。

3) CRRT 治疗上机及下机操作护理

具体流程详见护理技术 5：连续性肾脏替代治疗(CRRT)护理技术。

4) 置换液补充方法

(1) 前稀释法：置换液在滤器前输入，称为前稀释(由动脉端输入)。前稀释法血流阻力小、滤过率稳定，残余血量少，不易形成蛋白覆盖层；同时因为置换液量大(6～9 L/h)，可降低血液黏稠度，减少滤器内凝血。

(2) 后稀释法：置换液在滤器后输入，称为后稀释(由静脉端输入)。后稀释法溶质清除率较高，但容易发生凝血，故超滤速度不能超过血流速度的 30%。

5) CRRT 治疗中的监测与护理

(1) 应每小时观察并记录一次患者的生命体征、CRRT 治疗参数、体外循环出入量，统计体外循环出入总量。

(2) 对意识不清、躁动、精神异常的患者，宜进行约束。

(3) CRRT 过程中密切追踪并动态处理抗凝检测结果，及时与医生沟通调整抗凝药物的剂量，以减少抗凝相关并发症的发生。①全身抗凝时，宜每 6～8 h 监测一次凝血功能，使用肝素或阿加曲班抗凝药物时宜监测 APTT 和 ACT；②用枸橼酸局部抗凝时，应监测体内及体外血清游离钙浓度，观察患者有无口唇麻木、四肢抽搐、恶心、呕吐、心律失常等异常表现，遵医嘱调整抗凝方案；③无抗凝剂时，应每 15～30 min 观察一次机器压力值及体外循环管路和血滤器凝血情况，如出现压力值异常、体外循环管路或血滤器凝血等情况时，应更换血滤器或体外循环管路。

(4) 应观察患者的尿液、大便、痰液、引流液及伤口渗血情况，每小时观察一次皮肤瘀斑、压伤及出血点变化并记录。

(5) CRRT 过程中护士每小时调整一次液体平衡并记录，与医生密切配合做好容量管理，落实好三级水平容量管理，力求达到符合生理要求的最佳容量状态。

（6）CRRT 过程中护士应主动预估液体出入量，采取"量入为出"的原则调整净超滤率，实现液体平衡的目标。"量入为出"原则，即根据预估的每小时入量主动调节脱水率，具体为先主动预估下一小时的液体入量之和，包括常规液体入量、饮食（水）量、需要输的血制品入量、CRRT 置换液/透析液之外的液体入量（如单独输注的碳酸氢钠、抗凝剂、钙剂等），然后预估下一小时的出量（如尿量、引流量、胃肠减压量、排便量、汗液量等），最后根据预估的液体出入量值及液体平衡目标设置每小时的脱水速率。

（7）根据机器提示，及时更换置换液、透析液、倒空废液袋。必要时更换管路及透析器。

（8）机器发生报警时，迅速根据机器提示进行操作，解除报警。如报警无法解除且血泵停止运转，则立即停止治疗，手动回血，并迅速请维修人员到场处理。

6）CRRT 治疗中的注意事项

（1）CRRT 设备在使用过程中应注意避免碰撞、震动，以确保 CRRT 设备平衡系统的稳定性。

（2）安装和连接体外循环管路及血滤器，确保连接紧密，避免接头暴露。

（3）应使用生理盐水进行体外循环管路及血滤器预冲，预冲程序应包括膜内、膜外和跨膜预冲，预冲最低剂量应符合血滤器产品说明书上的要求。

（4）应遵医嘱设置治疗参数、选择抗凝方式，按照"三查八对"原则进行双人核对，使用低分子肝素时应从静脉端给药。

（5）CRRT 治疗开始时以血流速≤100 ml/min 建立体外循环，根据患者的病情遵医嘱逐步调整血流速和超滤率至预设值。

（6）治疗结束时，血流速应≤100 ml/min，使用生理盐水全程回血，严禁空气回血。对于非计划结束治疗或心功能减退的患者，应根据患者的心功能状态降低回血速率。

（7）对于上机时血流动力学不稳定的患者，推荐使用双连接法，即将血液净化管路的引血端和回血端同时与患者的血管通路相连接，然后运转血泵，开始治疗。

（8）治疗结束后应评估体外循环管路和滤器凝血状况，并准确记录。

（9）血液吸附与 CRRT 串联时，推荐将吸附器安装在滤器之前。

（10）不推荐采用连续性静脉-静脉血液滤过（continuous veno-venous hemofiltration，CVVH）模式进行血浆置换治疗，而应该采用专用的血浆置换模式进行血浆置换治疗。

（11）使用不同的设备或当血液净化的治疗目的不同时，管路和滤器须按需或根据耗材使用说明进行更换，建议在无明显凝血的情况下，连续血液净化单套管路和滤器的使用时间不超过 72 h。

（12）当滤器或管路堵塞，无法实现机器回血时，禁止手动回血。

7）CRRT 并发症的观察与处理

CRRT 并发症种类同血液透析和血液滤过等技术，但由于 CRRT 的治疗对象为危重症患者，血流动力学常不稳定，治疗时间长。当血流量较低、血细胞比容较高或抗凝剂剂量不足时，则容易出现凝血。

（1）容量相关的并发症：倾听患者的主述，观察患者的面色、神志状况、意识水平及生命体征变化。当患者出现恶心、头晕、多汗、面色改变等表现时，应即刻测量生命体征，收缩压下降/升高≥20 mmHg，平均动脉压下降/升高≥10 mmHg 时，应立即通知医生，协助患者取头低位，停止或降低超滤，减慢血流速，补充生理盐水或胶体溶液。

（2）体外循环管路凝血：加强对机器各压力参数的监测，随时观察血滤器和体外循环管路中的血液颜色有无异常。治疗过程中出现机器报警时，早期识别报警并予以正确处理，减少停泵时间。在各项压力值达到报警上限的 90% 左右时，应调整治疗参数，必要时回血下机。

8）消毒隔离和感染防控

（1）医护人员职业防护：①标准防护：医护人员应着装整齐，根据防护级别穿戴个人防护用品，戴一次性医用口罩及手术帽。在进行可能发生血液暴露的无菌操作时应戴无菌手套，在接触患者的血液、体液、分泌物、排泄物及污染物品时应戴清洁手套。建议建立工作人员健康档案，定期（原则上至少 1 次/年）进行健康体检以及乙型肝炎病毒、丙型肝炎病毒、梅毒螺旋体和人类免疫缺陷病毒标志物检测，并保存体检资料。②隔离防护：患者拟行 CRRT 前，应行乙型肝炎病毒、丙型肝炎病毒、梅毒螺旋体及人类免疫缺陷病毒标志物监测。医护人员在接触患者前，应评估患者是否需要隔离及隔离种类，根据隔离种类做好相应的隔离防护，护理多重耐药菌感染或定植患者时，相关机器设备宜相对固定。③职业暴露：医护人员发生锐器伤时，如有伤口，应当轻轻地由近心端向远心端挤压，避免挤压伤口局部，尽可能挤出损伤处的血液，再用流动水冲洗（黏膜用生理盐水反复冲洗），然后用碘伏或其他消毒液（如 75% 乙醇）进行消毒并用防水敷料包扎伤口。同时应尽快确定血源性传染源及风险程度，立即按规定逐级上报。

（2）CRRT 机器消毒：CRRT 机器设备的不同部位应采用不同的消毒剂进行消毒，建议按照机器生产厂家的要求分别进行清洁和消毒。CRRT 机器表面应达到平均菌落数 $\leqslant$ 10.0 CFU/cm^2 的标准。对于正在使用中的机器，应每台次或每日常规清洁、消毒 1 次，遇血液、体液等污染时应及时清洁、消毒。清洁、消毒时应遵循自上而下（机身顶部、面板、机身两侧、底座）、从前至后（机器正面、背面）的原则。消毒要求：①机身：机身可采用含氯消毒剂（$\leqslant$1000 mg/L）、乙醇、异丙醇或阳离子表面活性剂（如季铵盐）等消毒剂消毒。如遇到血液或滤出液污染时，必须先用浸泡过 1000 mg/L 有效氯消毒剂的一次性纸巾将污染物清除，然后再对机身表面进行二次擦拭消毒。②屏幕：是否可以消毒要应根据不同设备的说明书决定。多数血液净化设备（贝朗、费森尤斯、旭化成、百特等）的屏幕可采用低效消毒剂进行消毒，如季铵盐消毒湿巾或 75% 乙醇，但不可使用含氯消毒剂或醛类等有较强腐蚀性的消毒剂消毒。带有触摸屏的机器可选用易挥发的消毒液进行消毒，避免水对屏幕的损坏，但部分设备（如日机装）的屏幕不允许常规使用任何消毒剂消毒，以避免加速屏幕老化。③曲柄：带有泵曲柄的机器，不宜使用次氯酸钠消毒泵曲柄，避免造成损坏。④压力传感器：不需常规擦拭，有异物黏附在表面时，可使用干燥、清洁无纺布擦拭。⑤漏血探测器：不需常规擦拭，有液体黏附时，可选用 70% 异丙醇擦拭，擦拭后应待其彻底干燥。

（3）CRRT 耗材的使用原则：①管路的安装及更换应在清洁区进行，均应使用在有效期内的一次性滤器及管路，一人一用，禁止复用，并遵循产品说明书使用、定期进行更换。②CRRT 的废液收集袋应使用专用一次性医用废液收集袋，专人专用，并一人一用一更换，禁止使用其他液体收集袋或容器。③进入隔离病房的一次性物品、药品不能再带出隔离病房。

（4）CRRT 废液处理：①具备污水消毒处理设施并达标排放的医院，处理废液时可以直接在污水处理室(标有废液倾倒/污染区的水池)或者卫生间便池倾倒。②不具备污水消毒处理设施或不能达标排放的医院,处理废液时须遵循相关要求,达到国家规定的排放标准后方可排入污水处理系统。③发生废液溅落/喷溅在机器表面或地面时,应及时处理(处理方法参见机器消毒处理方法)。④运送至污水处理室之前,应确保废液收集袋完全夹闭,防止泄露,使用专用的运输工具,防止因人力搬运过程中废液收集袋掉落或破损,污染清洁/公共区域。

(5)CRRT 使用后的滤器及管路处理:使用后的 CRRT 滤器及管路禁止毁形,应关闭所有管夹,防止血液和废液外泄,并按感染性医疗废物进行处理,禁止回收和二次使用。

(6)CRRT 机器存放:原则上保持干燥通风,定期清洁、消毒,按照分类定点定位放置于指定区域。

(7)CRRT 血液/废液标本采集:体外循环管路取样,滤器前取样点是位于引血端最前端的取样点(红色),滤器后取样点位于滤器后回血管路上(蓝色)。废液取样点位于废液管路上(黄色),如需从废液袋中取样,应使用新废液袋,并于采集前混匀废液。体外循环管路采集标本的要求及原则:①由于 CRRT 循环管路中液体成分较为复杂,非紧急情况下应尽量减少在体外循环管路采集与治疗无关的标本,以便降低检验偏差,降低感染风险,以防破坏管路密闭性。②在体外循环管路采集标本时,原则上使用小直径的针头。③对体外循环管路采集部位进行消毒时,以采集点为中心,由内向外缓慢旋转,逐步涂擦,方法如消毒瓶塞,共 2 次,消毒面积应覆盖取样口。④禁止非专科人员从体外循环管路采集口取样。

6. 血浆置换治疗护理技术

1)血浆置换操作前评估

(1)查阅患者的知情同意书、家属委托授权书,确认已签署。

(2)评估患者的生命体征、意识状态、配合程度、血管通路状况等并记录。

(3)查验患者的血常规、血液生化指标、凝血指标、血清白蛋白、血清球蛋白、血源性传染病标志物、肾功能、免疫指标、免疫功能(淋巴细胞亚群)及与原发病相关的指标等。

(4)根据医嘱确定所需的单重或双重血浆置换设备。

(5)确认血浆置换设备性能良好,符合相关规定,且处于可使用状态。

(6)确认血浆置换治疗环境符合相关规定。

2)血浆置换治疗前准备

(1)操作者着工作服或隔离衣,洗手,戴帽子、口罩。

(2)根据医嘱准备实施血浆置换的设备、耗材、置换液、药品等。

(3)根据治疗模式及清除靶物质的分子量大小选择血浆分离器及血浆成分分离器。

(4)检查并连接电源,打开机器电源开关,按照机器要求完成全部自检程序,严禁简化或跳过自检步骤。

(5)检查血浆分离器、血浆成分分离器、体外循环管路、置换液等治疗用品包装的密封性、有效消毒或灭菌日期及失效期、产品外观质量。

(6)按照机器显示屏上的提示步骤,逐步安装血滤器及体外循环管路。

(7)完成机器预冲及自检。如未通过自检,应通知技术人员对血浆置换设备进行检修。

3) 血浆置换治疗上机及下机操作护理

(具体流程详见护理技术 6:血浆置换治疗护理技术)

4) 血浆置换治疗中的观察与护理

(1) 应密切观察患者的生命体征,包括每 30 min 测血压、心率、呼吸、脉搏,询问患者有无不适。

(2) 密切观察机器的运行情况,包括全血流速、血浆流速、动脉压、静脉压、跨膜压变化等。

(3) 单重血浆置换:通常其血浆分离器的血流速度为 80~150 ml/min。

(4) 双重血浆置换:血浆置换开始时,先全血自循环 5~10 min,观察正常后再进入血浆分离程序。通常其血浆分离器的血流速度为 80~100 ml/min,血浆成分分离器的速度为 25~30 ml/min。

(5) 将新鲜血浆作为置换液使用时,须严格执行输血查对制度。

(6) 在补充置换液时,须关注容量平衡,即根据丢弃的血浆量,等量补充置换液。

(7) 在置换剂量确定的情况下,血浆分离速度即决定了置换速度及治疗时间。

5) 血浆置换治疗并发症的观察与处理

(1) 破膜:主要原因在于抗凝不充分,除此之外还可能与跨膜压过大或波动,循环压力过大,血液黏滞度过高有关。在临床实践中,需鉴别破膜与溶血,溶血时分离出的血浆通常为粉红色,而破膜时血浆红色更深;此外溶血通过降低血流量、血浆分离速度及充分抗凝后可消失,而破膜则通过上述处理无效,只能更换血浆分离器。

(2) 过敏和变态反应:因大量输入异体血浆或白蛋白所致,通常表现为皮疹、皮肤瘙痒、畏寒、寒战、发热,严重者可出现过敏性休克。可在血浆或白蛋白输入前适量预防性地应用肾上腺糖皮质激素和(或)抗组胺药物。出现上述症状时减慢或停止血泵,停止输入可疑血浆或白蛋白,予以抗过敏治疗;对于出现过敏性休克的患者按休克处理。

(3) 低血压:与原发病、血管活性药物清除或过敏反应等有关,根据不同的原因进行相应处理。对于治疗前已经有严重低蛋白血症的患者,根据患者情况可酌情增加人血白蛋白或血浆的使用剂量,以提高血浆胶体渗透压,增加有效血容量;在治疗开始时,减慢血泵速度,阶梯式增加,逐渐增加至目标血流量。考虑为血管活性药物清除所致者,必要时适量使用血管活性药物。考虑因过敏反应而引起低血压的患者,按过敏性休克处理。

(4) 溶血:特别注意所输注血浆的血型,停止输注可疑血浆;同时应严密监测血钾,避免发生高血钾等。

(5) 血源性传染病感染:主要与输入血浆有关,患者有感染肝炎病毒和人类免疫缺陷病毒等的潜在危险。

(6) 出血倾向:主要与大量使用白蛋白溶液导致凝血因子缺乏、抗凝药物过量等原因有关。对于凝血因子缺乏的患者,可适量补充新鲜冰冻血浆;对于过量使用抗凝药物的患者,应减少抗凝药物的使用剂量,肝素过量时可用鱼精蛋白对抗,并适当应用止血药物。

(7) 低钙血症:以白蛋白为置换液的患者易出现低钙血症,可在治疗时静脉输注钙剂以防止低钙血症的发生。

7. 健康教育

(1) 指导患者卧床休息,避免劳累,减轻体力消耗,保证肾小球血流量。

（2）指导患者合理饮食，均衡营养，保证足够的营养摄入。

（3）用药指导：指导患者遵医嘱合理用药，避免应用对肾脏有损伤的药物，如氨基糖苷类、多黏菌素等抗生素。

（4）预防感染：控制感染是预防急性肾损伤的重要措施，监测体温，观察有无呼吸道、泌尿道及消化道感染的表现。

（5）告知患者应定期复诊，监测尿量、体重变化，有病情变化时应及时就医。

（6）对于老年患者、糖尿病患者、冠心病患者等急性肾损伤的高危人群，应定期随访，密切监测患者肾功能的变化。

（二）护理技术

1. 血液透析无隧道无涤纶套导管（NCC）置管护理配合技术

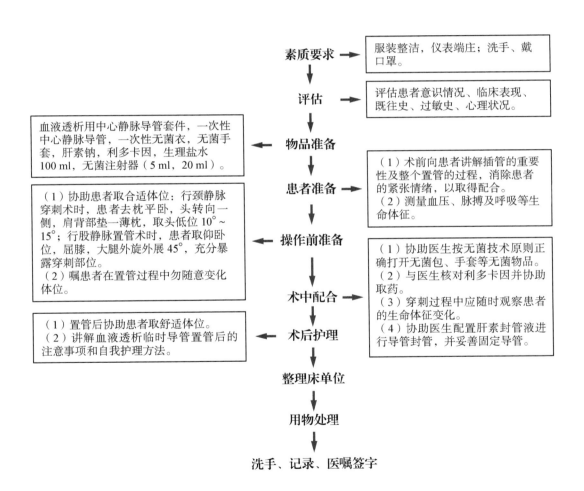

2. 血液透析无隧道无涤纶套导管（NCC）换药护理技术

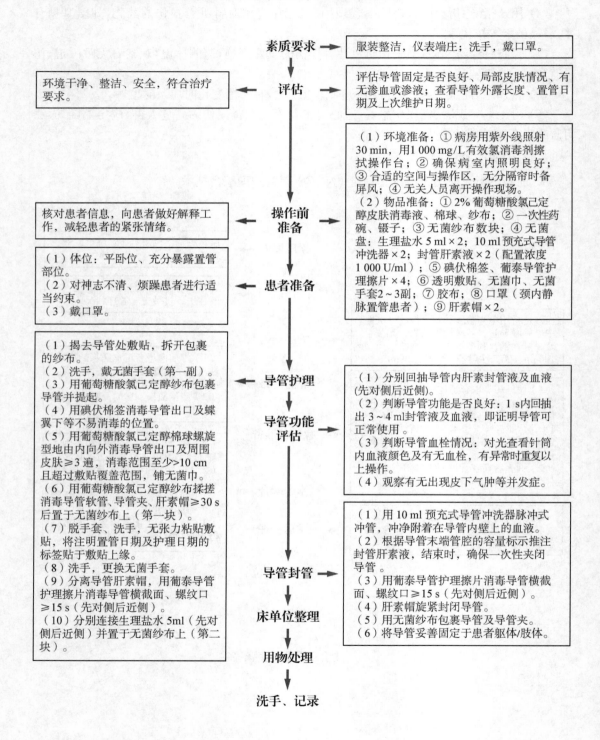

素质要求 → 服装整洁，仪表端庄；洗手，戴口罩。

环境干净、整洁、安全，符合治疗要求。 ← **评估** → 评估导管固定是否良好、局部皮肤情况、有无渗血或渗液；查看导管外露长度、置管日期及上次维护日期。

核对患者信息，向患者做好解释工作，减轻患者的紧张情绪。 ← **操作前准备** → （1）环境准备：①病房用紫外线照射30 min，用1 000 mg/L有效氯消毒剂擦拭操作台；②确保病室内照明良好；③合适的空间与操作区，无分隔帘时备屏风；④无关人员离开操作现场。
（2）物品准备：①2%葡萄糖酸氯己定醇皮肤消毒液、棉球、纱布；②一次性药碗、镊子；③无菌纱布数块；④无菌盘：生理盐水5 ml×2；10 ml预充式导管冲洗器×2；封管肝素液×2（配置浓度1 000 U/ml）；⑤碘伏棉签、葡泰导管护理擦片×4；⑥透明敷贴、无菌巾、无菌手套2～3副；⑦胶布；⑧口罩（颈内静脉置管患者）；⑨肝素帽×2。

（1）体位：平卧位、充分暴露置管部位。
（2）对神志不清、烦躁患者进行适当约束。
（3）戴口罩。 ← **患者准备**

（1）揭去导管处敷贴，拆开包裹的纱布。
（2）洗手，戴无菌手套（第一副）。
（3）用葡萄糖酸氯己定醇纱布包裹导管并提起。
（4）用碘伏棉签消毒导管出口及蝶翼下等不易消毒的位置。
（5）用葡萄糖酸氯己定醇棉球螺旋型地由内向外消毒导管出口及周围皮肤≥3遍，消毒范围至少>10 cm且超过敷贴覆盖范围，铺无菌巾。
（6）用葡萄糖酸氯己定醇纱布揉搓消毒导管软管、导管夹、肝素帽≥30 s后置于无菌纱布上（第一块）。
（7）脱手套、洗手，无张力粘贴敷贴，将注明置管日期及护理日期的标签贴于敷贴上缘。
（8）洗手，更换无菌手套。
（9）分离导管肝素帽，用葡泰导管护理擦片消毒导管横截面、螺纹口≥15 s（先对侧后近侧）。
（10）分别连接生理盐水5ml（先对侧后近侧）并置于无菌纱布上（第二块）。 ← **导管护理**

导管功能评估 → （1）分别回抽导管内肝素封管液及血液（先对侧后近侧）。
（2）判断导管功能是否良好：1 s内回抽出3～4 ml封管液及血液，即证明导管可正常使用。
（3）判断导管血栓情况：对光查看针筒内血液颜色及有无血栓，有异常时重复以上操作。
（4）观察有无出现皮下气肿等并发症。

导管封管 → （1）用10 ml预充式导管冲洗器脉冲式冲管，冲净附着在导管内壁上的血液。
（2）根据导管末端管腔的容量标示推注封管肝素液，结束时，确保一次性夹闭导管。
（3）用葡泰导管护理擦片消毒导管横截面、螺纹口≥15 s（先对侧后近侧）。
（4）肝素帽旋紧封闭导管。
（5）用无菌纱布包裹导管及导管夹。
（6）将导管妥善固定于患者躯体/肢体。

床单位整理

用物处理

洗手、记录

3. 经皮肾穿刺活检术护理配合技术

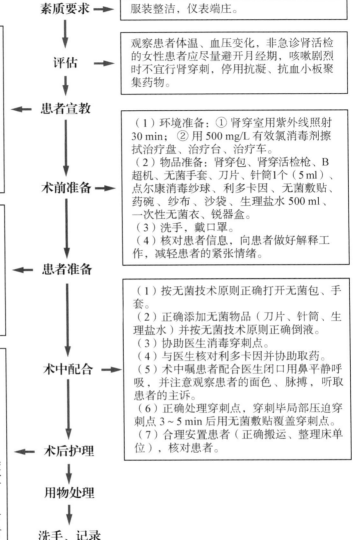

（1）指导患者练习俯卧位（穿刺中体位）。
（2）准备矿泉水、吸管、尿垫、尿壶或便盆。
（3）指导患者练习用便器在床上进行大、小便。
（4）指导患者进行呼吸训练，闭口用鼻呼吸，以确保穿刺瞬间肾脏处于相对静止状态。
（5）嘱患者术前不可进食过饱，不可进食易胀气的食物。
（6）术前清洁皮肤并更衣。

（1）肠道准备：穿刺日晨 6:00 左右可酌情使用开塞露清洁肠道，减轻术后腹胀。
（2）对于过分紧张的患者，穿刺前可遵医嘱应用镇静药物。
（3）安排正确的体位：取俯卧位，双上肢分别置于头部两侧，头向一侧偏斜，平静呼吸，腹部肋缘下垫 5～10 cm 高的沙袋以固定肾脏。

（1）术后遵医嘱补液、止血治疗。
（2）术后监测患者的生命体征。
（3）肾穿刺后患者卧床 24 h，其中前 6 h 绝对卧床休息，腰部制动 6 h。
（4）术后观察尿液的颜色和量，如无肉眼血尿，连续留取 3 次尿常规，并立即送检。
（5）如患者无水肿，尿量正常，可少量多次饮用温开水；如患者尿量较少，应相应减少饮水量，饮水时不宜过快过多。
（6）听取患者主诉，关注患者有无腰部疼痛，若发现面色苍白、血压下降、脉速或肉眼血尿等症状，应及时报告医生进行处理。

素质要求 → 服装整洁，仪表端庄。

评估 → 观察患者体温、血压变化，非急诊肾活检的女性患者应尽量避开月经期，咳嗽剧烈时不宜行肾穿刺，停用抗凝、抗血小板聚集药物。

患者宣教

术前准备 → （1）环境准备：① 肾穿室用紫外线照射 30 min；② 用 500 mg/L 有效氯消毒剂擦拭治疗盘、治疗台、治疗车。
（2）物品准备：肾穿包、肾穿活检枪、B 超机、无菌手套、刀片、针筒1个（5 ml）、点尔康消毒纱球、利多卡因、无菌敷贴、药碗、纱布、沙袋、生理盐水 500 ml、一次性无菌衣、锐器盒。
（3）洗手，戴口罩。
（4）核对患者信息，向患者做好解释工作，减轻患者的紧张情绪。

患者准备

术中配合 → （1）按无菌技术原则正确打开无菌包、手套。
（2）正确添加无菌物品（刀片、针筒、生理盐水）并按无菌技术原则正确倒液。
（3）协助医生消毒穿刺点。
（4）与医生核对利多卡因并协助取药。
（5）术中嘱患者配合医生闭口用鼻平静呼吸，并注意观察患者的面色、脉搏，听取患者的主诉。
（6）正确处理穿刺点，穿刺毕局部压迫穿刺点 3～5 min 后用无菌敷贴覆盖穿刺点。
（7）合理安置患者（正确搬运、整理床单位），核对患者。

术后护理

用物处理

洗手、记录

4. 依库珠单抗用药护理技术

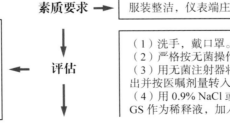

素质要求 → 服装整洁，仪表端庄。

（1）患者是否已接种脑膜炎疫苗满 2 周，不满 2 周则需要使用抗生素预防至疫苗接种满2周为止。
（2）核对患者信息，评估患者病情、心理状态，询问过敏史。
（3）向患者做好用药方面的解释工作。

评估 → （1）洗手，戴口罩。
（2）严格按无菌操作要求配置药液。
（3）用无菌注射器将本品从瓶内全部抽出并按医嘱剂量转入输液袋中。
（4）用 0.9% NaCl 或 0.45% NaCl 或 5% GS 作为稀释液，加入输液袋中将本品稀

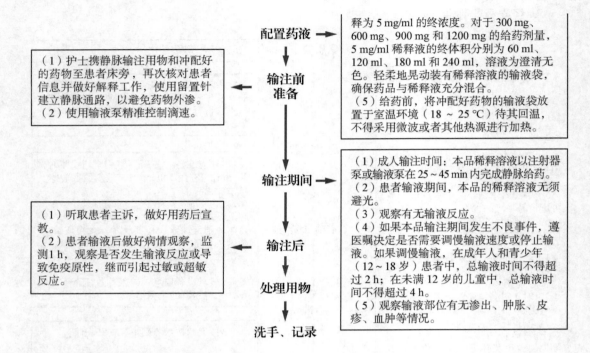

配置药液 → 释为 5 mg/ml 的终浓度。对于 300 mg、600 mg、900 mg 和 1200 mg 的给药剂量，5 mg/ml 稀释液的终体积分别为 60 ml、120 ml、180 ml 和 240 ml，溶液为澄清无色。轻柔地晃动装有稀释溶液的输液袋，确保药品与稀释液充分混合。
（5）给药前，将冲配好药物的输液袋放置于室温环境（18 ~ 25 ℃）待其回温，不得采用微波或者其他热源进行加热。

输注前准备 ← （1）护士携静脉输注用物和冲配好的药物至患者床旁，再次核对患者信息并做好解释工作，使用留置针建立静脉通路，以避免药物外渗。
（2）使用输液泵精准控制滴速。

输注期间 → （1）成人输注时间：本品稀释溶液以注射器泵或输液泵在 25 ~ 45 min 内完成静脉给药。
（2）患者输液期间，本品的稀释溶液无须避光。
（3）观察有无输液反应。
（4）如果本品输注期间发生不良事件，遵医嘱决定是否需要调慢输液速度或停止输液。如果调慢输液，在成年人和青少年（12 ~ 18 岁）患者中，总输液时间不得超过 2 h；在未满 12 岁的儿童中，总输液时间不得超过 4 h。
（5）观察输液部位有无渗出、肿胀、皮疹、血肿等情况。

输注后 ← （1）听取患者主诉，做好用药后宣教。
（2）患者输液后做好病情观察，监测 1 h，观察是否发生输液反应或导致免疫原性，继而引起过敏或超敏反应。

处理用物
↓
洗手、记录

5. 连续性肾脏替代治疗（CRRT）护理技术
1）CRRT 上机护理技术

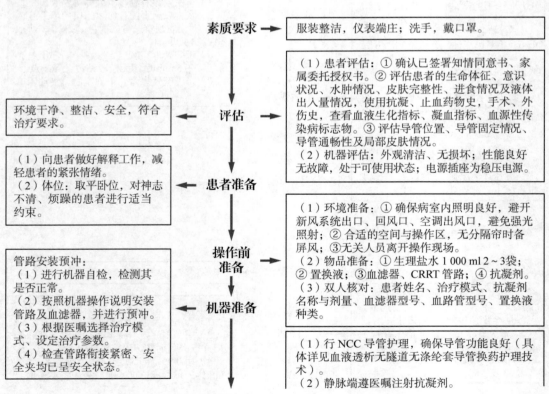

素质要求 → 服装整洁，仪表端庄；洗手，戴口罩。

评估 → （1）患者评估：① 确认已签署知情同意书、家属委托授权书。② 评估患者的生命体征、意识状况、水肿情况、皮肤完整性、进食情况及液体出入量情况，使用抗凝、止血药物史，手术、外伤史，查看血液生化指标、凝血指标、血源性传染病标志物。③ 评估导管位置、导管固定情况、导管通畅性及局部皮肤情况。
（2）机器评估：外观清洁、无损坏；性能良好无故障，处于可使用状态；电源插座为稳压电源。

环境干净、整洁、安全，符合治疗要求。 ← 评估

（1）向患者做好解释工作，减轻患者的紧张情绪。
（2）体位：取平卧位，对神志不清、烦躁的患者进行适当约束。 ← 患者准备

操作前准备 → （1）环境准备：① 确保病室内照明良好，避开新风系统出口、回风口、空调出风口，避免强光照射；② 合适的空间与操作区，无分隔帘时备屏风；③ 无关人员离开操作现场。
（2）物品准备：① 生理盐水 1 000 ml 2 ~ 3 袋；② 置换液；③ 血滤器、CRRT 管路；④ 抗凝剂。
（3）双人核对：患者姓名、治疗模式、抗凝剂名称与剂量、血滤器型号、血路管型号、置换液种类。

管路安装预冲：
（1）进行机器自检，检测其是否正常。
（2）按照机器操作说明安装管路及血滤器，并进行预冲。
（3）根据医嘱选择治疗模式、设定治疗参数。
（4）检查管路衔接紧密、安全夹均已呈安全状态。 ← 机器准备

（1）行 NCC 导管护理，确保导管功能良好（具体详见血液透析无隧道无涤纶套导管换药护理技术）。
（2）静脉端遵医嘱注射抗凝剂。

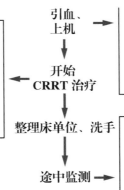

引血、上机 → （3）引血：血泵速度≤100 ml/min。① 单针引血：连接动脉端启动血泵，引血至静脉滤网，连接静脉端；② 双针引血：同时将血路管动、静脉端与患者血管通路连接。
（4）密切监测 NCC 导管流量，观察患者面色及生命体征，注意患者有无不适主诉。

↓

开始 CRRT 治疗

（1）正确固定血路导管。
（2）再次检查各处衔接、安全帽、安全夹状态。
（3）观察机器运转状况及各压力值的变化。
（4）根据患者的病情，遵医嘱逐步调整血流速及超滤率至预设值。

↓

整理床单位、洗手 → （1）各处衔接紧密、安全帽/夹良好。
（2）每 30～60 min 记录患者的生命体征、超滤率、NCC 导管功能是否良好及机器各压力值。
（3）观察机器运转状况是否良好，关注患者液体出入量、出凝血状况、神志情况及精神状况。
（4）按医嘱完成血标本采集，及时送检，有异常化验指标时应及时与医生沟通，根据病情变化按医嘱调整治疗参数。

↓

途中监测

2）CRRT 下机护理技术

素质要求 → 服装整洁，仪表端庄；洗手，戴口罩。

↓

评估 → （1）患者评估：生命体征；液体出入量；出、凝血状况；NCC 导管功能；神志、精神状况，有无不适主诉。
（2）机器评估：机器运转正常，功能良好。

环境干净整洁、安全，符合治疗要求。

↓

患者准备

（1）向患者做好解释工作，缓减患者的紧张情绪。
（2）体位：取平卧位，对神志不清、烦躁的患者进行适当约束。

↓

操作前准备 → （1）环境准备：① 确保病室内照明良好。② 合适的空间与操作区，无分隔帘时备屏风。③ 无关人员离开。
（2）物品准备：① 生理盐水 500 ml；② 消毒湿巾；③ NCC 导管护理用物（具体详见 NCC 导管护理技术）。
（3）核对：目标治疗时间与超滤量均已完成。
（4）观察：① 血滤器、体外循环管路中血液颜色有无异常；② 机器各项压力参数有无异常；③ 动脉端血路管内有无空气或气泡。

回血：
（1）方式一（适用于有凝血先兆时）：不停泵，打开输液器开关，夹闭动脉端血路管安全夹，待血滤器和静脉端血液回输完毕后，打开动脉端血路管安全夹，利用重力回输动脉端血液。
（2）方式二（适用于导管功能良好、压力参数无异常的患者）：不停泵，打开输液器开关，动、静脉端同时回血，将血路管及血滤器内的血液回输给患者。
（3）在进行以上回血操作时，血液泵速应调至≤100 ml/min，使用生理盐水全程回血。
（4）及时听取患者的主诉，观察患者的生命体征变化。
（5）对于非计划结束治疗或心功能减退的患者，应根据患者的心功能状态降低回血速率。

↓

CRRT 回血

↓

CRRT 下机 → （1）分别将导管动、静脉端与血路管分离。
（2）NCC 导管封管，检查导管功能良好（具体详见 NCC 导管护理技术）。
（3）观察、评估血滤器及血路管中的残血量及凝血状况。
（4）根据机器操作要求卸载血路管及血滤器。
（5）按要求处理使用过的血滤器及血路管。
（6）对机器表面进行清洁、消毒。

↓

整理床单位

↓

洗手、记录、交班

6. 血浆置换治疗护理技术

1）血浆置换治疗上机护理技术

素质要求 ➡️ 服装整洁，仪表端庄；洗手，戴口罩。

评估

环境干净、整洁、安全，符合治疗要求。

（1）患者评估：① 确认已签署知情同意书、家属委托授权书。② 评估患者生命体征、意识状况、血常规指标、血液生化指标、凝血指标、血清白蛋白、血清球蛋白、血源性传染病标志物、肾功能、免疫指标、免疫功能（淋巴细胞亚群）及与原发病相关的指标。③ 评估导管位置、导管固定情况、导管通畅性及局部皮肤情况。
（2）机器评估：外观清洁、无损坏；性能良好、无故障，处于可使用状态；电源插座为稳压电源。

患者准备

（1）向患者做好解释工作，缓解患者的紧张情绪。
（2）体位：取平卧位，对神志不清、烦躁的患者进行适当约束。

操作前准备

（1）环境准备：① 确保病室内照明良好：落地式无影灯、冷光灯、插灯；② 合适的空间与操作区，无分隔帘时备屏风；③ 无关人员离开操作现场。
（2）物品准备：① 生理盐水1 000 ml（2～3袋）；② 置换补充液；③ 血浆分离器/血浆成分分离器、血浆置换管路；④ 抗凝剂。
（3）双人核对：患者姓名、治疗模式、抗凝剂的名称与剂量；血浆分离器及血浆成分分离器的型号、血路管型号、置换补充液的种类及剂量。

机器准备

管路安装及预冲：
（1）进行机器自检检测其是否正常。
（2）根据医嘱选择单重或双重血浆置换治疗模式。
（3）按照机器操作说明安装管路及血浆分离器/血浆成分分离器，并进行预冲。
（4）根据医嘱设定治疗参数：血浆置换目标治疗量、各个泵的泵速或血浆分离流量与血流量比率、弃浆量和分离血浆比率等。
（5）检查管路衔接紧密、安全夹均已呈安全状态。

引血、上机

（1）行 NCC 导管护理，检查导管功能良好（具体详见 NCC 导管护理技术）。
（2）静脉端遵医嘱注射抗凝剂。
（3）引血：血泵速 50～100 ml/min，引血至静脉滤网，连接静脉端。
（4）密切监测 NCC 导管流量，观察患者面色、生命体征，注意患者有无不适主诉。

开始血浆置换治疗

（1）正确固定血路管。
（2）再次检查各处衔接、安全帽、安全夹状态。
（3）观察机器运转状况及各压力值的变化。
（4）全血自循环 5～10 min，观察无异常则进入血浆分离程序，逐步将血泵、血浆泵、补液、弃浆泵的泵速调至正常速度运行。

整理床单位、洗手

途中监测

（1）各处衔接紧密、安全帽/夹良好。
（2）每 30～60 min 记录一次患者的生命体征、NCC 导管功能是否良好。
（3）观察机器运转状况是否良好，包括监测血流速、血浆流速、分离血浆流速、动脉压、静脉压、跨膜压和膜内压变化等。
（4）了解患者主述，及时发现并发症并对症处理。

2）血浆置换治疗下机护理操作技术

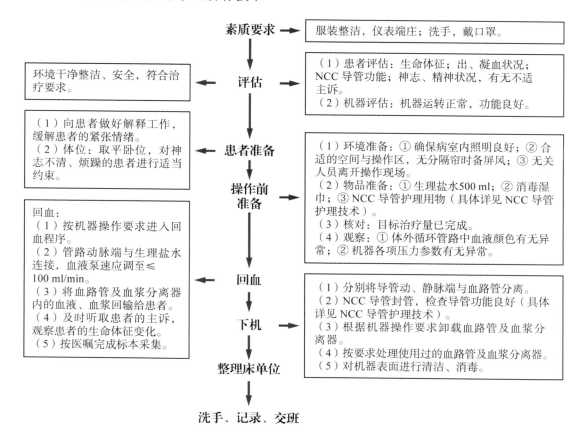

六、急性肾损伤的相关知识

（一）急性肾损伤的定义

急性肾损伤（acute kidney injury，AKI）是由各种病因引起短时间内肾功能快速减退而导致的临床综合征，表现为肾小球滤过率下降，同时伴有血清尿素氮、肌酐和其他由肾脏分泌的代谢产物潴留，水、电解质紊乱和酸碱平衡失调，严重者可导致多脏器受累。

（二）急性肾损伤的病因

AKI 的病因多样，一般可分为肾前性、肾性和肾后性。

（1）肾前性 AKI：又称肾前性氮质血症，由各种病因引起的肾脏血流灌注降低所致的肾损伤，常见的病因包括有效循环血容量不足、心排血量下降、周围血管扩张、肾脏血管收缩、肾血流自主调节障碍等。

（2）肾性 AKI：由各种原因导致肾单位、间质和血管损伤所致。包括肾缺血和肾毒性物质导致的急性肾小管坏死、急性间质性肾炎等。

（3）肾后性 AKI：由尿路机械性或功能性梗阻引起。

(三) 急性肾损伤的治疗

(1) AKI 重在预防:一般认为,下列人群为 AKI 的高危人群:老年患者,有慢性肾脏病史、糖尿病、冠心病、肾病综合征、周围血管病变、存在绝对或相对血容量不足的患者等。当上述患者接受大手术、使用肾毒性药物、多种药物联合使用时尤应警惕。

(2) 针对病因治疗:对于肾前性 AKI 患者,予以及时补充血容量;对于肾后性 AKI 患者,应及时解除梗阻;对于患有重症肾小球疾病的患者,予以降压、利尿处理;对于免疫介导的患者,则可予以糖皮质激素或免疫抑制剂治疗。

(3) 对症处理:包括饮食和营养疗法,精确评估容量状态,处理水、电解质紊乱和酸碱平衡失调等。

(4) 血液净化治疗:可清除代谢废物,纠正水、电解质紊乱,补充碱基等物质,稳定内环境。血液净化包括多种治疗模式,临床上须根据患者的具体情况进行选择。

(5) 用药注意事项:肾脏是药物排泄、代谢的主要脏器之一,发生 AKI 时,由于肾小球滤过率降低,从肾脏排泄的药物其药代动力学发生改变,需要及时调整剂量。

(四) 溶血性尿毒综合征的定义和临床表现

溶血性尿毒综合征(hemolytic-uremic syndrome,HUS)是以溶血性贫血、血小板减少以及急性肾衰竭为特征的一种急性临床综合征,通常根据有无腹泻将本病分为典型 HUS 和非典型 HUS。

典型 HUS 的临床特点:常先有食欲不振、呕吐、腹泻、腹痛或上呼吸道感染等前驱症状,腹泻多为出血性腹泻,后发生急性肾损伤。

非典型 HUS 的临床特点:一般起病比较隐匿,在各个年龄段均可发病,患者常有严重的胃肠道前驱症状,急性肾损伤较重。

(五) 溶血性尿毒综合征的辅助检查和治疗

(1) 实验室检查:血液检查可见血红蛋白明显下降,网织红细胞明显增高,血清胆红素增高;90% 的病例在初期出现血小板减少,平均值为 $75 \times 10^9/L$,且多在两周内恢复正常;Coombs 试验多为阴性;血清 C3、C4 和 CH50 可下降;肾功能检查可见氮质血症、高钾血症及代谢性酸中毒。尿液检查可见不同程度的血尿、蛋白尿、白细胞及管型。

(2) 肾组织病理:有助于确诊 HUS,典型 HUS 的病理特点为血栓性微血管病变,可累及肾小球、肾小动脉和肾间质。

(3) HUS 的治疗。①血浆置换:血浆置换由于可清除患者循环中潜在的毒性物质,因而较血浆输入效果更佳;尤其是对于重症 HUS,伴有神经系统症状或存在心、肾功能不全时,应首选血浆置换。②药物治疗:降压药物、血管紧张素转化酶抑制剂和血管紧张素 Ⅱ 受体阻滞剂、抗血小板药物、抗凝药物、糖皮质激素及免疫抑制剂。③透析治疗:按照急性肾衰竭的治疗原则,针对氮质血症,水、电解质紊乱及代谢性酸中毒进行治疗,根据病情尽早开始透析治疗。④肾移植:HUS 患者逐渐出现慢性肾衰竭时可考虑行肾脏移植手术。

(六) 静脉血栓栓塞症(VTE)

(1) 定义:血液在静脉内异常凝结导致的血管完全或不完全阻塞,属于静脉回流障碍性疾病,包括深静脉血栓形成和肺血栓栓塞症。

(2) VTE 防治护理专科工作制度:根据患者的病情和治疗情况,动态评估 VTE 风险和出血风险,正确实施 VTE 防治措施。基础预防包括健康教育、改善生活方式、指导活动、保护静脉等;机械预防可采用器械和装置,利用其机械原理促进下肢静脉回流,减少血液淤滞;药物治疗包括尿激酶、低分子肝素等,并协助医生做好出血并发症的观察。

(七) 血液净化导管的专业术语

中心静脉导管是重症、急性肾损伤患者血液净化最常用的血管通路,分为带隧道带涤纶套导管(可简称为隧道式导管或长期透析导管)和无隧道无涤纶套导管(可简称为非隧道式导管或临时透析导管)。带隧道带涤纶套导管相较于无隧道无涤纶套导管而言,其置管操作复杂、费时、费用高,并发症相对多,且移除时也有一定的技术难度。

(八) CRRT 的相关知识

1) CRRT 定义　　连续性肾脏替代治疗是指一组持续、缓慢清除体内溶质和过多水分治疗方式的总称,是体外血液净化的治疗技术。传统 CRRT 应持续治疗 24 h 以上,但临床上可根据患者的治疗需求灵活调整治疗时间。CRRT 治疗的目的不仅仅局限于替代功能受损的肾脏,近年来更扩展到常见危重疾病的急救,成为各种危重病救治中最重要的支持治疗措施之一。

2) CRRT 的治疗时机　　AKI 患者进行 CRRT 治疗的开始时机取决于患者的临床表现和疾病状态。①出现危及生命的容量负荷过多、电解质紊乱或酸碱失衡时,应立即进行 CRRT;②当患者治疗所需要的代谢及容量需求超过肾脏能力时,考虑进行 CRRT;③对于重症 AKI 患者,根据 2012 年改善全球肾脏病预后组织(Kidney Disease：Improving Global Outcomes，KDIGO)指南的分期,急性肾损伤进入 2 期时可考虑进行 CRRT 干预;④对于心脏术后合并容量负荷的急性肾损伤的患者,可考虑 CRRT 的早期干预。

3) CRRT 置换液的成分和配方　　CRRT 治疗需要大量的治疗液体,因此,无菌的高质量液体是保证治疗安全的关键。置换液的质量标准一般参照静脉输液标准。

(1) 置换液的成分:置换液的电解质成分是影响 CRRT 治疗患者内环境的主要因素。为改善患者的内环境,置换液的溶质配方原则上要求与生理浓度相符,溶质成分主要包括钠、钾、氯、碱基、钙、镁、磷及葡萄糖。①钠离子的浓度在 $135\sim145$ mmol/L,当患者合并严重高钠血症或者低钠血症时,常需要根据患者的血钠水平调整置换液中钠离子的浓度,避免血液中钠离子浓度快速波动对机体带来的损害。②钾离子的浓度常根据治疗需求进行调整,一般控制在 $0\sim6$ mmol/L,在使用较高或较低钾浓度置换液时,应严密监测钾离子水平,尽快使钾离子水平恢复到生理范围。③氯离子一般控制在 $100\sim115$ mmol/L。④碱基主要包括碳酸氢盐和乳酸盐两类,由于乳酸在肝功能衰竭、循环衰竭及严重低氧血症时代谢不充分,会给患者带来治疗风险,目前临床推荐采用碳酸氢盐作为置换液的基础碱基成分;当采用枸橼酸抗凝时,枸橼酸作为置换液的主要碱基成分,在体内可代谢成为碳酸氢盐。⑤钙离子在商品化置换液中的浓度为 1.5 mmol/L,在手工配置的置换液中其浓度为 $1.25\sim1.75$ mmol/L;使用枸橼酸抗凝时可使用不含钙离子的置换液,钙离子由单独的通道进行补充。⑥在置换液中,镁的浓度一般控制在 $0.5\sim0.75$ mmol/L,磷的浓度推荐为 $0.7\sim1.0$ mmol/L,葡萄糖的浓度推荐控制在 $5\sim12$ mmol/L。

(2) 置换液的配方:目前临床 AKI 患者最为常用的 CRRT 置换液主要为商品化置换液和手工配制置换液。这两种配方的置换液中,溶质的浓度接近于生理状态,但均未含磷。因此,长时间的治疗易伴有低磷血症,需要从外周进行补充。

4) **CRRT的停机时机** 接受CRRT治疗的AKI患者,经临床评估判断病情好转后,可考虑停止CRRT治疗。具体包括:生命体征稳定,血流动力学正常,脱离机械通气,摆脱血管活性药物,肾脏之外重要器官功能恢复,水、电解质紊乱和酸碱平衡失调以及容量负荷得以纠正。满足上述条件,但肾功能未恢复的患者可以改用间断性肾脏替代治疗;如果患者肾功能持续不恢复,可以继续血液透析或腹膜透析治疗,直到患者肾功能恢复或长期维持血液透析或腹膜透析治疗。

(九) 血浆置换的相关知识

(1) 血浆置换的定义:血浆置换是一种常见的体外循环血液净化疗法。将全血引出体外分离成血浆和细胞成分,并将患者的血浆舍弃,然后将新鲜血浆、白蛋白溶液、平衡液等血浆代用品代替分离出的血浆回输,以达到减轻病理损害、清除致病物质的目的。膜式血浆分离置换技术根据治疗模式的不同,分为单重血浆置换和双重血浆置换(double filtration plasmapheresis, DFPP)。单重血浆置换是将分离出来的血浆全部弃除,同时补充等量的新鲜冰冻血浆或一定比例的新鲜冰冻血浆和白蛋白溶液。DFPP是将分离出来的血浆再通过更小孔径的膜型血浆成分分离器,弃除含有较大分子致病因子的血浆,同时补充等量的新鲜冰冻血浆、白蛋白溶液或一定比例的两者混合溶液,该技术相对单重血浆置换方法具有安全性高、适用范围广、营养物质丢失少、血浆使用量少等特点,目前已成为临床多个学科的重要治疗手段。

(2) 血浆置换的治疗范围:血浆置换可作为以下疾病或领域的一线或者二线治疗方案:①神经系统疾病:吉兰-巴雷综合征、重症肌无力、急性发作期/复发期多发性硬化等;②肾脏疾病:抗肾小球基底膜病、重症狼疮性肾炎等;③风湿免疫系统疾病:重症系统性红斑狼疮、重症过敏性紫癜、抗磷脂抗体综合征等;④血液系统疾病:血栓性微血管病、特发性血小板减少性紫癜、自身免疫性溶血性贫血等;⑤移植相关领域:移植肾复发性局灶性节段性肾小球硬化症、ABO血型主要不相容的造血干细胞移植等;⑥消化系统疾病:急性肝衰竭、重症肝炎、肝性脑病等;⑦血脂净化领域:作为纯合子/杂合子家族性高胆固醇血症和高脂蛋白血症等。

(3) 血浆分离器的选择:血浆置换需要使用的血浆分离器,依空心纤维膜的孔径大小分为血浆分离器和血浆成分分离器,在双重血浆置换时它们分别被称为一级分离器(血浆分离器)和二级分离器(血浆成分分离器)。①一级分离器孔径约为 $0.3\sim0.5\ \mu m$,而一般血液有形成分如血小板直径$>1\ \mu m$,而血浆成分最大者低密度脂蛋白直径$<0.1\ \mu m$。因此,一级血浆分离器能有效过滤所有血浆成分而又能有效阻挡所有血液有形成分,用于单重血浆置换及双重血浆置换时分离血浆用。②二级分离器的孔径一般为 $0.01\sim0.03\ \mu m$,主要用于DFPP治疗中进一步分离血浆成分。对于清除相对分子质量大的靶物质如IgM或低密度脂蛋白,可选择孔径相对较大的二级分离器($0.03\ \mu m$),可最大限度回收白蛋白;如果清除的靶物质为IgG,则只能选择孔径较小的二级分离器($0.01\ \mu m$),丢失白蛋白相对增加。通过使用不同孔径的血浆成分分离器,可以清除不同分子量领域的血浆蛋白。

(4) 血浆置换液的选择:血浆置换清除患者血浆时须等量补充液体,以保证容量平衡,补充液体即为置换液。临床使用的置换液包括以下几类:①新鲜血浆:其主要缺点包括易过敏及增加血源性疾病的传播风险,受限于临床血制品供应的紧缺程度。②人体白蛋白:一般采用固定浓度 5%(50 g/L)的白蛋白液体。缺点是多次治疗后可导致体内凝血因子缺乏。③晶体液:生理盐水、葡萄糖生理盐水,用于补充血浆中丢失的电解质。④其他:低分子右旋糖酐等合成的胶体溶液替代物,可减少治疗的费用;但在体内的半衰期只有数小时,只能暂时维持胶体渗透压,故总量不能超过总置换量的 20%,并应在治疗起始阶段使用,尤其适用于高黏滞综合征。

(5)血浆置换的治疗频次与剂量:血浆置换的治疗频次取决于原发病、病情的严重程度、治疗效果,以及所清除致病因子的分子量、半衰期、体内分布和在血浆中的浓度,应个体化制订治疗方案。一般血浆置换频次是每天或间隔 1~2 d,一般 5~7 次为 1 个疗程,或直到致病抗体转阴。单次单重置换剂量以患者血浆容量的 1~1.5 倍为宜,不建议超过 2 倍。

参考文献

[1] 陈江华,刘必成.肾脏病学进展[M].北京:中华医学电子音像出版社,2020.

[2] 王兰,郑一宁.实用肾脏科护理及技术[M].北京:科学出版社,2008.

[3] 中国医院协会血液净化中心分会血管通路工作组.中国血液透析用血管通路专家共识(第 2 版)[J].中国血液净化,2019,18(6):365-381.

[4] 中国重症血液净化协作组,中国重症血液净化协作组护理学组.中国重症血液净化护理专家共识(2021 年)[J].中华现代护理杂志,2021,27(34):4621-4632.

[5] 中国重症血液净化协作组.重症血液净化血管通路的建立与应用中国专家共识(2023)[J].中华医学杂志,2023,103(17):1280-1295.

[6] 朱淑华,龚德华.血浆置换临床实践中的技术要点[J].中国血液净化,2021,20(5):289-293.

[7] 华中科技大学同济医学院附属同济医院护理部,中国医学科学院北京协和医院护理部,中华护理学会重症护理专业委员会.重型危重型新型冠状病毒肺炎患者整体护理专家共识[J].中华护理杂志,2020,55(3):337-342.

[8] 张晓梅,秦毅,陈瑜,等.经中心静脉通路装置采血的最佳证据总结[J].中华护理杂志,2022,57(9):1134-1140.

[9] 万兴运,陈意志,陈香美.2019 年美国血浆置换学会血浆置换和免疫吸附临床实践指南(第 8 版)解读[J].中华肾病研究电子杂志,2021,10(1):8-13.

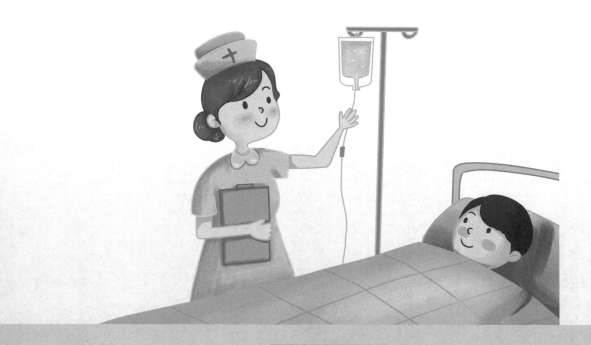

第十一章

肠造口并发症案例和相关护理技术

1 伤口换药护理技术

2 造口护理技术

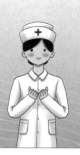

第十一章
肠造口并发症案例和相关护理技术

一、案例

朱某,女,48岁。患者于2022年9月22日晚10点因右下腹隐痛2个月,加重4天,外院检查未查出明确病因,急诊送至我院。上中腹部＋下腹盆腔CT平扫示:肝硬化,脾大,胆囊结石,胆囊炎,双肾周桥隔增厚,小肠肠管扩张积气、积液;结肠壁增厚。盆腔散在游离气体可能,穿孔待排,腹腔腹膜渗出,子宫腔增宽。为进一步治疗,急诊拟"结肠穿孔"收治入院。患者既往患系统性红斑狼疮14年,服用激素,近期曾加量。患者患高血压10年,服用硝苯地平和可乐定。入院后经过急诊手术、输液、输血、建立人工气道、氧疗、抗感染、营养支持、造口护理、伤口护理等治疗后,患者病情稳定,于12月9日出院。

二、主要的病情介绍

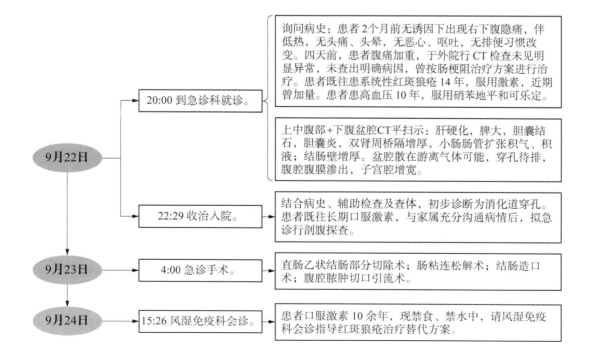

询问病史:患者2个月前无诱因下出现右下腹隐痛,伴低热,无头痛、头晕,无恶心、呕吐,无排便习惯改变。四天前,患者腹痛加重,于外院行CT检查未见明显异常,未查出明确病因,曾按肠梗阻治疗方案进行治疗。患者既往患系统性红斑狼疮14年,服用激素,近期曾加量。患者患高血压10年,服用硝苯地平和可乐定。

上中腹部+下腹盆腔CT平扫示:肝硬化,脾大,胆囊结石,胆囊炎,双肾周桥隔增厚,小肠肠管扩张积气、积液;结肠壁增厚。盆腔散在游离气体可能,穿孔待排,腹腔腹膜渗出,子宫腔增宽。

9月22日
- 20:00 到急诊科就诊。
- 22:29 收治入院。

结合病史、辅助检查及查体,初步诊断为消化道穿孔。患者既往长期口服激素,与家属充分沟通病情后,拟急诊行剖腹探查。

9月23日
- 4:00 急诊手术。

直肠乙状结肠部分切除术;肠粘连松解术;结肠造口术;腹腔脓肿切口引流术。

9月24日
- 15:26 风湿免疫科会诊。

患者口服激素10余年,现禁食、禁水中,请风湿免疫科会诊指导红斑狼疮治疗替代方案。

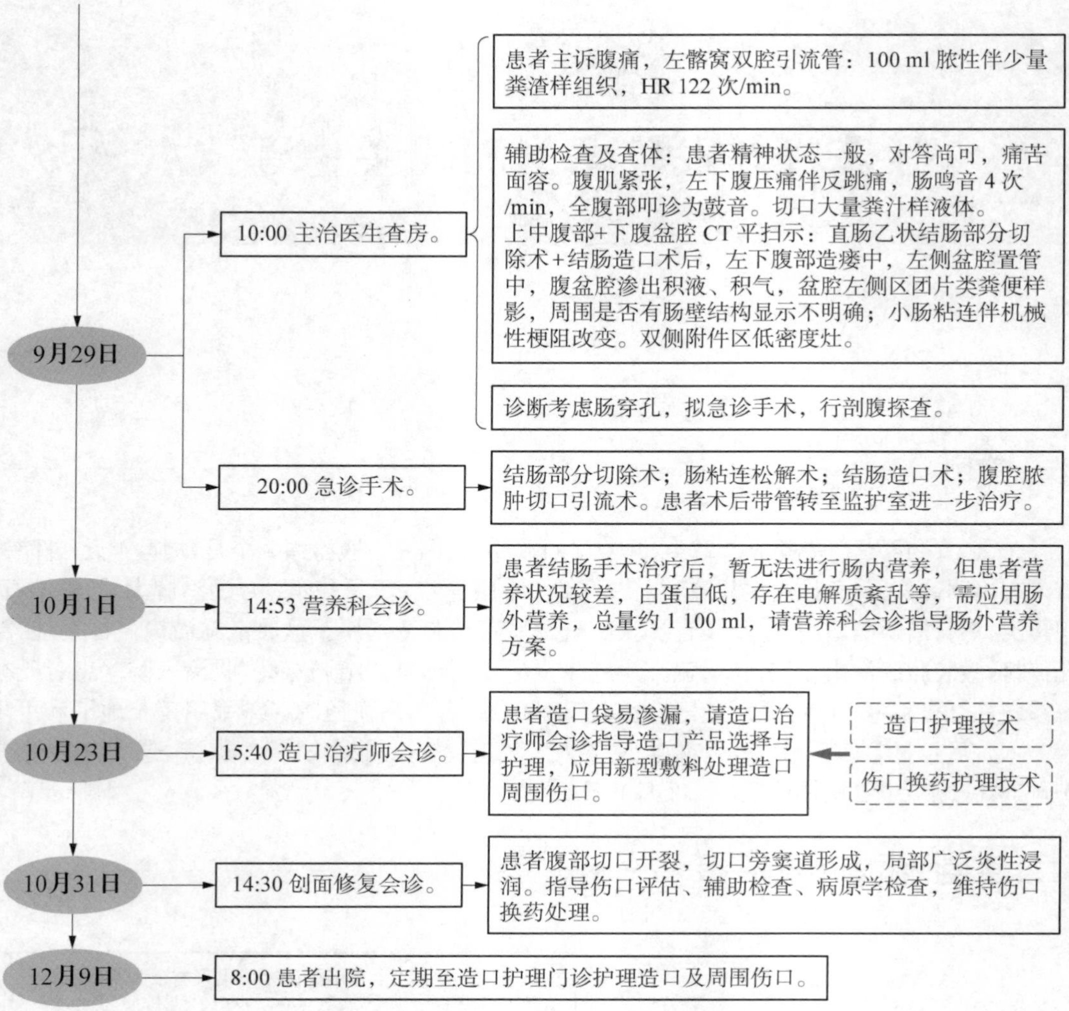

9月29日

10:00 主治医生查房。 → 患者主诉腹痛，左髂窝双腔引流管：100 ml 脓性伴少量粪渣样组织，HR 122 次/min。

辅助检查及查体：患者精神状态一般，对答尚可，痛苦面容。腹肌紧张，左下腹压痛伴反跳痛，肠鸣音 4 次/min，全腹部叩诊为鼓音。切口大量粪汁样液体。上中腹部+下腹盆腔 CT 平扫示：直肠乙状结肠部分切除术+结肠造口术后，左下腹部造瘘中，左侧盆腔置管中，腹盆腔渗出积液、积气，盆腔左侧区团片类粪便样影，周围是否有肠壁结构显示不明确；小肠粘连伴机械性梗阻改变。双侧附件区低密度灶。

诊断考虑肠穿孔，拟急诊手术，行剖腹探查。

20:00 急诊手术。 → 结肠部分切除术；肠粘连松解术；结肠造口术；腹腔脓肿切口引流术。患者术后带管转至监护室进一步治疗。

10月1日

14:53 营养科会诊。 → 患者结肠手术治疗后，暂无法进行肠内营养，但患者营养状况较差，白蛋白低，存在电解质紊乱等，需应用肠外营养，总量约 1 100 ml，请营养科会诊指导肠外营养方案。

10月23日

15:40 造口治疗师会诊。 → 患者造口袋易渗漏，请造口治疗师会诊指导造口产品选择与护理，应用新型敷料处理造口周围伤口。 ← 造口护理技术 / 伤口换药护理技术

10月31日

14:30 创面修复会诊。 → 患者腹部切口开裂，切口旁窦道形成，局部广泛炎性浸润。指导伤口评估、辅助检查、病原学检查，维持伤口换药处理。

12月9日

8:00 患者出院，定期至造口护理门诊护理造口及周围伤口。

图 11-1　患者主要病情演进过程

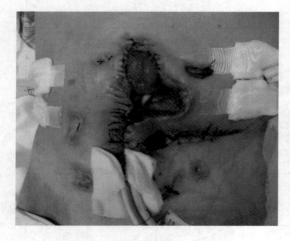

图 11-2　10 月 23 日造口图片

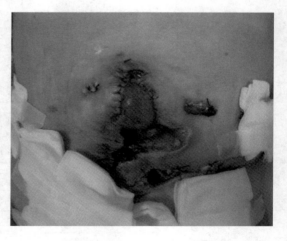

图 11-3　10 月 27 日造口图片

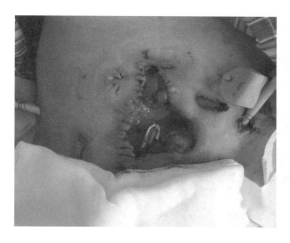

图 11-4　11 月 2 日造口图片

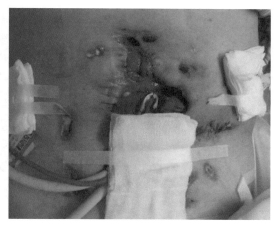

图 11-5　11 月 6 日造口图片

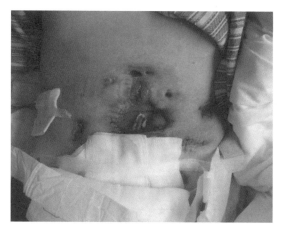

图 11-6　11 月 16 日造口图片

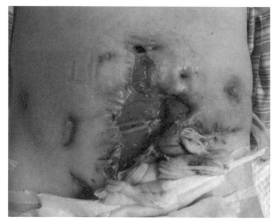

图 11-7　11 月 21 日造口照片

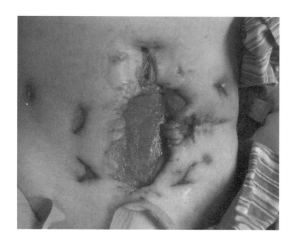

图 11-8　12 月 2 日造口照片

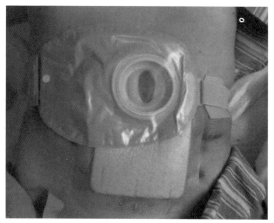

图 11-9　12 月 2 日造口(有造口袋)照片

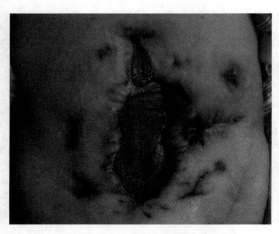

图 11 - 10　12 月 8 日造口照片

▌三、护理程序

根据本案例制订专科护理计划,如表 11 - 1 所示。

表 11 - 1　患者护理计划

日期	护理诊断	诊断依据	护理目标	护理措施	评价
10 月 23 日	皮肤完整性受损	与造口周围皮肤被排泄物腐蚀有关。	(1) 刺激性皮炎愈合。 (2) 造口周围皮肤得到有效保护。	(1) 评估造口及造口周围皮肤后选择适宜的造口产品。 (2) 处理刺激性皮炎。 (3) 指导患者清洗造口袋的注意事项。	(1) 10 月 25 日随访,刺激性皮炎愈合。 (2) 造口周围皮肤得到有效保护。
10 月 23 日	组织完整性受损	与手术切口裂开有关。	切口裂开得以妥善处理,受损组织逐渐修复。	(1) 造口底盘下伤口经评估后应用湿性愈合敷料换药。 (2) 其余切口裂开处维持干性愈合。	(1) 造口底盘下伤口渗液未影响底盘使用时间,底盘下伤口坏死组织脱落,无感染,肉芽组织生长中。 (2) 其余切口裂开处无感染发生。
10 月 23 日	营养失调:低于机体需要量	与手术创伤有关。	患者的营养状况得以改善。	营养科会诊,协助治疗,配合执行营养支持方案。	患者营养状况有改善。
10 月 23 日	潜在并发症:造口并发症	与长期激素治疗有关。	造口并发症得到有效预防与处理。	(1) 加强对造口的护理与观察。 (2) 加强沟通,共同探讨原发病对造口并发症及创面愈合的影响,积极对症治疗。	造口并发症能得到预防与处理。
10 月 23 日	有感染的危险	与排泄物污染手术切口有关。	用造口底盘联合造口袋有效收集排泄物,不污染手术切口。	评估造口及造口周围皮肤后选择适宜的造口产品,保证有效收集排泄物。	排泄物未污染手术切口。

（续表）

日期	护理诊断	诊断依据	护理目标	护理措施	评价
10月27日	组织完整性受损	与出现造口周围皮肤并发症有关。	能及时发现并处理皮肤黏膜分离。	（1）评估皮肤黏膜分离的范围、创面基底、深度、渗液量及有无潜行。 （2）使用湿性愈合敷料换药。	（1）皮肤黏膜分离得到及时处理。 （2）伤口渗液未影响造口底盘的使用时间。
11月2日	知识缺乏	缺乏造口术后的护理知识。	（1）患者及照护者能自行清空造口袋。 （2）造口底盘不发生提前渗漏。	（1）指导患者及照护者排空造口袋的时机和正确方法。 （2）告知患者造口腰带的作用及重要性，必要时可使用全棉软布衬垫，嘱不要自行取下。	（1）患者及照护者能及时清空造口袋。 （2）患者未自行取下造口腰带。
11月6日	疼痛	与造口支撑棒有关。	缓解疼痛。	和医生讨论后拔除造口支撑棒。	患者主诉疼痛缓解。
11月21日	身体意象紊乱	与人工结肠造口后排便方式改变有关。	患者能适应新的排便方式，并自我认可。	（1）增加与患者的沟通交流，了解患者的内心想法。 （2）动用社会支持系统为患者提供支持。 （3）通过同伴教育提高患者对新排便方式的接受度。	患者能正视造口并接纳自己。
12月2日	躯体活动障碍	与切口裂开需要固定敷料有关。	患者切口敷料得到妥善固定，患者逐渐恢复活动度。	（1）讨论更改切口裂开换药方案。 （2）切口裂开处使用湿性愈合敷料换药。	患者活动度增加。
12月2日	沐浴/卫生自理缺陷	与造口及切口裂开需要固定敷料有关。	患者切口敷料得到妥善固定，患者掌握造口自护的相关知识和技术。	（1）指导患者在切口裂开的情况下如何进行生活自理。 （2）开展造口自护健康教育。	患者能主动学习造口自护相关技能，配合治疗。
12月8日	预感性悲哀	与造口并发症及切口裂开有关。	患者知晓造口治疗的影响因素及换药方案。	（1）积极治疗原发病。 （2）饮食指导。 （3）指导患者出院后随访事宜及注意事项。	患者知晓相关注意事项，主动配合治疗。
12月8日	焦虑	与对造口治疗缺乏信心及担心结肠造口影响生活有关。	患者知晓出院后造口自护事宜及护理门诊随访过程。	（1）指导患者出院后延续性护理事宜。 （2）指导患者出院后造口自护事宜及注意事项。	患者知晓护理门诊随访时间并能按时随访，掌握出院后造口护理相关知识。

四、护理记录

本例患者的专科护理记录，如表11-2所示。

表 11-2 患者护理记录表

日期	时间	护 理 记 录
10 月 23 日	15:00	**A(评估)**:患者造口袋易渗漏。 ♯1P(诊断):皮肤完整性受损。 **I(措施)**: (1) 评估造口类型、高度、颜色、排泄物性状。 (2) 评估造口周围皮肤完整性、损伤面积、皮肤颜色、渗液量。 (3) 综合评估结果和病史,将目前使用的一件式造口产品改为凸面二件式造口产品,配腰带。 (4) 使用水胶体敷料治疗刺激性皮炎。 **O(结果)**: 10 月 25 日 15:00 评价:造口周围刺激性皮炎愈合。 **A(评估)**:底盘下伤口渗液影响底盘的使用时间。 ♯2P(诊断):组织完整性受损。 **I(措施)**: (1) 造口与切口裂开处距离较近,两者相互影响。由于使用湿性愈合敷料的治疗费用相对较高,和照护者、主治医生讨论后,造口底盘下伤口改用湿性愈合换药,以降低换药频次,延长底盘时间。 (2) 腹部其余切口裂开处维持冲洗及干性愈合,每日及污染时更换敷料。 **O(结果)**: 10 月 25 日 15:00 评价:造口底盘下伤口渗液未影响底盘使用时间,两者更换频次保持同步,底盘下伤口坏死组织脱落,无感染,肉芽组织生长中。 **A(评估)**:患者禁食、禁水中,营养水平随机体消耗而下降,白蛋白 31 g/L,血红蛋白 75 g/L,肠内营养 0 ml。 ♯3P(诊断):营养失调:低于机体需要量。 **I(措施)**: (1) 请营养科会诊指导肠外营养方案,配合落实营养支持措施。 (2) 对症予以补充白蛋白和电解质。 (3) 继续申请并遵医嘱进行悬浮红细胞输注。 **O(结果)**: 10 月 25 日 10:00 评价:血红蛋白稍有升高,继续观察,继续营养支持治疗。 **A(评估)**:患者患系统性红斑狼疮 14 年,长期激素治疗。 ♯4P(诊断):潜在并发症:造口并发症。 **I(措施)**: (1) 告知患者及照护者,由于激素对炎症反应、吞噬细胞功能、细胞增生、伤口收缩等起抑制作用,长期或大量使用激素的患者易并发造口并发症,且术后伤口愈合缓慢、易并发感染,故激素为伤口治疗及造口并发症的高危因素。 (2) 加强对造口及周围皮肤的观察与护理。 (3) 现患者已处于清醒状态,予以每天使用 1 次甲基泼尼松龙 40 mg。由于患者存在腹部切口愈合不佳,已行造瘘,请风湿免疫科会诊后,指导激素减量至每天 30 mg,注意护胃及补钙等治疗,后期视病情改为口服糖皮质激素,配合落实治疗措施。 **O(结果)**: 10 月 23 日 15:30 评价:患者及照护者了解造口并发症发生风险,遵医嘱使用激素,不随意增减药量。 **A(评估)**:造口周围皮肤及伤口被排泄物浸渍。

（续表）

日期	时间	护 理 记 录
		♯5P(诊断)：有感染的危险。 I(措施)： (1) 使用 0.9% NaCl 纱布清洁造口周围皮肤及伤口。 (2) 使用亲水性纤维银敷料填塞造口周围伤口，水胶体敷料作为二级敷料吸收渗液，填平造口底盘下组织缺损。 (3) 使用凸面二件式造口产品联合造口腰带有效收集排泄物。 O(结果)： 10 月 25 日 15:00 评价：造口周围皮肤及伤口无排泄物浸渍，未发生感染。
10 月 27 日	15:00	A(评估)：造口 0 点处出现窦道，深度 2.3 cm。 ♯1P(诊断)：组织完整性受损。 I(措施)： (1) 及时发现造口周围皮肤并发症——皮肤黏膜分离，并告知主治医生、患者及照护者，共同讨论治疗方案。 (2) 评估窦道的深度、渗液量。 (3) 使用 0.9% NaCl 纱布清洁后，应用亲水性纤维银及水胶体敷料换药。 O(结果)： 10 月 30 日 15:00 评价：皮肤黏膜分离渗液未影响造口底盘的使用时间，伤口未进一步恶化及感染，维持原换药方案。
11 月 2 日	15:00	A(评估)：患者从 ICU 转入普通病房，主诉疼痛，照护者自行取下造口腰带，在佩戴造口底盘的情况下冲洗造口袋，造口底盘提前渗漏。 ♯1P(诊断)：知识缺乏。 I(措施)： (1) 指导患者及照护者脱卸造口袋的技巧，造口袋内充满三分之一的排泄物时须及时排空，如有必要可脱卸造口袋清洗，勿佩戴造口袋清洗。 (2) 告知患者及照护者，因造口低平，凸面造口产品联合造口腰带产生的压力可有助于调整造口高度，降低渗漏发生率；造口腰带须长期坚持佩戴，不可自行取下或放松腰带，松紧度以能探入两指为宜，如感不适，可使用全棉软布衬垫，后期可根据体型变化调节造口腰带的松紧度。 O(结果)： 11 月 6 日 15:30 评价：患者及照护者可正确脱卸造口袋，了解造口袋的排空时机及清洁方法，未自行取下或放松造口腰带。
11 月 6 日	15:00	A(评估)：患者主诉造口旁皮肤疼痛。 ♯1P(诊断)：疼痛。 I(措施)： (1) 揭除造口底盘后全面评估造口周围皮肤，探寻疼痛原因。 (2) 由于造口支撑棒留置超过一个月，与主治医生讨论后予以拆除。拔除造口支撑棒后伤口使用造口粉处理。 O(结果)： 11 月 6 日 15:30 评价：患者主诉拔除造口支撑棒后疼痛缓解。
11 月 21 日	15:00	A(评估)：腹部引流管全部拔除，遵医嘱下床活动，患者开始学习造口自护，主诉造口排便不可控、不规律。 ♯1P(诊断)：身体意象紊乱。 I(措施)： (1) 告知患者及照护者，因人工肛门缺失括约肌，故无法自主控制排便。 (2) 鼓励患者说出内心的真实感受，及时发现其消极的情绪反应，并予以心理疏导。

日期	时间	护理记录
		(3) 随访时,鼓励照护者在床旁协助,指导其学会造口护理。 (4) 鼓励患者和照护者与同病房的同伴交流,以排解其孤立、无助感,促使其以积极的态度面对造口。 **O(结果):** 11 月 24 日 15:00 评价:患者能以积极的态度面对造口,照护者能协助造口护理。
12 月 2 日	15:00	**A(评估):**患者主诉干性愈合敷料易脱落。 ♯1P(诊断):躯体活动障碍。 **I(措施):** (1) 告知患者湿性与干性愈合治疗的差别及利弊,造口治疗师与患者、照护者及医生共同讨论切口裂开换药方案。 (2) 评估切口裂开的范围、深度、渗液量、组织性质,使用亲水性纤维银、藻酸盐及泡沫敷料换药,换药频次随造口护理。 **O(结果):** 12 月 5 日 15:00 评价:患者主诉泡沫敷料未发生脱落,期间未更换伤口敷料。患者无不适反应,活动度增加。 **A(评估):**患者主诉干性愈合敷料影响自行排空及清洁造口袋,无法洗澡。 ♯2P(诊断):沐浴/卫生自理缺陷。 **I(措施):** (1) 改用吸收渗液能力更强的泡沫敷料作为二级敷料覆盖在切口裂开处,方便患者低头观察及造口自护。 (2) 针对患者及照护者提出的沐浴问题给予耐心解释并给出解决方法。 (3) 当患者掌握造口自护技术后,进一步引导其自我认可,以逐渐恢复正常生活。 **O(结果):** 12 月 5 日 15:00 评价:患者能自行排空造口袋,主动学习造口自我护理知识,关于沐浴的问题已解决。
12 月 8 日	15:00	**A(评估):**患者主诉对后续伤口及造口并发症治疗缺乏信心,担心后续继发造口并发症。 ♯1P(诊断):预感性悲哀。 **I(措施):** (1) 建议患者定期至风湿免疫科随访以调整用药,遵医嘱执行激素用量。 (2) 嘱患者增加优质蛋白的摄入,避免吃辛辣刺激食物,忌烟、酒。 (3) 与患者详细沟通后续造口并发症及伤口换药方案,告知患者换药周期及继发并发症的风险。 **O(结果):** 12 月 8 日 16:00 评价:患者及照护者了解后续治疗的注意事项,出院后能遵医嘱随访。 **A(评估):**患者主诉不了解当地造口护理门诊情况,担心后续无法得到专业的护理,不了解出院后造口居家护理知识。 ♯2P(诊断):焦虑。 **I(措施):** (1) 帮助患者了解当地造口护理门诊的开诊时间,在出院小结上仔细描述当前的治疗方案、敷料使用及换药频次,嘱患者定期随访。 (2) 指导患者有关出院后饮食、运动及居家自我护理等方面的注意事项。 **O(结果):** 12 月 8 日 16:00 评价:患者及照护者查询到当地造口护理门诊信息并能及时、定期随访,患者了解造口居家护理知识。

五、肠造口护理的护理关键点和护理技术

（一）护理关键点

1. 评估

术后每次行造口护理时均应进行造口评估，以便及时发现异常。

1）造口

（1）位置：右上腹、右下腹、左上腹、左下腹、上腹部、切口正中、脐部。

（2）类型：按时间可分为永久造口和临时造口；按开口模式可分为单腔造口、双腔造口和袢式造口。

（3）颜色：正常造口为鲜红色，有光泽且湿润。造口颜色苍白提示贫血；造口颜色呈暗红色或淡紫色提示缺血；造口颜色呈黑褐色或黑色提示坏死。

（4）高度：理想高度为高于腹壁 1～2 cm。

（5）形状：常见为圆形、椭圆形或不规则形。

（6）大小：可用量尺测量造口基底部的宽度。

2）黏膜皮肤缝合处　有无缝线松脱、分离、出血、增生等异常情况。

3）造口周围皮肤　造口周围皮肤应和周围腹壁皮肤一样颜色正常且完整。若出现红、肿、溃破、水疱、皮疹等情况，应据此判断出现造口周围皮肤并发症的类型。

4）袢式造口支撑棒　评估支撑棒有无松脱、移位、压迫黏膜和皮肤。

5）排泄物　观察排泄物的颜色、黏稠度、性状、气味和量。

2. 造口护理

1）造口产品的选择

（1）术后早期宜选用透明、无碳片、底盘柔软的开口造口袋，以便观察造口及排气情况，防止出血；康复期可选用不透明的造口袋。

（2）腹部平坦或膨隆者可选用平面底盘，有造口回缩者宜选用凸面底盘联合造口腰带。

（3）手、眼不灵活者可选用预开孔底盘。

2）造口护理的时机　造口底盘须定期更换，建议在清晨空腹时进行。若出现底盘发白、卷边或渗漏时，须及时更换。（具体流程详见护理技术 1：伤口换药护理技术及护理技术 2：造口护理技术）

3）造口袋的排空　造口袋内的排泄物达到 1/3～1/2 时，须及时清空排泄物，不宜佩戴着造口袋直接冲洗，使用二件式造口产品者可脱卸造口袋进行清洁。

3. 心理支持

医务人员应注意观察、评估患者对造口的接受程度。术后尽早鼓励患者参与造口自护，开展同伴教育。当患者出现拒绝触碰造口、清空排泄物时沮丧或哭泣等消极行为及情绪时，应尽早介入，进行心理干预。

4. 健康教育

（1）佩戴造口袋的患者无特殊饮食禁忌，但回肠造口和造口狭窄者少食诸如木耳、笋、芹菜等粗纤维食物，以免堵塞肠管。佩戴造口袋的患者可适当控制易产气、异味、辛辣、生冷

食物的摄入。

（2）宜穿着宽松的衣服，如运动服、背带裤等，避免造口受压或碰撞。

（3）沐浴时，结肠造口者可将造口袋揭除，回肠造口者宜佩戴造口袋。沐浴方式应选择淋浴，避免盆浴。

（4）外出时应随身携带造口护理用品。

（5）术后恢复期可尝试恢复性生活，建议提前排空造口袋或更换新的造口袋，并检查密闭性。

（6）术后可回归工作和社交，但应避免从事搬运、建筑等重体力劳动，以防出现造口旁疝、脱垂等并发症。

5. 出院随访

建议患者定期至造口门诊就诊，重新评估造口及周围皮肤情况、居家护理质量、产品适配性、心理社会需求等，给予患者及照护者更有针对性的延续性护理服务，并指导定期随访。

（二）护理技术

1. 伤口换药护理技术

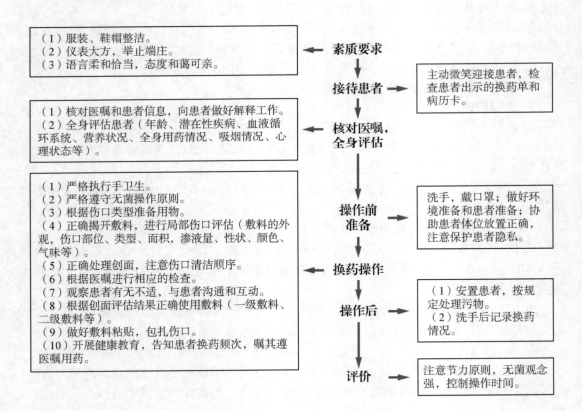

2. 造口护理技术

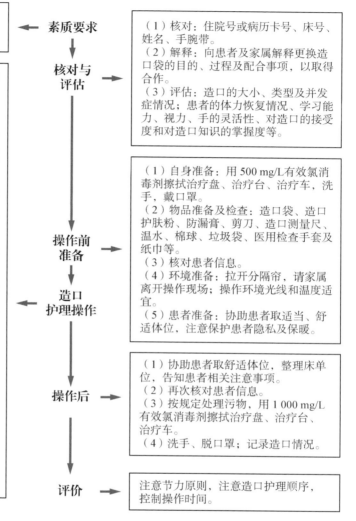

（1）服装、鞋帽整洁。
（2）仪表大方，举止端庄。
（3）语言柔和恰当，态度和蔼可亲。

素质要求

核对与评估

（1）核对：住院号或病历卡号、床号、姓名、手腕带。
（2）解释：向患者及家属解释更换造口袋的目的、过程及配合事项，以取得合作。
（3）评估：造口的大小、类型及并发症情况；患者的体力恢复情况、学习能力、视力、手的灵活性、对造口的接受度和对造口知识的掌握度等。

（1）除袋：戴手套，一只手拿湿棉球按压皮肤，另一手从上而下轻揭底板，动作轻柔，注意保护皮肤，防止皮肤损伤。
（2）观察溶胶：根据底盘溶胶的情况决定造口袋更换的频率。
（3）清洗：用软纸初步清洁后，再用温水棉球（纱布或毛巾）清洁造口及周围皮肤，顺序应由外到内。
（4）评估造口及周围皮肤情况：观察造口黏膜色泽及造口周围皮肤情况。
（5）测量：测量造口大小并将尺寸用笔画在造口底板上。
（6）裁剪底盘：裁剪造口底板，剪孔比实际造口大1~2 mm，用手指磨平修剪的边缘。
（7）再次清洁造口及皮肤：再次清洗并擦干造口黏膜及周围皮肤。
（8）使用造口护肤粉：洒造口护肤粉于造口黏膜与皮肤的交界处，擦掉多余的粉。
（9）使用防漏膏：涂防漏膏于造口黏膜与皮肤的交界处，取湿棉球轻轻压平。
（10）粘贴造口袋：把底板保护纸撕下，按照造口位置由下而上粘贴造口底板，轻压内侧周围，再由内向外侧加压。
（11）扣袋及上夹：及时扣上两件式造口袋，并夹上夹子。
（12）加固：嘱患者用自己的手掌轻轻按压造口处10 min。

操作前准备

（1）自身准备：用500 mg/L有效氯消毒剂擦拭治疗盘、治疗台、治疗车，洗手、戴口罩。
（2）物品准备及检查：造口袋、造口护肤粉、防漏膏、剪刀、造口测量尺、温水、棉球、垃圾袋、医用检查手套及纸巾等。
（3）核对患者信息。
（4）环境准备：拉开分隔帘，请家属离开操作现场；操作环境光线和温度适宜。
（5）患者准备：协助患者取适当、舒适体位，注意保护患者隐私及保暖。

造口护理操作

操作后

（1）协助患者取舒适体位，整理床单位，告知患者相关注意事项。
（2）再次核对患者信息。
（3）按规定处理污物，用1 000 mg/L有效氯消毒剂擦拭治疗盘、治疗台、治疗车。
（4）洗手、脱口罩；记录造口情况。

评价

注意节力原则，注意造口护理顺序，控制操作时间。

六、肠造口护理的相关知识

（一）肠造口的定义

出于治疗目的将一段肠管拉出腹壁外所做的人工回/结肠，粪便由此排出体外。

（二）造口定位

（1）原则：患者能看清造口，便于实现造口自护；周围皮肤平整，便于使用造口产品；位于腹直肌处，预防并发症的发生；不影响原有生活习惯。

（2）理想位置：肠造口宜位于脐部下方脂肪最高处的腹直肌内，避开瘢痕、皱褶、皮肤凹陷、骨隆突或腰带等部位。患者应能自己看见并触及造口，不影响患者坐、卧、弯腰等。

（3）不同类型造口：回肠造口宜在右下腹脐与髂前上棘连线的内 1/3 区域；乙状结肠造口用前述方法定位在左下腹；横结肠造口宜在上腹部以脐和肋缘分别做一水平线，在两线之间，且距离腹中线 5～7 cm。

（三）造口及周围皮肤并发症的护理

1. 造口水肿

（1）评估水肿发生的时间、肿胀程度、造口血运情况、既往造口底盘裁剪适配性及相应的实验室检查结果，如肝、肾功能及白蛋白水平等。

（2）大部分造口术后早期，患者都会出现黏膜皱褶部分消失且呈轻度水肿，这种肿胀在术后 6～8 周内会自行逐渐缓解，无须特别处理，注意观察水肿消退情况。

（3）重度水肿者，可用呋喃西林溶液、3％ NaCl 溶液或 50％硫酸镁湿敷，2～3 次/日，20～30 min/次。湿敷前宜先粘贴造口袋，然后用纱布蘸上药液后覆盖在肠造口黏膜上。

2. 造口出血

（1）评估出血原因、部位、量，前期处理方案及疗效，相关影响因素，以及使用的造口产品。

（2）造口浅表渗血可使用柔软的纸巾或棉球、纱布压迫止血，若效果欠佳，可涂撒造口护肤粉或使用藻酸盐敷料按压。若出血较多、较频繁，可应用浸有 1‰肾上腺素溶液的纱布压迫、云南白药粉外敷等处理后，用纱布压迫止血或硝酸银烧灼止血。止血无效时及时通知医生处理。

3. 造口缺血/坏死

（1）评估造口缺血/坏死的范围、黏膜颜色等。

（2）宜选用透明的一件式开口造口袋。

（3）如因肠造口边缘缝线结扎太紧而导致肠造口黏膜局部缺血变紫时，可将缺血区域缝线拆除 1～2 针，并观察血运恢复情况。

（4）对于造口局部缺血/坏死范围＜2/3 者，可在缺血/坏死黏膜上涂撒造口护肤粉。对于造口缺血/坏死范围≥2/3 或完全坏死者，应报告医生，待坏死组织与正常组织界限清楚时，可通过保守锐性清创方式逐渐将坏死组织清除。

（5）给予患者心理支持，缓解其紧张、焦虑情绪。

4. 皮肤黏膜分离

（1）评估皮肤黏膜分离的范围、创面基底、深度、渗液量及有无潜行。

（2）浅层分离时，宜用造口护肤粉填充局部；深层分离时，宜除去黄色腐肉和坏死组织，可用藻酸盐或亲水性纤维敷料填充伤口；合并感染时，宜用抗菌敷料。

（3）上述步骤后宜涂抹防漏膏/条、防漏贴环或应用水胶体敷料隔离。

（4）皮肤黏膜分离较深或合并造口回缩者，可使用凸面底盘联合造口腰带或造口腹带固定。

5. 造口回缩

（1）评估肠段回缩程度、造口底盘适配性、周围皮肤浸渍情况及体重变化。

（2）宜选用垫高式造口产品，如凸面底盘联合造口腰带或造口腹带。

（3）继发肠造口周围皮肤并发症时应对症处理。

6. 造口狭窄

（1）评估造口狭窄的严重程度及排泄情况。

（2）轻度狭窄，即肠造口狭窄伴有排便费力但尚能排便者，可每日用手指或扩张器扩肛。若示指难以伸入造口，结肠可使用粪便软化剂，应指导回肠造口患者减少对不溶性纤维的摄入，增加液体摄入量。

（3）需要进行扩张肠造口的患者宜选择二件式造口袋。

7. 造口脱垂

（1）评估造口位置、肠管脱出时间和长度，有无发生水肿、溃疡、坏死、嵌顿或合并其他并发症，目前处理方案和疗效等情况。

（2）宜选择一件式造口袋，并调整造口底盘的开口大小。

（3）宜在患者平卧且造口回纳后更换造口袋。

（4）自行回纳困难者，宜手法回纳；伴水肿时，待水肿消退后回纳。回纳后均宜使用无孔腹带包扎。

（5）避免腹压增高。

8. 肉芽肿

（1）评估肉芽肿的大小、部位、数量、软硬度、出血情况等。

（2）对于较小的肉芽肿，可消毒后使用钳夹法去除，局部涂撒造口护肤粉并加压止血。

（3）对于较大的肉芽肿，可用硝酸银棒分次点灼，一般每 3～5 天一次，直至完全消退，使用时避免灼伤周围皮肤。

（4）有带蒂肉芽肿时，可用无菌缝线套扎根部阻断血供而使肉芽肿逐渐坏死脱落。

9. 造口旁疝

（1）评估肠造口类型、手术时间、手术位置、周围皮肤情况、可触及的筋膜环缺损大小、排气与排便情况、现用造口产品、底盘稳固性及自护能力等。

（2）可使用造口腹带或无孔腹带包扎，定时松解后排放排泄物。

（3）宜选用一件式造口袋。

10. 造口周围皮肤损伤

（1）评估造口周围皮肤损伤的部位、颜色、程度、范围、渗液情况等，判断损伤类型。

（2）对于潮湿相关性皮肤损伤，可使用无刺激皮肤保护膜、造口护肤粉或水胶体敷料，必要时涂抹防漏膏/条或防漏贴环等。

（3）出现过敏性接触性皮炎时，应去除过敏原，遵医嘱局部用药。

（4）发生机械性皮肤损伤时，应重新评估患者或照护者更换造口袋的技巧；选择合适的造口产品；适当减少造口底盘的更换次数；对于损伤皮肤，可视情况使用造口粉、皮肤保护膜或水胶体敷料等处理。

11. 毛囊炎

（1）评估造口周围毛囊炎的表现，遵医嘱进行药物治疗。

（2）可使用抗菌皮肤清洗剂清洗造口周围皮肤，局部可用生理盐水清洗后外涂抗生素软膏或粉末。毛发稠密者应及时剃除。

（3）指导患者或照护者掌握正确地撕除造口底盘及剔除周围皮肤毛发的方法。

参考文献

［1］丁炎明.造口护理学［M］.北京:人民卫生出版社,2017.

［2］李乐之,路潜.外科护理学［M］.6 版.北京:人民卫生出版社,2017.

［3］司龙妹,张泽曦,李朝煜,等.世界造口治疗师协会《国际造口指南(第 2 版)》要点解读［J］.中华现代护理杂志,2023,29(5):561 - 565.

［4］司龙妹,李朝煜,张萌,等.《国际造口指南(第 2 版)》解读［J］.中国护理管理,2021,21(10):1584 - 1587.

［5］徐洪连.2020 版《WCET 国际造口指南》要点解读［J］.上海护理,2022,22(7):1 - 5.

［6］黄蓉.膀胱癌腹壁造口术住院患者核心护理结局指标的构建及初步应用［D］.南昌:南昌大学,2022.

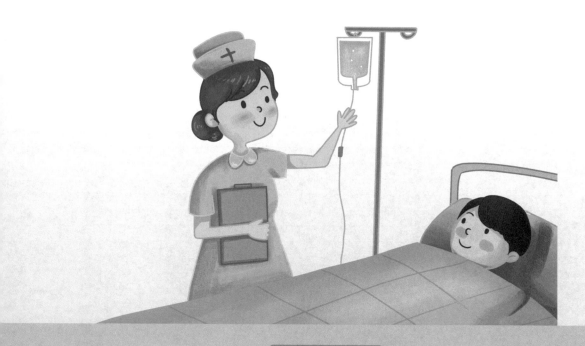

第十二章

冠心病案例和相关护理技术

1. 经桡动脉冠状动脉介入治疗术肢护理技术

2. 动脉血气采集技术

3. 血流动力学监测护理技术

4. 胸腔闭式引流技术

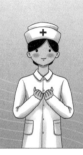

第十二章
冠心病案例和相关护理技术

▌一、案例

　　康某,男,82岁。曾在当地卫生院诊断为肺气肿,未规范治疗。2023年1月患者因饮用米酒后突发胸闷等症状,诊断为肺部感染、冠心病、胸腔积液和肺气肿,经10天治疗后病情加重,出现双下肢水肿。之后的一年中,因病情反复,患者多次在当地医院治疗。为进一步诊疗,于2023年12月25日拟以"冠心病、心功能不全"收治心内重症监护室。

　　患者入院后,于2023年12月29日行冠状动脉造影术,诊断左主干＋冠状动脉三支病变,建议外科手术。2024年1月8日,患者在全麻下行非体外循环下冠状动脉旁路移植术。住院期间,经建立人工气道、氧疗、抗血小板凝集、抗感染、心脏康复等治疗,患者于2024年1月19日出院。

▌二、主要的病情介绍

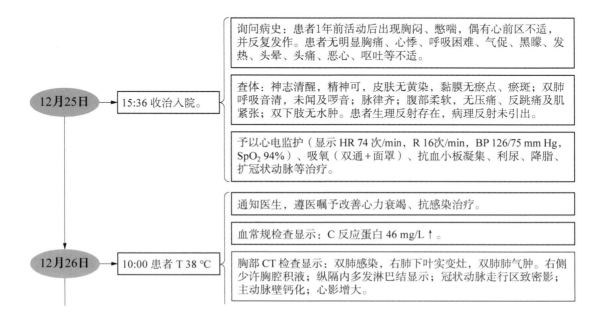

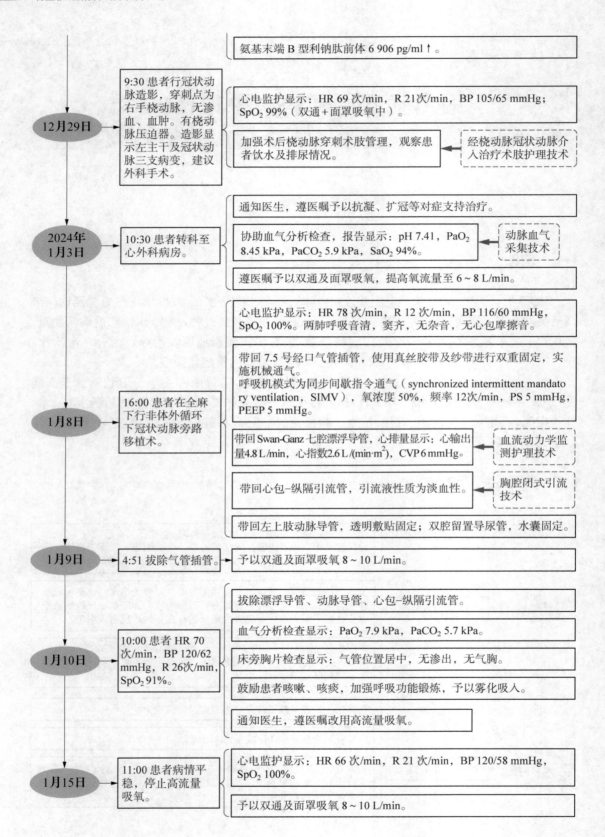

氨基末端 B 型利钠肽前体 6 906 pg/ml↑。

12月29日
9:30 患者行冠状动脉造影，穿刺点为右手桡动脉，无渗血、血肿。有桡动脉压迫器。造影显示左主干及冠状动脉三支病变，建议外科手术。

心电监护显示：HR 69 次/min，R 21次/min，BP 105/65 mmHg；SpO$_2$ 99%（双通＋面罩吸氧中）。

加强术后桡动脉穿刺术肢管理，观察患者饮水及排尿情况。 ← 经桡动脉冠状动脉介入治疗术肢护理技术

2024年 1月3日
10:30 患者转科至心外科病房。

通知医生，遵医嘱予以抗凝、扩冠等对症支持治疗。

协助血气分析检查，报告显示：pH 7.41，PaO$_2$ 8.45 kPa，PaCO$_2$ 5.9 kPa，SaO$_2$ 94%。 ← 动脉血气采集技术

遵医嘱予以双通及面罩吸氧，提高氧流量至 6～8 L/min。

1月8日
16:00 患者在全麻下行非体外循环下冠状动脉旁路移植术。

心电监护显示：HR 78 次/min，R 12 次/min，BP 116/60 mmHg，SpO$_2$ 100%。两肺呼吸音清，窦齐，无杂音，无心包摩擦音。

带回 7.5 号经口气管插管，使用真丝胶带及纱带进行双重固定，实施机械通气。
呼吸机模式为同步间歇指令通气（synchronized intermittent mandatory ventilation，SIMV），氧浓度 50%，频率 12次/min，PS 5 mmHg，PEEP 5 mmHg。

带回 Swan-Ganz 七腔漂浮导管，心排量显示：心输出量4.8 L/min，心指数2.6 L/(min·m^2)，CVP 6 mmHg。 ← 血流动力学监测护理技术

带回心包-纵隔引流管，引流液性质为淡血性。 ← 胸腔闭式引流技术

带回左上肢动脉导管，透明敷贴固定；双腔留置导尿管，水囊固定。

1月9日
4:51 拔除气管插管。

予以双通及面罩吸氧 8～10 L/min。

1月10日
10:00 患者 HR 70 次/min，BP 120/62 mmHg，R 26次/min，SpO$_2$ 91%。

拔除漂浮导管、动脉导管、心包-纵隔引流管。

血气分析检查显示：PaO$_2$ 7.9 kPa，PaCO$_2$ 5.7 kPa。

床旁胸片检查显示：气管位置居中，无渗出，无气胸。

鼓励患者咳嗽、咳痰，加强呼吸功能锻炼，予以雾化吸入。

通知医生，遵医嘱改用高流量吸氧。

1月15日
11:00 患者病情平稳，停止高流量吸氧。

心电监护显示：HR 66 次/min，R 21 次/min，BP 120/58 mmHg，SpO$_2$ 100%。

予以双通及面罩吸氧 8～10 L/min。

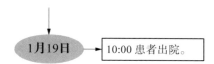

图 12-1　患者主要病情演进过程

三、护理程序

根据本案例制订护理计划,如表 12-1 所示。

表 12-1　患者护理计划

日期	护理诊断	诊断依据	护理目标	护理措施	评价
12 月 25 日	知识缺乏	与缺乏疾病相关知识有关。	患者及家属能够复述冠心病的预防及应对措施。	(1) 针对患者的顾虑给予解释和教导。 (2) 根据患者的身体和心理状态选择适合的教导计划。 (3) 向患者讲解疾病相关知识,取得患者的配合。 (4) 利用明确的反馈信息保证患者对治疗计划的理解。	患者及家属熟悉疾病相关知识。
12 月 25 日	焦虑	与患者担心疾病的预后有关。	患者保持稳定情绪,不因精神过于紧张而使交感神经兴奋性增强。	(1) 重视患者的主诉,尤其是患者主诉的胸痛症状。 (2) 做好病区环境的介绍,减少患者对环境的陌生感。 (3) 做好患者及家属的心理安抚工作。	患者安心接受治疗,保持情绪稳定。
12 月 25 日	疼痛	与心肌缺血、缺氧有关。	住院期间患者主诉疼痛次数减少、疼痛程度减轻。	(1) 嘱患者急性期卧床休息,协助满足患者的生活需求。 (2) 持续心电监测,观察并记录患者有无出现心律失常。 (3) 遵医嘱予以持续吸氧。 (4) 患者胸痛严重时遵医嘱予以用药。 (5) 患者疼痛发作时,应及时记录心电图,观察心电图动态演变及心肌酶学变化。 (6) 告知患者胸痛发作及加重时应及时告知医护人员,指导患者采用放松技术。	患者主诉未发生胸痛。
12 月 25 日	活动无耐力	与心功能不全导致的心排血量减少有关。	住院期间帮助患者增强体力和耐力,逐步增加活动量。	(1) 症状明显时,嘱患者卧床休息,必要时行氧气吸入。 (2) 多巡视,了解患者的需要,帮助患者解决问题。 (3) 保证患者拥有充足的睡眠。	住院期间帮助患者增强体力和耐力,逐步增加活动量。

日期	护理诊断	诊断依据	护理目标	护理措施	评价
				(4) 根据心绞痛发作的规律,在必要的体力活动前给予硝酸甘油药预防发作。	
12月25日	潜在并发症:急性心肌梗死	与患者入院前心前区不适、反复发作有关。	住院期间,患者不发生急性心肌梗死,或及时发现患者发生心肌梗死,并予以处理。	(1) 持续心电监测,严密观察ST-T改变。 (2) 遵医嘱正确给予患者氧疗。 (3) 患者发生心绞痛时,护士协助患者卧位休息。 (4) 护士应注意观察患者胸痛的部位、性质、持续时间及缓解方式。 (5) 告知患者心绞痛的诱发因素,指导患者有效预防心绞痛的发生。 (6) 如患者出现持续不能缓解的胸痛症状,必要时遵医嘱给予患者镇痛治疗。	住院期间患者未发生急性心肌梗死。
12月25日	潜在并发症:出血	与冠状动脉介入手术围术期双联抗血小板凝集治疗有关。	患者住院期间不发生出血事件,或及时发现患者的出血状况并有效控制出血。	(1) 评估患者的皮肤及黏膜情况。 (2) 定期检查凝血功能。 (3) 观察患者有无出血征象。	患者住院期间未发生出血事件。
12月26日	潜在并发症:心力衰竭	与心脏超声示左室壁节段活动异常、心功能不全(左室射血分数约37%)有关。	住院期间患者血流动力学稳定,不出现心力衰竭表现。	(1) 观察并记录患者的生命体征,注意患者的意识状态、尿量和外周血流灌注情况。 (2) 保证患者充分休息,给予清淡、易消化饮食,限制盐和水的摄入量。必要时每日称体重。 (3) 持续吸氧。 (4) 控制输液速度,遵医嘱用药,同时观察药物疗效及有无不良反应。	住院期间患者血流动力学稳定。
12月29日	潜在并发症:急性冠状动脉闭塞	与冠状动脉造影术有关。	患者术后未发生急性冠状动脉闭塞,或者当患者发生急性冠状动脉闭塞时给予及时、有效的处理。	(1) 监测患者心率、心律及血压的变化。观察是否有急性冠状动脉供血不良的现象。 (2) 密切观察患者的意识状态,有无胸闷、胸痛、冒汗、面色苍白、烦躁、心悸、头晕、恶心、呕吐等。	患者未发生急性冠状动脉闭塞。
12月29日	潜在并发症:恶性心律失常	与冠状动脉造影术有关。	患者术后未发生恶性心律失常,或者当患者发生恶性心律失常时给予及时、有效的处理。	(1) 观察患者心律变化。 (2) 密切监测患者的神志状况、症状、体征。 (3) 监测实验室检查指标,如电解质、血气分析结果等。 (4) 监测患者液体出入量、尿量情况,必要时监测每小时尿量。	患者未发生恶性心律失常。

(续表)

日期	护理诊断	诊断依据	护理目标	护理措施	评价
12月29日	潜在并发症:急性心包填塞	与冠状动脉造影术有关。	患者术后未发生急性心包填塞,或者当患者发生急性心包填塞时给予及时、有效的处理。	(1)观察患者生命体征的变化,密切监测患者的神志状况、症状、体征,如有异常应及时报告医生。 (2)及时行床旁心脏彩超明确诊断,及时监测实验室检查结果。 (3)监测患者的液体出入量、尿量、尿液颜色情况,必要时监测每小时尿量。	患者未发生急性心包填塞。
12月29日	潜在并发症:迷走神经反射	与冠状动脉造影术,患者精神高度紧张、焦虑和恐惧,交感神经兴奋性增强有关。	患者术后未发生迷走神经反射,或者当患者发生迷走神经反射时给予及时、有效的处理。	(1)拔除动脉鞘管前做好心理护理,讲解拔管的方法,避免患者紧张,做好保暖。 (2)开通静脉通路,行持续心电监护。备好阿托品、多巴胺等急救药品。 (3)密切观察患者的生命体征,如发现患者出现面色苍白、冒汗、头晕、恶心、呕吐、血压或心率急剧下降,可判断为迷走神经反射,应及时处理。	患者未发生迷走神经反射。
12月29日	潜在并发症:桡动脉出血	与冠状动脉造影围术期双联抗血小板凝集治疗有关。	患者术后未发生桡动脉出血,或者当患者发生桡动脉出血时给予及时、有效的处理。	(1)密切监测患者的生命体征,重视患者的主诉。 (2)加强巡视,评估患者穿刺点的情况,观察穿刺点周围有无渗血、血肿、皮肤颜色改变。 (3)监测实验室检查结果,如血常规、凝血筛查指标。 (4)做好健康宣教,指导患者勿自行松解压迫器。	患者未发生桡动脉出血。
12月29日	潜在并发症:脑出血	与冠状动脉造影围术期双联抗血小板凝集治疗有关。	患者术后未发生脑出血,或者当患者发生脑出血时给予及时、有效的处理。	(1)密切观察患者的意识水平、瞳孔及生命体征的变化。 (2)听取患者主诉有无头痛及呕吐情况。 (3)观察患者的肢体行为、言语表现、吞咽情况。	患者未发生脑出血。
12月29日	潜在并发症:消化道出血	与冠状动脉造影围术期双联抗血小板凝集治疗有关。	患者术后未发生消化道出血,或者当患者发生消化道出血时给予及时、有效的处理。	(1)严密监测患者的生命体征,观察患者的意识状态、尿量、皮肤情况、甲床色泽及周围循环状况。 (2)观察患者有无出血情况,及时通知医生予以处理。	患者未发生消化道出血。
12月29日	潜在并发症:造影剂肾病	与冠状动脉造影术使用大剂量造影剂有关。	患者术后未发生造影剂肾病。	(1)密切监测患者术后的血清肌酐水平。 (2)术后经静脉补液或饮水,可起	患者未发生造影剂肾病。

(续表)

日期	护理诊断	诊断依据	护理目标	护理措施	评价
				到清除造影剂、保护肾功能和补充血容量等作用。术前做好评估。 (3) 伴有慢性心力衰竭者水化过程中须警惕诱发急性肺水肿,准确记录 24 小时液体出入量。	
2024 年 1月3日	气体交换受损	动脉血气分析检查示:pH 7.41,PaO_2 8.45 kPa,$PaCO_2$ 5.9 kPa,SaO_2 94%。	住院期间患者缺氧症状得到改善,动脉血氧饱和度维持在98%以上。	(1) 监测患者血氧饱和度的变化。 (2) 遵医嘱给予氧气吸入。 (3) 协助患者咳嗽、咳痰,保持呼吸道通畅,保持室内空气清新。	1月3～8日患者缺氧的症状有所改善,血氧饱和度维持在98%以上。
1月8日	潜在并发症:出血	与手术时全身肝素化的应用有关。	患者胸腔引流液量减少。	(1) 保持引流管通畅,密切监测引流液的颜色、性质、量。 (2) 监测激活全血凝固时间。必要时遵医嘱予以鱼精蛋白等药物,并充分评估用药后的效果。	1月8日患者术后 12 h 胸腔引流液量平均为 20～30 ml/h。
1月8日	有感染的危险	与心脏手术创伤较大、手术时间长、缺氧引起患者自身抵抗力降低等有关。	患者术后未出现感染。	(1) 密切监测患者的体温变化、实验室指标。 (2) 严格遵守无菌操作原则。 (3) 保持手术切口干燥,定期换药,注意口腔和皮肤卫生。 (4) 每日评估各侵入性管道留置的必要性,及时撤除各种管道。 (5) 合理使用抗生素。 (6) 加强营养支持。	患者术后未发生感染。
1月8日	潜在并发症:低心排血量综合征	与患者心功能不全有关。	患者术后未出现低心排血量综合征。	(1) 监测心排血量数值的变化,及早发现低心排血量综合征,及时报告医生进行处理。 (2) 补充血容量,纠正水、电解质紊乱和酸碱平衡失调,纠正低氧血症。 (3) 遵医嘱予以正性肌力药物和血管活性药物,应用输液泵控制输液速度和用量。 (4) 必要时行经皮主动脉内球囊反搏。	患者术后未出现低心排血量综合征,心排血量指标平稳。
1月8日	潜在并发症:恶性心律失常	与患者术前左室射血分数约37%,房室传导阻滞有关。	患者住院期间不发生恶性心律失常。	(1) 密切监测心电图、血压、电解质、心排血量的变化。 (2) 维持水、电解质及酸碱平衡,及时纠正酸中毒。 (3) 若出现恶性心律失常,遵医嘱予以药物治疗。如突发心室颤动,立即行电复律治疗。	患者住院期间未发生恶性心律失常。

（续表）

日期	护理诊断	诊断依据	护理目标	护理措施	评价
1月8日	有皮肤完整性受损的危险	与手术时间长、患者循环不稳定有关。	患者住院期间皮肤完整。	（1）评估患者全身皮肤的完整性，观察有无压红、水肿、破溃等现象。 （2）保持床单位清洁、干燥、平整。使用气垫床。 （3）病情允许的情况下，协助或指导患者定时更换体位。 （4）根据营养评估结果，保证患者摄入充足的营养。	患者住院期间皮肤完整。
1月9日	清理呼吸道无效	与患者术后伤口疼痛、痰液不易咳出有关。	住院期间患者配合进行有效咳痰、呼吸训练，能够有效地清理呼吸道。	（1）定时为患者进行拍背或使用排痰仪进行肺部护理。 （2）指导患者做深呼吸锻炼，并有效地清理呼吸道。通过雾化吸入和应用稀释痰液的药物，使痰液容易咳出。 （3）当患者由于疼痛影响咳痰及呼吸锻炼时，可给予止痛药。 （4）指导患者白天尽量坐起或保持直立体位。	1月10日10:00患者SpO$_2$为91%，改用高流量吸氧。
1月10日	低效性呼吸型态	与手术、麻醉、术后机械辅助呼吸和术后伤口疼痛有关。	住院期间患者缺氧症状得到改善。	（1）严密监测血氧饱和度的变化。结合X线胸片、超声心动图、听诊肺部呼吸音，监测肺部渗出情况。 （2）教会患者正确的呼吸训练方法，促进有效咳嗽、咳痰。 （3）加强雾化及持续湿化，促进痰液排出。	患者使用高流量吸氧，氧合指数得到改善，并于1月15日停止高流量吸氧，改用双通及面罩吸氧。
1月18日	知识缺乏	与术后康复保健及用药知识缺乏有关。	患者及家属能够复述冠心病康复保健及用药知识。	（1）鼓励患者在能耐受的活动范围内坚持肢体活动。 （2）鼓励患者在床上进行肢体活动，并逐渐增加活动量。 （3）密切观察患者有无胸痛等症状，指导患者自我监测血压、心率情况，定期复查。 （4）嘱患者注意休息，预防感冒，避免过度疲劳或情绪激动；合理饮食，戒烟限酒。 （5）提醒患者应遵医嘱按时服药。服用抗凝药物时剂量要准确，勿自行调整用药方案。	患者及家属能够复述冠心病康复保健及用药知识。

四、护理记录

本例患者的护理记录，如表 12 - 2 所示。

表 12－2　患者护理记录单

日期	时间	护 理 记 录
12 月 25 日	15:36	**A(评估)**:患者不了解疾病相关知识。 ♯1P(诊断):知识缺乏。 **I(措施)**: (1) 根据患者的身心状态选择适合的教导计划。 (2) 在患者理解的基础上教授知识,必要时重复有关重要信息,直至患者理解和掌握。 (3) 教导患者和家属体力活动前后休息的重要性。 (4) 给患者提供医生所开药物的书面材料及服药时间表,指导患者每天定时服药。 (5) 讨论可能与患者的心脏病有关的危险因素,针对危险因素进行相关讲解。 (6) 利用明确的反馈信息保证患者能够理解治疗计划。 **O(结果)**: 12 月 25 日 19:00 评价:患者了解疾病相关知识,配合治疗和护理。
12 月 25 日	16:00	**A(评估)**:患者担心疾病的预后。 ♯2P(诊断):焦虑。 **I(措施)**: (1) 重视患者的主诉,尤其是在患者主诉胸痛症状时,给予其安慰和心理疏导。 (2) 做好病区环境的介绍,并介绍其认识责任护士/医生、护士长。 (3) 做好患者及家属的心理安抚工作,消除其顾虑。 **O(结果)**: 12 月 25 日 20:00 评价:患者情绪平稳并安心接受治疗,能与周围患者和护士沟通。 **A(评估)**:患者有冠心病,心肌严重缺血、缺氧。 ♯3P(诊断):疼痛。 **I(措施)**: (1) 在患者急性期卧床休息时,协助满足患者的生活需求。持续心电监护,密切观察患者有无出现心律失常并做好记录。 (2) 持续氧气吸入。 (3) 在患者胸痛严重时,遵医嘱予以吗啡肌内注射。 (4) 在患者疼痛发作时及时记录心电图,观察心电图动态演变及心肌酶学变化。 (5) 告知患者胸痛发作及加重时应及时通知医护人员,指导患者采用放松技术。 **O(结果)**: 2024 年 1 月 3 日 6:00 评价:患者未发生胸痛症状,生命体征平稳。 **A(评估)**:患者心功能不全导致的心排血量减少。 ♯4P(诊断):活动无耐力。 **I(措施)**: (1) 症状明显时,嘱患者卧床休息以减少组织耗氧,减轻心脏负担。必要时予以氧气吸入。 (2) 多巡视,了解患者的需要,帮助患者解决问题。 (3) 保证患者拥有充足的睡眠。 (4) 根据心绞痛发作的规律,在必要的体力活动前给予硝酸甘油预防发作。若患者在活动后出现呼吸加快或呼吸困难,脉搏过快或在活动停止 3 min 后仍未恢复,血压有异常改变,胸痛,眩晕或精神恍惚等反应,则应停止活动,并以此作为限制最大活动量的指征。 **O(结果)**: 2024 年 1 月 3 日 6:00 评价:患者以卧床休息为主,短距离步行未出现呼吸困难等不适。

（续表）

日期	时间	护理记录
		A(评估):患者入院前心前区不适,且反复发作。 ♯5P(诊断):潜在并发症:急性心肌梗死。 **I(措施)**: (1) 持续心电监护,严密观察心电图ST-T改变。 (2) 遵医嘱正确给予患者氧疗,并注意定期清洁鼻导管。 (3) 患者发生心绞痛时,护士协助患者卧位休息。 (4) 护士应注意观察患者胸痛的部位、性质、持续时间及缓解方式。 (5) 告知患者心绞痛的诱发因素,指导患者有效预防心绞痛的发生。指导患者应急药物(如硝酸甘油片)的使用方法。 (6) 如患者出现持续不能缓解的胸痛症状,必要时应遵医嘱给予患者镇痛治疗,并注意药物的效果及有无出现不良反应。 **O(结果)**: 2024年1月3日6:00评价:患者未发生急性心肌梗死。
12月25日	18:00	**A(评估)**:患者入院后予以双联抗血小板凝集药物治疗。 ♯6P(诊断):潜在并发症:出血。 **I(措施)**: (1) 评估患者皮肤及黏膜情况,询问患者有无消化道溃疡史、近期手术或外伤史等。 (2) 监测患者的血红蛋白、血小板、红细胞有无下降趋势。定期检查凝血功能,如有异常应及时与医生沟通。 (3) 观察患者有无出血征象,如牙龈出血、鼻出血等。如出现出血情况,应及时与医生联系,及早处理。 **O(结果)**: 2024年1月3日6:00评价:患者未发生出血事件。
12月26日	15:20	**A(评估)**:患者心脏超声示左室壁节段活动异常,心功能不全(左室射血分数约为37%)。 ♯1P(诊断):潜在并发症:心力衰竭。 **I(措施)**: (1) 观察并记录患者的生命体征,注意患者的意识状态、尿量和外周血流灌注情况。 (2) 减少或排除增加患者心脏负荷的诱发因素,保证患者拥有充足的睡眠,给予患者清淡、易消化饮食,限制盐和水的摄入量。必要时每日称体重。 (3) 持续吸氧。 (4) 控制输液速度,遵医嘱给予下列药物,如利尿剂、强心剂、扩血管药物、抗心律失常药等,同时观察药物疗效及有无出现不良反应。 **O(结果)**: 2024年1月8日6:00评价:患者未出现心力衰竭表现。 2024年1月15日16:00评价:患者术后血流动力学稳定。
12月29日	9:30	**A(评估)**:患者行冠状动脉造影术,造影显示左主干及冠状动脉三支病变。 ♯1P(诊断):潜在并发症:急性冠状动脉闭塞。 **I(措施)**: (1) 监测患者心率、心律及血压的变化,观察患者是否有急性冠状动脉供血不良的现象。 (2) 密切观察患者的意识及有无胸闷、胸痛、冒汗、面色苍白、烦躁、心悸、头晕、恶心、呕吐等表现。

(续表)

日期	时间	护 理 记 录
		O(结果): 12月30日7:00 评价:患者生命体征平稳,未发生急性冠状动脉闭塞。 **A(评估):**患者行冠状动脉造影术,造影显示左主干及冠状动脉三支病变。 ♯2P(诊断):潜在并发症:恶性心律失常。 **I(措施):** (1) 观察患者的心律变化,密切监测患者的神志状况、症状、体征。 (2) 监测实验室检查结果:电解质、血气分析结果。 (3) 监测患者液体出入量情况,必要时监测每小时尿量。 **O(结果):** 12月30日7:00 评价:患者生命体征平稳,未发生恶性心律失常。 **A(评估):**患者行冠状动脉造影术,造影显示左主干及冠状动脉三支病变。 ♯3P(诊断):潜在并发症:急性心包填塞。 **I(措施):** (1) 观察患者生命体征的变化,密切监测患者的神志状况、症状、体征,及时报告医生。观察患者有无胸闷、胸痛、头晕、烦躁、心悸、面色苍白、呼吸困难等表现,做好心理护理。 (2) 及时行床旁心脏彩超明确诊断,关注实验室检查结果。 (3) 监测患者的液体出入量、尿液颜色情况,必要时监测每小时尿量。 (4) 必要时配合医生进行心包穿刺引流术。 **O(结果):** 12月30日7:00 评价:患者生命体征平稳,未发生急性心包填塞。 **A(评估):**患者行冠状动脉造影术,造影显示左主干及冠状动脉三支病变。 ♯4P(诊断):潜在并发症:迷走神经反射。 **I(措施):** (1) 拔除动脉鞘管前做好心理护理,讲解拔管的方法,避免患者紧张,做好保暖。拔鞘管时可使用利多卡因进行局部麻醉,避免疼痛刺激。 (2) 开通静脉通路,行持续心电监护。备好阿托品、多巴胺等急救药品。 (3) 密切观察患者的生命体征,如发现患者出现面色苍白、出汗、头晕、恶心、呕吐,血压、心率急剧下降,应判断为迷走神经反射。 **O(结果):** 12月30日7:00 评价:患者生命体征平稳,未发生迷走神经反射。 **A(评估):**患者行冠状动脉造影术,穿刺部位为桡动脉。 ♯5P(诊断):潜在并发症:桡动脉出血。 **I(措施):** (1) 密切监测患者的生命体征,重视患者的主诉。 (2) 加强巡视,评估患者的穿刺点情况,观察穿刺点周围有无渗血、血肿、皮肤颜色改变。 (3) 监测实验室检查结果,包括血常规、凝血筛查指标,将患者的凝血功能情况及时告知医生。 (4) 做好健康宣教,指导患者进行手指操训练,嘱患者勿自行松解压迫器,发现穿刺点渗血时应及时报告医生进行处置。 **O(结果):** 12月30日7:00 评价:压迫器解除,穿刺点干燥,无渗出,无血肿。

（续表）

日期	时间	护 理 记 录
		A(评估)：患者行冠状动脉造影术,围术期双联抗血小板凝集治疗。 ♯6P(诊断)：潜在并发症:脑出血。 **I(措施)**： (1) 密切观察患者的意识水平、瞳孔及生命体征的变化。 (2) 听取患者主诉有无头痛及呕吐情况。 (3) 观察患者的肢体行为、言语表现及吞咽情况。 **O(结果)**： 12月30日7:00评价:患者意识清醒,生命体征平稳,未发生脑出血。 **A(评估)**：患者行冠状动脉造影术,围术期双联抗血小板凝集治疗。 ♯7P(诊断)：潜在并发症:消化道出血。 **I(措施)**： (1) 严密监测患者的生命体征,观察患者的意识状态、尿量、皮肤颜色、甲床色泽及周围循环状况。 (2) 观察患者有无出血情况,若发生消化道出血,应及时通知医生予以处理。 **O(结果)**： 12月30日7:00评价:患者未发生消化道出血。 **A(评估)**：患者行冠状动脉造影术,使用了大剂量造影剂。 ♯8P(诊断)：潜在并发症:造影剂肾病。 **I(措施)**： (1) 密切监测患者术后的血清肌酐水平。 (2) 术后经静脉补液或饮水,可起到清除造影剂、保护肾功能和补充血容量的作用。术前应评估患者有无肾功能受损的高危因素存在,如高龄、肾功能不全等。 (3) 伴有慢性心力衰竭者水化过程中须警惕诱发急性肺水肿,准确记录24h液体出入量。 **O(结果)**： 12月30日10:30评价:患者的肾功能指标在正常范围内。
2024年 1月3日	10:30	**A(评估)**：患者动脉血气分析:pH 7.41, PaO_2 8.45 kPa, $PaCO_2$ 5.9 kPa, SaO_2 94%。 ♯1P(诊断)：气体交换受损。 **I(措施)**： (1) 监测患者血氧饱和度的变化。 (2) 遵医嘱予双通及面罩吸氧,提高氧流量至6~8 L/min。 (3) 协助患者咳嗽、咳痰,保持呼吸道通畅,保持室内空气清新。 **O(结果)**： 1月8日10:00评价:患者血氧饱和度维持在98%以上。
1月8日	16:00	**A(评估)**：患者在全麻下行非体外循环下冠状动脉旁路移植术,带回心包-纵隔引流管,引流液性质为淡血性。手术中全身肝素化的应用。 ♯1P(诊断)：潜在并发症:出血。 **I(措施)**： (1) 保持引流管通畅,密切监测引流液的颜色、性质、量。 (2) 监测激活全血凝血时间,必要时遵医嘱予以应用鱼精蛋白等药物,并充分评估用药后的效果。 **O(结果)**： 1月9日6:00评价:患者胸腔引流液量平均为20~30 ml/h。 **A(评估)**：患者手术创伤较大、手术时间长。

(续表)

日期	时间	护 理 记 录
		♯2P(诊断):有感染的危险。 **I(措施):** (1) 密切监测患者的体温变化,严格遵守无菌操作原则。 (2) 保持手术切口干燥,定期换药,注意口腔和皮肤卫生。 (3) 每日评估各侵入性管道留置的必要性,及时撤除各种管道。 (4) 合理使用抗生素,加强营养支持。 **O(结果):** 1月19日6:00评价:患者术后未发生感染。 **A(评估):** 患者高龄,心功能不全,手术创伤较大。 ♯3P(诊断):潜在并发症:低心排血量综合征。 **I(措施):** (1) 术后每小时监测心排血量、心指数、体循环阻力和肺循环阻力等数值的变化,及早发现低心排血量,及时报告医生进行处理。 (2) 补充血容量,纠正水、电解质紊乱及酸碱平衡失调,积极纠正低氧血症。 (3) 及时、合理、有效地使用正性肌力药物和血管活性药物,应用输液泵控制输液速度和用量,并观察用药效果。 (4) 当药物治疗效果不佳或室性心律失常反复发作时,可行主动脉内球囊反搏。 **O(结果):** 1月10日14:00评价:患者未出现低心排血量综合征,心排血量指标平稳。 **A(评估):** 患者术前左室射血分数为37%,心电图示:房室传导阻滞。 ♯4P(诊断):潜在并发症:恶性心律失常。 **I(措施):** (1) 密切监测患者心电图、血压、电解质、心排血量的变化。 (2) 维持水、电解质及酸碱平衡,及时纠正酸中毒。 (3) 若出现恶性心律失常,遵医嘱予以药物治疗。如突发心室颤动,应立即电复律治疗。 **O(结果):** 1月10日4:51评价:患者生命体征平稳,未发生恶性心律失常。 **A(评估):** 患者手术时间长、术后循环不稳定。 ♯5P(诊断):有皮肤完整性受损的危险。 **I(措施):** (1) 评估患者全身皮肤的完整性,观察有无压红、水肿、破溃等现象。 (2) 保持床单位清洁、干燥、平整,使用气垫床。 (3) 病情允许的情况下,协助或指导患者定时更换体位。踝部等骨隆突处可垫软枕或海绵垫。 **O(结果):** 1月19日8:00评价:患者皮肤完整。
1月9日	7:45	**A(评估):** 患者高龄,术后伤口疼痛,痰液不易咳出。 ♯1P(诊断):清理呼吸道无效。 **I(措施):** (1) 定时为患者进行拍背或使用排痰仪帮助患者排痰。 (2) 指导患者做深呼吸锻炼,并有效地清理呼吸道。通过雾化吸入和应用稀释痰液的药物,使痰液容易咳出。 (3) 当患者由于疼痛影响咳痰和呼吸锻炼时,可给予止痛药。

（续表）

日期	时间	护 理 记 录
		（4）指导患者白天尽量坐起或保持直立体位,有助于扩张气道、改善通气及更容易清理呼吸道。 **O(结果)**: 1月10日10:00评价:患者 SpO_2 为91％,遵医嘱改用高流量吸氧。
1月10日	10:00	**A(评估)**:患者高龄,手术创伤大,术后使用机械辅助呼吸,患者术后伤口疼痛。 ♯1P(诊断):低效性呼吸型态。 **I(措施)**: （1）严密监测患者的血氧饱和度变化。根据 X 线胸片、超声心动图结果及听诊肺部呼吸音,监测肺部渗出情况。 （2）教会患者正确的呼吸训练方法,促进有效咳嗽、咳痰。 （3）加强雾化及持续湿化,促进痰液排出。 **O(结果)**: 1月10日12:00评价:患者高流量吸氧期间 SpO_2 98％。 1月15日11:00评价:患者病情平稳,停止高流量吸氧。
1月18日	10:30	**A(评估)**:患者缺乏术后康复相关知识。 ♯1P(诊断):知识缺乏。 **I(措施)**: （1）鼓励患者在能耐受的活动范围内坚持肢体活动。 （2）鼓励患者在床上进行肢体活动,并逐渐增加活动量,从床上逐渐过渡到坐、站、行。 （3）密切观察患者有无胸痛等症状,指导患者自我监测血压、心率情况,定期复查。 （4）嘱患者注意休息,预防感冒,避免过度疲劳或情绪激动,合理饮食,戒烟限酒。 （5）指导患者遵医嘱按时服药,服用抗凝药物时,剂量要准确,勿自行调整用药。注意观察有无出血倾向,有溃疡史的患者应警惕消化道出血。 **O(结果)**: 1月19日10:00评价:患者知晓术后康复相关知识,并能够复述。

五、冠心病的护理关键点和护理技术

（一）护理关键点

1. 评估

1）入院时评估

（1）病史:评估患者的发病特点与目前病情、患病及治疗经过等,进行危险因素评估及心理-社会状况评估。

（2）身体评估:观察患者的意识状态及生命体征情况。心脏听诊时注意心率、心律、心音的变化,有无奔马律、心脏杂音及肺部啰音等。

（3）实验室及其他检查:监测心电图及血清心肌标志物情况;评估血常规检查有无白细胞计数增高及血清电解质、血糖、血脂等有无异常。

2）冠状动脉造影术的围术期评估

（1）术前评估:行计划性手术前,在计划穿刺处的对侧上肢建立静脉通路;行非计划性手术前,建立静脉通路,推荐选择左上肢静脉,特殊情况除外。对所有需要行冠状动脉造影的患者,在术前均应评估出血风险,监测激活全血凝血时间,以避免过度抗凝。进行Allen试验,以评估患者桡动脉与尺动脉之间的侧支循环是否良好,检查手部血液供应情况。

(2)术后评估:术后评估包括穿刺点情况、穿刺侧肢体情况(皮肤温度、颜色、动脉搏动情况)。评估穿刺点周围皮肤张力,查看有无血肿和渗血,穿刺侧肢体有无肿胀,动脉搏动情况,肢体末端皮肤颜色和温度的变化;观察穿刺侧手指活动度,并应准确记录穿刺部位的评估情况。(具体流程详见护理技术1:经桡动脉冠状动脉介入治疗术肢护理技术)

3)冠状动脉旁路移植术的围术期评估

(1)术前评估:评估患者与本病有关的危险因素;评估患者对疾病的认知程度、心理状态;评估患者心绞痛发作的程度和相关因素;评估患者各项相关的实验室检验结果。

(2)术后评估:①了解术中情况,包括体外循环时间,手术是否顺利,有无特殊情况如安装辅助设备,术中出凝血情况等。②术毕返ICU。观察并记录患者的生命体征、带回药物种类和剂量,评估各类管路的通畅性、全身皮肤的完整性、所用设备的安全准确性、血气分析结果、内环境的状态等。(具体流程详见护理技术2:动脉血气采集技术)

2. 鉴别

1)胸痛鉴别

在临床上,当患者有心绞痛、心肌梗死、急性肺栓塞或主动脉夹层时,均会以胸痛为主要症状。因此,护士需要加强对胸痛的鉴别。表12-3列举了心血管专科常见急性胸痛的鉴别要点。

表12-3 胸痛的鉴别要点

	心绞痛	心肌梗死	肺栓塞	主动脉夹层
性质	压迫、发闷、紧缩、烧灼感	同心绞痛症状相似,但程度剧烈,伴大汗	胸膜痛、心绞痛样胸痛	突然发作的撕裂样或刀割样疼痛,伴大汗淋漓、恶心、呕吐
部位	心前区,呈放射性	同心绞痛位置,但可在较低位置或上腹部	胸部、背部疼痛,有时与呼吸有关	大部分以急性发作的剧烈胸痛起病,疼痛的主要部位与夹层发生部位有关
时间	数分钟	数小时	持续性	持续性
频率	频繁发作	不频繁发作	突然发生	突然发生
缓解方式	休息,含硝酸甘油缓解	含硝酸甘油不能缓解	无特异方法	镇痛剂难以缓解

2)NYHA心功能分级鉴别

依据1928年美国纽约心脏病协会(New York Heart Association,NYHA)所提出的心功能分级方案,该方案主要根据患者自觉活动能力进行分级,以评估心力衰竭的严重程度。尽管此方案简便且易于实施,但其局限性在于仅依赖患者的主观陈述,而在某些情况下,症状与客观检查结果可能存在较大差异。医护人员可依据患者的心功能分级来确定其活动量,进而制订个体化的运动方案(见表12-4)。

表 12-4　NYHA 心功能分级和活动建议

心功能分级	特点	活动建议
Ⅰ级	体力活动不受限。患者患有心脏病,但平时一般活动不引起疲乏、心悸、呼吸困难、心绞痛等症状	不限制一般的体力活动。积极参加体育锻炼,但必须避免剧烈运动和重体力劳动
Ⅱ级	体力活动轻度受限。休息时无自觉症状,但平时一般活动可出现上述症状,休息后很快缓解	适当限制体力活动。增加午睡时间,强调下午多休息,可进行轻体力工作和家务劳动
Ⅲ级	体力活动明显受限。休息时无症状,低于平时一般活动量时即可引起上述症状,休息较长时间后症状方可缓解	严格限制一般的体力活动。保证每天有充分的休息时间,日常生活可以自理或在他人协助下自理
Ⅳ级	体力活动严重受限。休息时亦有心力衰竭的症状,体力活动后加重	绝对卧床休息,取舒适体位,生活由他人照顾。可先在床上做肢体被动运动,再逐步过渡到坐床边或下床活动。不鼓励延长卧床时间,病情好转后可尽早适当增加运动量

3. 血流动力学监测

1) 基础血流动力学监测

(1) 有创动脉压监测:保持测压管路通畅并予以妥善固定,防止管路扭曲及打折。密切关注加压输液袋的压力,确保其在 300 mmHg 以上,且测压导管内无回血,压力套组内三通开关位置正确。肝素稀释液每 24 h 更换一次,严格防止空气进入导管。密切观察穿刺侧肢体远端的血液循环状况(包括皮肤温度、皮肤颜色、有无肿胀和疼痛等),并准确记录。提醒患者避免穿刺部位肢体弯曲,以免穿刺针弯曲影响测量的准确性。切勿牵拉穿刺导管,以防脱出。当患者体位变动时,应重新调试 0 点,以保证所测结果准确。当压力数值或波形发生异常变化,除观察病情变化外,还应注意压力传感器是否与心脏保持在同一水平,必要时应重新调试 0 点,并检查导管内有无回血、阻塞。(具体流程详见护理技术 3:血流动力学监测护理技术)

(2) 中心静脉压监测:检查压力传感器连接是否紧密,如有松动会影响测量结果。如患者情绪激动、活动、进食或有刺激性操作等,应休息十分钟后再进行测量。测量前检查导管是否通畅。如患者体位有较大变化,应在测量前先将中心静脉压进行压力归零的校对,以免因体位变化导致误差。中心静脉压正常值为 $5 \sim 12 \, cmH_2O$,其值的高低受心功能、血容量、静脉血管张力、胸膜腔内压、静脉血回流量和肺循环阻力等因素的影响。(具体流程详见护理技术 3:血流动力学监测护理技术)

2) 高级血流动力学监测——Swan-Ganz 漂浮导管

(1) 心排血量监测:心排量仪电缆线轻拿轻放,连接时注意孔孔相对,锁紧,不可盲目连接。心排血量的值每 60 s 更新一次。密切连续监测各项数据,及时报告医生。(具体流程详见护理技术 3:血流动力学监测护理技术)

(2) 肺动脉压和肺动脉楔压监测:①确保压力传感器连接紧密,防止松动导致测量结果出现偏差。②注意患者的体位变化,吸痰、床旁 X 线检查等操作均可导致导管位置变动,须及时调整,以确保数据的准确性。③在置管操作到达心腔时,应将前端气囊置于充气状态;撤离导管时,应将气囊孔放气后再行导管拔除,以避免心内膜、瓣膜等组织受到刺激和损伤。同时,观察并排除导管引发的心律失常。根据 Swan-Ganz 导管的插入深度(45~55 cm)、不同部位的压力波形及床旁 X 线检查结果,排除 Swan-Ganz 导管插入过深、导管在心内盘绕、导管打折等问题。④应用 Swan-Ganz 导管监测肺动脉楔压时,避免气囊充气过度(充气量<1.5 ml)或导管嵌顿时间过长引起肺出血或肺部感染。(具体流程详见护理技术 3:血流动力学监测护理技术)

4. 呼吸支持管理

(1) 术后呼吸机处理:心脏手术患者入 ICU 后,应根据术前患者的心肺情况和术中状态设置术后呼吸机的初始模式和参数。及时复查动脉血气,适时拍摄床旁胸片,合理镇痛和镇静,动态调整呼吸机模式和参数。

(2) 气管插管拔管后观察与处理:观察患者的神志状况、心率、血压变化,查看有无发绀、呼吸困难。观察患者是否有声音嘶哑、喉鸣音,必要时遵医嘱给予雾化治疗。嘱患者坐位或半坐位,指导患者深吸气和有效咳嗽,必要时给予呼吸训练器训练和应用排痰仪。定时复查动脉血气分析,对于可能出现或已经呼吸衰竭的患者,为了避免拔管失败,遵医嘱予以无创呼吸支持,如经鼻高流量氧疗。(具体流程详见第六章护理技术 1:经鼻高流量氧疗技术)

5. 胸腔闭式引流护理

术后密切监测患者的生命体征,若患者血压平稳,应取半卧位。水封瓶应置于胸部以下,切勿倒转,保持引流系统密闭,接头固定牢固。确保引流管长度适宜,翻身活动时防止受压、打折、扭曲、脱出。保持引流管通畅,注意观察引流液的量、颜色、性状并做好记录。保持穿刺部位清洁,更换引流瓶时,应用止血钳夹闭引流管以防止空气进入,注意确保引流管与引流瓶连接紧密,切勿漏气,操作过程中严格遵守无菌原则。在搬动患者时,应注意保持引流瓶位置低于胸腔膜。拔除引流管后 24 h 内,密切观察患者有无胸闷、憋气、呼吸困难、气胸、皮下气肿等症状,以及局部是否有渗血、渗液等,如有异常变化,及时通知医生。(具体流程详见护理技术 4:胸腔闭式引流技术)

6. 健康宣教

在患者入院、冠状动脉造影术围术期、冠状动脉旁路移植术围术期、出院时以及居家自我管理阶段,进行全面的健康指导,包括饮食、药物、伤口护理、心理支持及心脏康复治疗等方面。

六、护理技术

1. 经桡动脉冠状动脉介入治疗术肢护理技术

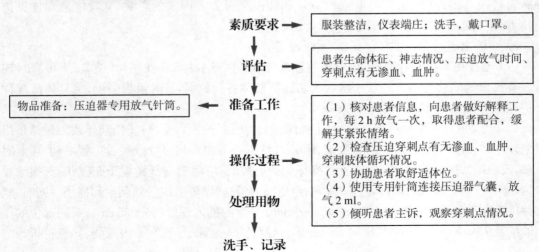

2. 动脉血气采集技术

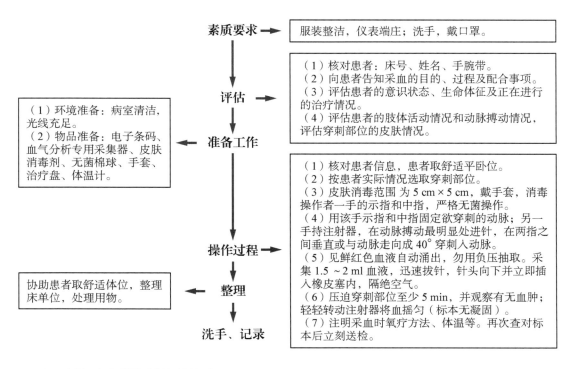

素质要求 → 服装整洁，仪表端庄；洗手，戴口罩。

评估 →
（1）核对患者：床号、姓名、手腕带。
（2）向患者告知采血的目的、过程及配合事项。
（3）评估患者的意识状态、生命体征及正在进行的治疗情况。
（4）评估患者的肢体活动情况和动脉搏动情况，评估穿刺部位的皮肤情况。

准备工作 ←
（1）环境准备：病室清洁，光线充足。
（2）物品准备：电子条码、血气分析专用采集器、皮肤消毒剂、无菌棉球、手套、治疗盘、体温计。

操作过程 →
（1）核对患者信息，患者取舒适平卧位。
（2）按患者实际情况选取穿刺部位。
（3）皮肤消毒范围 为 5 cm×5 cm，戴手套，消毒操作者一手的示指和中指，严格无菌操作。
（4）用该手示指和中指固定欲穿刺的动脉；另一手持注射器，在动脉搏动最明显处进针，在两指之间垂直或与动脉走向成 40°穿刺入动脉。
（5）见鲜红色血液自动涌出，勿用负压抽取。采集 1.5～2 ml 血液，迅速拔针，针头向下并立即插入橡皮塞内，隔绝空气。
（6）压迫穿刺部位至少 5 min，并观察有无血肿；轻轻转动注射器将血摇匀（标本无凝固）。
（7）注明采血时氧疗方法、体温等。再次查对标本后立刻送检。

整理 ← 协助患者取舒适体位，整理床单位，处理用物。

洗手、记录

3. 血流动力学监测护理技术

1）有创动脉压监测

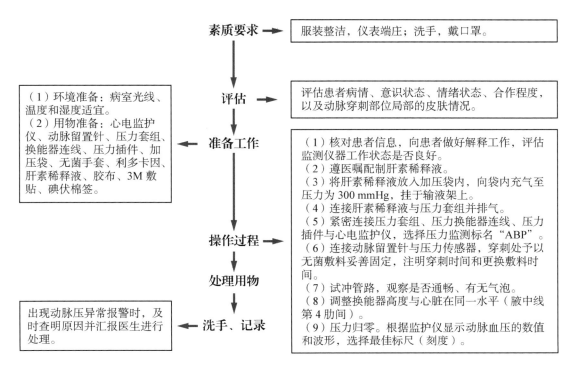

素质要求 → 服装整洁，仪表端庄；洗手，戴口罩。

评估 → 评估患者病情、意识状态、情绪状态、合作程度，以及动脉穿刺部位局部的皮肤情况。

准备工作 ←
（1）环境准备：病室光线、温度和湿度适宜。
（2）用物准备：心电监护仪、动脉留置针、压力套组、换能器连线、压力插件、加压袋、无菌手套、利多卡因、肝素稀释液、胶布、3M 敷贴、碘伏棉签。

操作过程 →
（1）核对患者信息，向患者做好解释工作，评估监测仪器工作状态是否良好。
（2）遵医嘱配制肝素稀释液。
（3）将肝素稀释液放入加压袋内，向袋内充气至压力为 300 mmHg，挂于输液架上。
（4）连接肝素稀释液与压力套组并排气。
（5）紧密连接压力套组、压力换能器连线、压力插件与心电监护仪，选择压力监测标名"ABP"。
（6）连接动脉留置针与压力传感器，穿刺处予以无菌敷料妥善固定，注明穿刺时间和更换敷料时间。
（7）试冲管路，观察是否通畅、有无气泡。
（8）调整换能器高度与心脏在同一水平（腋中线第 4 肋间）。
（9）压力归零。根据监护仪显示动脉血压的数值和波形，选择最佳标尺（刻度）。

处理用物 ←

洗手、记录 ← 出现动脉压异常报警时，及时查明原因并汇报医生进行处理。

2）中心静脉压监测

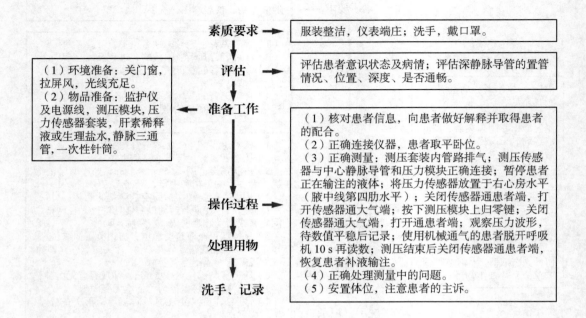

3）心排血量监测

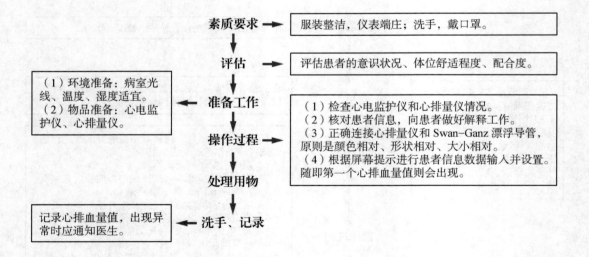

4）肺动脉压和肺动脉楔压监测

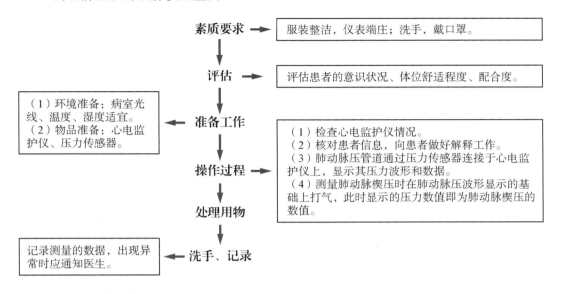

4. 胸腔闭式引流技术

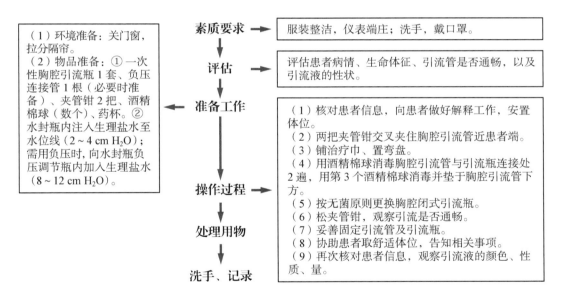

七、冠心病的相关知识

（一）冠心病的定义

冠状动脉粥样硬化性心脏病是指冠状动脉粥样硬化使血管腔狭窄、阻塞和（或）因冠状动脉功能性改变（痉挛）导致心肌缺血、缺氧或坏死而引起的心脏病，统称为冠状动脉性心脏病，简称冠心病，亦称缺血性心脏病。

(二) 冠心病的临床表现

主要症状为心绞痛,多在运动、情绪激动、寒冷、饱餐时诱发,表现为胸闷、胸骨后压榨感或发作性绞痛,可放射至左侧肩、臂、肘及肢端,休息或服用血管扩张剂后可缓解。

心肌梗死时心绞痛剧烈、持续时间长,休息和含有硝酸甘油片多不能缓解;可伴有恶心、呕吐、大汗淋漓、心律失常、心源性休克、心力衰竭,甚至猝死。

(三) 冠心病的辅助检查

(1) 实验室检查:血糖和血脂检查可以了解冠心病的危险因素;胸痛明显的患者需要查血清心肌损伤标志物,包括心肌肌钙蛋白、肌酸激酶同工酶。

(2) 心电图检查:是发现心肌缺血、诊断心绞痛最常用的检查方法。主要包括静息心电图、运动心电图和 24 小时动态心电图。

(3) 多层螺旋 CT 冠状动脉成像:通过冠状动脉二维或三维重建,有助于评估冠状动脉管壁的钙化情况和管腔的狭窄程度。

(4) 超声心动图:二维和 M 型超声心动图有助于了解心室壁的运动情况和左心室功能。

(5) 放射性核素检查:主要包括核素心肌显像和负荷试验、放射性核素心腔造影和正电子发射断层心肌显像。前者利用放射性铊心肌显像所示灌注缺损提示心肌供血不足或血供消失,对心肌缺血的诊断具有较大的价值;后者的心肌灌注-代谢显像分析是目前估计心肌存活性最可靠的方法。

(6) 冠状动脉造影:为有创性检查,是目前冠心病临床诊断的金指标。可显示冠状动脉各主干及分支狭窄性病变的部位并估计其严重程度,对明确诊断、指导治疗和预后判断意义重大。

(四) 冠心病的血管重建治疗

(1) 经皮冠状动脉介入治疗:是用心导管技术疏通狭窄甚至闭塞的冠状动脉管腔,从而改善心肌血流灌注的方法,包括经皮冠状动脉腔内成形术、经皮冠状动脉内支架植入术、冠状动脉内旋切术、旋磨术和激光成形术。

(2) 冠状动脉旁路移植术:通过选取患者自身的大隐静脉作为旁路移植材料,一端吻合在主动脉,另一端吻合在有病变的冠状动脉段的远端;或游离内乳动脉与病变冠状动脉远端吻合,引主动脉的血流以改善病变冠状动脉所供血心肌的血流供应。

经皮冠状动脉介入治疗或冠状动脉旁路移植术的选择需要根据冠状动脉病变的情况、患者对开胸手术的耐受程度和患者的意愿等综合因素而定。但是,对全身情况能够耐受开胸手术的患者,左主干合并 2 支以上冠状动脉病变,或多支血管病变合并糖尿病的患者,首选冠状动脉旁路移植术。

(五) 冠心病护理展望

冠心病的高复发率和高病死率给全球卫生系统带来沉重的负担。目前针对冠心病的治疗方式包括药物治疗、经皮冠状动脉介入治疗或冠状动脉旁路移植术,但存在局限性。

心脏康复与二级预防是目前专家共识的系统性疗法,通过多学科团队(心脏科医生、护士、物理治疗师、营养师、心理咨询师)协同合作,从药物处方、运动处方、营养处方、戒烟处方、心理处方这五大方面进行综合干预,旨在提高冠心病患者的生活质量和功能水平。这一治疗方法不仅有助于改变疾病的自然进程,还可为患者带来更好的生活质量。

在心脏康复与二级预防的实施过程中,护士发挥着不可或缺的角色,包括促进身体活动、提高用药依从性、指导健康饮食、戒烟等方面,这些方面的综合干预对于降低冠心病患者的再入院率和病死率具有重要意义。

参考文献

［1］尤黎明,吴瑛.内科护理学［M］.6版.北京:人民卫生出版社,2017.

［2］谭钧旸,马芳,胡秋兰,等.经桡动脉穿刺冠状动脉介入治疗术肢管理的最佳证据总结［J］.中华护理杂志,2022,57(13):1572-1579.

［3］许林琪.基于移动健康的冠心病 PCI 术后患者游戏化身体活动行为干预方案的构建及应用研究［D］.吉林:吉林大学,2023.

［4］MEISINGER C, STOLLENWERK B, KIRCHBERGER I, et al. Effects of a nurse-based case management compared to usual care among aged patients with myocardial infarction: results from the randomized controlled KORINNA study ［J］. BMC Geriatr, 2013,13:115.

［5］中华医学会心血管病学分会,中国康复医学会心血管病专业委员会,中国老年学学会心脑血管病专业委员会.冠心病康复与二级预防中国专家共识［J］.中华心血管病杂志,2013,41(4):267-275.

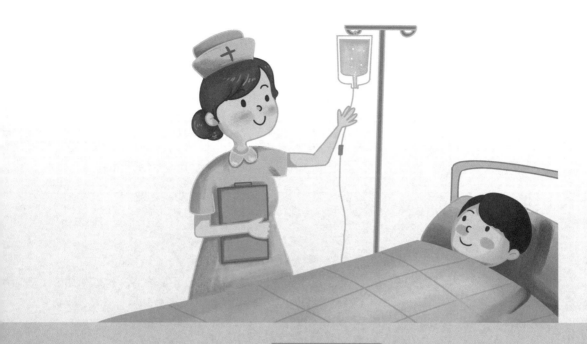

胃癌合并腹膜转移案例和相关护理技术

1. 下肢深静脉血栓预防护理技术
2. 床旁腹腔热灌注化疗护理技术

第十三章
胃癌合并腹膜转移案例和相关护理技术

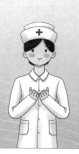

▌一、案例

周某,男,65 岁。既往吸烟 20 余年,因"进食哽噎伴呕吐 1 周余",于 2023 年 3 月 12 日收治入院,诊断为"胃恶性肿瘤"。有恶心、呕吐,无呕血、黑便、便血,无皮肤、巩膜黄染,无腹痛。入院查体:身高 172 cm,体重 75 kg,BMI 25.35 kg/m²;T 36.5 ℃,P 78 次/min,R 18 次/min,BP 125/78 mmHg;全腹平坦,无腹壁静脉曲张,以腹式呼吸为主,无胃肠蠕动波,无肠型。触诊:腹肌软,无压痛,无反跳痛,Murphy 征阴性。叩诊:无移动性浊音,无肾区叩击痛,无肝区叩击痛。听诊:肠鸣音正常,4 次/min。患者无服用药物情况。2023 年 3 月 9 日患者曾于外院就诊,行电子胃镜检查提示:高位延及胃底巨大溃疡,高位后壁处新鲜血液渗出,溃疡面覆白苔及血痂,黏膜充血水肿,活检弹性差。病理检查提示:胃体-胃底黏膜低分化腺癌。

患者于 2023 年 3 月 17 日行腹腔镜检查术,探查:肿瘤位于贲门累及胃体,侵及浆膜;右侧膈顶可见散在粟粒样结节,腹膜癌指数 2 分;大网膜可见可疑转移结节,切除部分大网膜结节,标本送病理检查;考虑胃癌合并腹膜转移,暂无手术根治指征,遂决定行腹腔镜下联合腹腔热灌注化疗(hyperthermic intraperitoneal chemotherapy,HIPEC)、腹腔 PORT 泵(腹腔化疗港)置入。于右上腹、右下腹、左上腹、左下腹置管,行 HIPEC(紫杉醇 150 mg×60 min,43.5 ℃),HIPEC 完毕后,穿刺置管于盆腔,右下腹小切口,游离皮瓣,将 PORT 固定于腹外斜肌腱膜,检查 PORT 通畅后,关闭切口,HIPEC 管路带回病房。术后予常规抗炎、镇痛、护胃、保肝支持治疗,2023 年 3 月 20 日于床旁再次行 HIPEC(紫杉醇 150 mg),过程顺利,患者于 3 月 26 日出院。后续在肿瘤科接受程序性细胞死亡蛋白-1(PD-1)抑制剂联合替吉奥(S-1)方案化疗,欧狄沃 360 mg 静脉滴注 d1+替吉奥 60 mg 口服 d1~14,每 3 周 1 次。患者于 2023 年 8 月 24 日再次入院,8 月 28 日在全麻下行全胃切除伴食管空肠吻合术、腹腔淋巴结清扫术、腹腔粘连松解术。患者于 2023 年 9 月 8 日治愈出院,目前随访中。

▍二、主要病情介绍

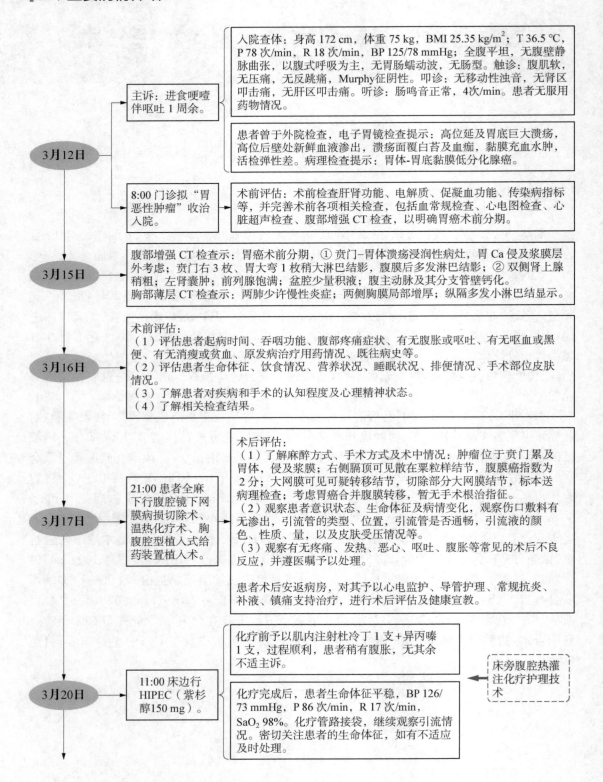

3月12日

主诉：进食哽噎伴呕吐1周余。

入院查体：身高172 cm，体重75 kg，BMI 25.35 kg/m²；T 36.5 ℃，P 78次/min，R 18次/min，BP 125/78 mmHg；全腹平坦，无腹壁静脉曲张，以腹式呼吸为主，无胃肠蠕动波，无肠型。触诊：腹肌软，无压痛，无反跳痛，Murphy征阴性。叩诊：无移动性浊音，无肾区叩击痛，无肝区叩击痛。听诊：肠鸣音正常，4次/min。患者无服用药物情况。

患者曾于外院检查，电子胃镜检查提示：高位延及胃底巨大溃疡，高位后壁处新鲜血液渗出，溃疡面覆白苔及血痂，黏膜充血水肿，活检弹性差。病理检查提示：胃体-胃底黏膜低分化腺癌。

8:00门诊拟"胃恶性肿瘤"收治入院。

术前评估：术前检查肝肾功能、电解质、促凝血功能、传染病指标等，并完善术前各项相关检查，包括血常规检查、心电图检查、心脏超声检查、腹部增强CT检查，以明确胃癌术前分期。

3月15日

腹部增强CT检查示：胃癌术前分期，① 贲门-胃体溃疡浸润性病灶，胃Ca侵及浆膜层外考虑；贲门右3枚、胃大弯1枚稍大淋巴结影，腹膜后多发淋巴结影；② 双侧肾上腺稍粗；左肾囊肿；前列腺饱满；盆腔少量积液；腹主动脉及其分支管壁钙化。
胸部薄层CT检查示：两肺少许慢性炎症；两侧胸膜局部增厚；纵隔多发小淋巴结显示。

3月16日

术前评估：
（1）评估患者起病时间、吞咽功能、腹部疼痛症状、有无腹胀或呕吐、有无呕血或黑便、有无消瘦或贫血、原发病治疗用药情况、既往病史等。
（2）评估患者生命体征、饮食情况、营养状况、睡眠状况、排便情况、手术部位皮肤情况。
（3）了解患者对疾病和手术的认知程度及心理精神状态。
（4）了解相关检查结果。

3月17日

21:00患者全麻下行腹腔镜下网膜病损切除术、温热化疗术、胸腹腔型植入式给药装置植入术。

术后评估：
（1）了解麻醉方式、手术方式及术中情况：肿瘤位于贲门累及胃体，侵及浆膜；右侧膈顶可见散在粟粒样结节，腹膜癌指数为2分；大网膜可见可疑转移结节，切除部分大网膜结节，标本送病理检查；考虑胃癌合并腹膜转移，暂无手术根治指征。
（2）观察患者意识状态、生命体征及病情变化，观察伤口敷料有无渗出，引流管的类型、位置，引流管是否通畅，引流液的颜色、性质、量，以及皮肤受压情况等。
（3）观察有无疼痛、发热、恶心、呕吐、腹胀等常见的术后不良反应，并遵医嘱予以处理。

患者术后安返病房，对其予以心电监护、导管护理、常规抗炎、补液、镇痛支持治疗，进行术后评估及健康宣教。

3月20日

11:00床边行HIPEC（紫杉醇150 mg）。

化疗前予以肌内注射杜冷丁1支＋异丙嗪1支，过程顺利，患者稍有腹胀，无其余不适主诉。

化疗完成后，患者生命体征平稳，BP 126/73 mmHg，P 86次/min，R 17次/min，SaO₂ 98%。化疗管路接袋，继续观察引流情况。密切关注患者的生命体征，如有不适应及时处理。

床旁腹腔热灌注化疗护理技术

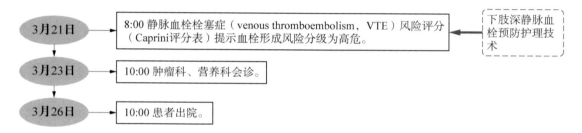

图 13 - 1　患者主要病情演进过程

三、护理计划

根据本案例制订护理计划,如表 13 - 1 所示。

表 13 - 1　患者护理计划

日期	护理诊断	诊断依据	护理目标	护理措施	评价
3 月 12 日	知识缺乏	(1) 缺乏 HIPEC 相关知识。 (2) 缺乏胃癌围手术期相关知识。 (3) 不熟悉获取信息的途径,无法高效地获得信息。	(1) 患者了解 HIPEC 相关知识。 (2) 患者对疾病发展及预后全面了解,对疾病治疗效果有信心。 (3) 患者能进行自我观察,了解各项检查指标的意义。	(1) 评估患者对疾病的了解程度及接受知识的能力,向患者及家属讲解疾病相关知识及术后护理措施。 (2) 使用不同途径的宣教方式,对患者和家属展开宣教。	3 月 16 日 15:00 患者了解有关疾病治疗方面的知识及术后注意事项,对战胜疾病有信心。
3 月 15 日	焦虑	与患者对疾病预后缺乏信心有关。	患者焦虑减轻。	(1) 理解、关心和安慰患者及家属,缓解其焦虑情绪。 (2) 向患者讲解手术预期结果,积极回答患者的疑问。	患者安心接受治疗,情绪和心理状态稳定。
3 月 17 日	疼痛	与手术切口有关,患者主诉疼痛,VAS 评分为 6 分。	患者 VAS 评分降至 2 分。	(1) 评估患者疼痛的性质、部位、持续时间。 (2) 密切观察患者有无因疼痛而出现面色、心率、呼吸、血压的异常变化。 (3) 指导患者放松的技巧。 (4) 遵医嘱使用镇痛药物。	3 月 17 日 23:00 患者 VAS 评分降至 1 分。
3 月 18 日	有感染的危险	与手术有关,患者浅表切口出现红、肿、热、痛,有渗液和脓液,C 反应蛋白 88 mg/L↑。	患者出院前未发生感染。	(1) 更换敷料时遵循无菌操作原则。 (2) 监测患者体温,妥善固定各种引流管,保持引流通畅,注意观察引流液的颜色、量和性质。 (3) 确保患者营养摄入充足。	患者出院时体温 36.3℃,引流液培养:细菌培养两天未生长;真菌培养报告显示未见真菌生长,患者未发生感染。

日期	护理诊断	诊断依据	护理目标	护理措施	评价
				(4) 遵医嘱使用抗生素,并观察疗效。	
3月18日	营养失调:低于机体需要量	(1) 与术后禁食、术后饮食摄入减少、手术创伤有关。(2) 患者体重减轻,实验室检查示:血红蛋白、白蛋白指标下降。	患者白蛋白>30 g/L,体重未明显下降。	(1) 动态评估患者的营养状态,监测相关实验室指标。每周测量患者的体重并记录BMI,评估患者的营养风险。(2) 依据营养不良五阶梯原则逐步开放饮食,根据患者的营养状态动态调整饮食计划。(3) 评估患者的吞咽功能,保证足够的能量、维生素及微量元素的摄入。	出院时,患者体重下降 2 kg,住院期间白蛋白≥30 g/L。
3月18日	清理呼吸道无效	与手术方式、既往吸烟史有关,患者出现咳嗽、咳痰无力。	患者能有效咳嗽、咳痰,SaO_2维持在96%~100%。	(1) 保持室内空气新鲜,每日通风。(2) 协助患者翻身、拍背,鼓励患者有效咳嗽、咳痰。(3) 做好口腔护理,及时清理口腔分泌物。	患者痰液可自行咳出,SaO_2 100%。
3月19日	便秘	(1) 与手术创伤(术中二氧化碳气腹的建立)等有关。(2) 与术前肠道准备、术后营养摄入减少有关。	患者可自行解便。	(1) 鼓励患者多吃富含纤维素的食物。(2) 鼓励患者在床上可适当活动,指导其进行腹部按摩。(3) 必要时遵医嘱使用缓泻剂。	患者自行解便一次。
3月20日	疼痛	与进行床旁 HIPEC 治疗有关。	患者疼痛评分降至 1 分。	(1) 评估疼痛的部位、程度。(2) 给予体位护理,治疗过程中患者取低半卧位。(3) 遵医嘱使用镇痛药物,并观察疗效。	床旁 HIPEC 治疗结束后,患者疼痛评分为 1 分。
3月20日	体温过高	与进行床旁 HIPEC 灌注液温度(43.5℃)和治疗持续时间(90 min)有关。	患者体温维持在正常范围内。	(1) 治疗过程中密切观察患者的生命体征。(2) 根据医嘱补充液体,维持体液平衡。(3) 首选物理降温方法。	患者在治疗期间体温最高达38.1℃,治疗结束后 2 h,患者体温为 37.1℃。
3月20日	睡眠型态紊乱	与环境改变、经历 HIPEC 治疗有关。	患者入睡时间>4 h。	(1) 保持夜间病室安静,集中护理操作,为患者营造良好的睡眠环境。(2) 提供促进患者睡眠的护理措施,必要时,遵医嘱给予患者促进睡眠的药物。	患者主诉夜间睡眠情况尚可,睡眠时间 5 h。

（续表）

日期	护理诊断	诊断依据	护理目标	护理措施	评价
3月21日	潜在并发症：深静脉血栓	VTE风险评分（Caprini评分表）提示血栓形成风险分级为高危。	患者住院期间未发生深静脉血栓。	（1）使用Caprini评分表对患者进行深静脉血栓风险评估，根据评估结果予以患者药物治疗、机械预防、综合护理。（2）严密观察深静脉血栓形成的先兆症状，观察患者下肢有无肿胀、动脉搏动情况、皮肤颜色及温度情况，询问患者下肢有无疼痛、酸胀，必要时测量患者双侧大腿围。（3）鼓励患者行早期床上功能锻炼。（4）定期监测患者DIC指标、D-二聚体检测结果。（5）必要时进行下肢静脉超声检查。	患者住院期间未发生深静脉血栓。
3月21日	有皮肤完整性受损的危险	与患者长期卧床有关。	患者住院期间无压力性损伤发生。	（1）每班评估患者压力性损伤的发生风险与皮肤状况。（2）保持患者皮肤清洁、干燥，注意避免因引流管等医疗器械造成的皮肤受压。（3）嘱患者增加对营养物质的摄入，从而保持良好的营养状况。	患者住院期间皮肤无压力性损伤发生。
3月22日	活动无耐力	与疾病和治疗有关，患者日常生活活动能力评分为25分。	患者可主动活动四肢关节，自行刷牙、洗脸。	（1）嘱患者卧床休息，做自己力所能及的活动。（2）对患者进行住院安全宣教，以防因活动无耐力发生跌倒、坠床等意外事件。（3）确保患者拥有充足的睡眠。（4）加强巡视，及时为患者提供相应的帮助。	患者日常生活活动能力增强，可自行刷牙、洗脸。
3月25日	知识缺乏	与出院相关知识缺乏有关。	患者及家属了解出院办理流程、出院后注意事项、随访时间。	（1）告知患者及家属出院办理流程和需要准备的证件，给予相关出院资料。（2）嘱患者出院后定期门诊随访，告知其专家门诊的时间，并帮助患者做好首次随访的预约。（3）告知患者饮食方面的注意事项。	患者了解出院办理流程、出院后注意事项、随访时间。

▌四、护理记录

本例患者的护理记录,如表13-2所示。

表 13-2 患者护理记录表

日期	时间	护 理 记 录
3月12日	8:30	**A(评估):**患者因"胃恶性肿瘤"首次入院,不了解疾病相关知识。 ♯1P(诊断):知识缺乏。 **I(措施):** (1) 向患者和家属介绍病房环境、陪护制度、生活设施、病房作息、查房制度、护士长和责任护士等,做好入院宣教。 (2) 开展健康宣教活动,将健康宣教知识做成宣传手册或整理成卡片等资料分发给患者和家属进行学习。 (3) 耐心解答患者的疑问,耐心倾听主诉。 **O(结果):** 3月12日10:30评价:患者熟悉病房环境,了解疾病相关知识,能够配合治疗和护理。
3月15日	14:00	**A(评估):**患者担心自己的疾病情况,反复询问。 ♯1P(诊断):焦虑。 **I(措施):** (1) 告知患者和家属有关疾病和治疗的相关知识。 (2) 鼓励患者和亲属进行通话,给予患者情感支持和关爱。 (3) 解答患者的各种疑问,使患者能积极配合疾病的治疗和护理,并缓解其焦虑情绪。 (4) 鼓励患者说出对疾病的心理和身体上的感受,从生活的各个方面为患者提供帮助,增强患者战胜疾病的信心。 **O(结果):** 3月16日10:00评价:患者能安心接受治疗,心理和情绪状态稳定。
3月17日	21:40	**A(评估):**患者术后 VAS 评分为6分。 ♯1P(诊断):疼痛。 **I(措施):** (1) 遵医嘱给予镇痛药物:哌替啶50 mg肌内注射。 (2) 密切观察患者有无因疼痛引起心律失常等,观察患者面色、心律、呼吸、血压的变化,及时记录。 (3) 向患者解释引起疼痛的原因,指导患者避免疼痛的诱发因素。 (4) 术中采取患者自控镇痛可以更好地管理患者的疼痛,允许患者根据自身的痛感适当调节镇痛药的用量。可以提高疼痛控制的效果,而且还可减少药物不良反应的发生风险。 **O(结果):** 3月17日23:00评价:患者 VAS 评分为1分,疼痛缓解,生命体征稳定。
3月18日	10:00	**A(评估):**患者浅表切口出现红、肿、热、痛,有渗液、脓液,C 反应蛋白 88 mg/L↑。 ♯1P(诊断):有感染的危险。 **I(措施):** (1) 密切观察切口渗血、渗液情况。 (2) 监测患者病情,如有无腹痛、发热等。关注患者的相关实验室指标,如白细胞等。 (3) 及时更换敷料,注意无菌操作。 (4) 妥善固定各种引流管,保持引流畅通,注意观察引流液的颜色、性质、量。若引流

(续表)

日 期	时 间	护 理 记 录
		液混浊或呈脓性,须考虑吻合口瘘或继发感染的可能,应及时通知医生并协助处理。 (5) 遵医嘱合理应用抗生素,并评估疗效。 **O(结果):** 3月25日16:00 评价:患者出院时体温为36.3℃;引流液培养:细菌培养两天未生长;真菌培养报告显示未见真菌生长,患者未发生感染。 **A(评估):**患者体重减轻,实验室检查示:血红蛋白和白蛋白指标下降。NRS 2002 评分为4分。 ♯2P(诊断):营养失调:低于机体需要量。 **I(措施):** (1) 动态评估患者的营养状态,监测患者白蛋白、前白蛋白等实验室指标。每周一测量患者体重,记录BMI,进行营养风险评估。 (2) 在患者术后早期禁食期间,给予肠外营养支持,由静脉及时补充营养物质,维持水、电解质平衡,必要时输注人血白蛋白,以保证机体的需要。待患者排气后予以流质、半流质饮食,然后逐渐过渡至正常饮食。 (3) 观察患者有无进食后不良反应,如腹胀、腹泻、排便困难等情况,重视患者的主诉,观察患者进食时吞咽情况,有无呛咳等。 **O(结果):** 3月25日15:00 评价:患者体重下降2 kg,住院期间白蛋白≥30 g/L,NRS 2002 评分<3分。 **A(评估):**患者主诉咳不出痰。 ♯3P(诊断):清理呼吸道无效。 **I(措施):** (1) 协助患者翻身、拍背。拍背时,手掌呈杯状,拇指紧贴其他四指,保持关节不动,肘关节带动手掌,平稳拍背,由下到上,由外到里,沿着脊柱两侧,轻敲1~3 min,鼓励患者咳痰。 (2) 指导患者有效咳嗽,深吸气后屏住2~3 s,然后再用力咳出。 (3) 遵医嘱予以床旁雾化吸入和湿化吸氧,以防痰液干燥。 (4) 遵医嘱给予患者化痰祛痰药。 (5) 帮助患者做好口腔护理,及时清理口腔分泌物。 **O(结果):** 3月19日10:00 评价:患者痰液可自行咳出,SaO₂ 100%。
3月19日	14:00	**A(评估):**患者主诉腹胀、便秘。 ♯1P(诊断):便秘。 **I(措施):** (1) 鼓励患者多吃富含纤维素的食物。 (2) 在患者进食流质饮食时,若无限量要求,则鼓励患者多饮水或汤、橙汁等。 (3) 鼓励患者在床上适当活动肢体,腹部按摩,以刺激肠蠕动,促进排气、排便。 (4) 在患者排便期间,注意保护患者的隐私,为患者提供安全、隐蔽的解便环境,避免外界干扰。 (5) 告知患者勿用力排便,以免增加腹内压引起出血。 (6) 必要时遵医嘱使用开塞露等肠道润滑剂或口服杜密克。 **O(结果):** 3月19日20:00 评价:患者自行解便一次。

日期	时间	护 理 记 录
3月20日	11:30	**A(评估)**:床旁 HIPEC 治疗时,患者 R 由 15 次/min 增加到 26 次/min,HR 由 73 次/min 增加到 102 次/min;患者主诉疼痛,VAS 评分为 6 分。 ♯1P(诊断):疼痛。 **I(措施)**: (1) 评估疼痛特征:程度、部位、频率、性质。 (2) 进行体位护理,患者在治疗过程中取低半卧位,以保持腹肌松弛,减轻切口张力,减轻疼痛。 (3) 利用视觉模拟评分法评估患者的疼痛强度,0 表示无痛,10 表示极度痛苦。实施个体化的疼痛管理计划,并根据患者的病情和疼痛程度调整镇痛药的种类和剂量。 (4) 遵医嘱使用镇痛药物:哌替啶 1 支(肌内注射)、异丙嗪 1 支(肌内注射)。 **O(结果)**: 3 月 20 日 14:00 评价:患者主诉疼痛缓解,VAS 评分为 1 分,生命体征趋于正常。 **A(评估)**:患者体温最高达 38.1℃,床旁 HIPEC 灌注液温度为 43.5℃,持续时间为 90 min。 ♯2P(诊断):体温过高。 **I(措施)**: (1) 治疗过程中密切观察患者体温、脉搏、呼吸的变化。 (2) 注意观察发热规律及伴随症状。在患者大量出汗、退热时,应密切观察有无虚脱现象,及时更换汗湿的衣服、床单位。 (3) 根据医嘱给予 500 ml 乳酸钠林格液静脉滴注,保持体液平衡。 (4) 必要时予以物理降温,如使用冰袋、冰帽,提高患者舒适度。 (5) 注意患者的心理变化,及时予以心理疏导,使患者保持心情愉快,处于接受治疗和护理的最佳状态。 **O(结果)**: 3 月 20 日 14:00 评价:患者治疗结束后 2 h,体温为 37.1℃。 **A(评估)**:患者主诉入睡困难。 ♯3P(诊断):睡眠型态紊乱。 **I(措施)**: (1) 保持病室安静,为患者营造良好的睡眠环境。 (2) 协助患者尽可能建立与病前相仿的较为规律的作息时间。 (3) 集中护理操作,减少对患者睡眠的干扰。 (4) 提供促进患者睡眠的护理措施,如舒适的体位、舒缓的音乐等。 (5) 必要时,遵医嘱给予促进患者睡眠的药物。 **O(结果)**: 3 月 21 日 8:00 评价:患者主诉夜间睡眠情况尚可,睡眠时间为 5 h。
3月21日	8:00	**A(评估)**:VTE 风险评分提示血栓形成风险分级为高危。 ♯1P(诊断):潜在并发症:深静脉血栓。 **I(措施)**: (1) 严密观察深静脉血栓形成的先兆症状,观察患者下肢有无肿胀、动脉搏动情况、皮肤颜色及温度情况,询问患者下肢有无疼痛、酸胀,必要时测量患者双侧大腿围。 (2) 对患者及主要照护者进行健康教育,向其介绍静脉血栓形成的症状与体征。 (3) 对于无机械性预防措施禁忌证的患者,采用静脉加压装置进行机械性预防,或使用分级加压弹力袜。 (4) HIPEC 治疗后指导患者活动肢体、更换体位,若患者一般状态稳定,应鼓励其早期下床活动。

(续表)

日期	时间	护 理 记 录
		(5) 鼓励患者积极配合治疗和护理。遵医嘱准确使用抗凝药物,保证抗凝药物的剂量、用法及持续时间的精确。使用抗凝药物皮下注射时,应注意更换注射部位,防止出现硬结。 (6) 指导患者进行踝泵运动:责任护士协助患者取平卧位,双下肢保持伸直放松状态,缓慢勾起脚尖至最大限度,维持 5 s 后放松,而后向下慢速下压脚尖至最大限度,维持 5 s 后放松,每次 3～5 min,每天 3～4 次。 **O(结果):** 3 月 25 日 11:00 评价:患者了解疾病相关知识,配合治疗和护理,患者住院期间实验室检验指标和影像学检查结果正常,未发生深静脉血栓。 **A(评估):**早晨交班时发现患者尾骶部发红。Braden 量表评分为 13 分,提示压疮发生风险为中风险。 ♯2P(诊断):有皮肤完整性受损的危险。 **I(措施):** (1) 每班护士评估患者的皮肤状况。 (2) 使患者维持足够的液体摄入以保持体内充分的水分。 (3) 每 2 h 协助一次患者翻身、拍背,避免局部皮肤长期受压;必要时予以防护敷贴应用。 (4) 密切观察患者受压部位的皮肤情况,若皮肤受压发红情况在翻身后 1 h 仍未消失时,须增加翻身次数。 (5) 鼓励患者在床上主动活动四肢;在病情允许的情况下,鼓励患者下床活动。 (6) 协助患者翻身时避免拖、拉、拽等动作,防止皮肤擦伤。 (7) 避免对皮肤造成刺激,保持床铺平整、清洁、干燥、无皱褶、无渣屑。 (8) 使患者增加对营养物质的摄入,从而保持良好的营养状况。 **O(结果):** 3 月 22 日 8:00 评价:Braden 评估为 16 分;3 月 25 日 10:00 评价:患者出院前未发生压力性损伤。
3 月 22 日	9:00	**A(评估):**患者主诉四肢无力。 ♯1P(诊断):活动无耐力。 **I(措施):** (1) 嘱患者卧床休息,做力所能及的活动。 (2) 对患者进行住院安全宣教,以防因活动无耐力发生跌倒、坠床等意外事件。 (3) 保证患者有充足的睡眠与休息。 (4) 当患者在活动后出现呼吸加快或呼吸困难,脉搏过快或在活动停止 3 min 后仍未恢复,血压有异常改变,胸痛、眩晕或精神恍惚等反应,则应停止活动,并以此作为限制最大活动量的指征,并告知患者本人。 **O(结果):** 3 月 22 日 20:00 评价:患者日常生活能力增强,可自行刷牙、洗脸。
3 月 25 日	14:00	**A(评估):**患者不知晓出院流程及出院后相关注意事项。 ♯1P(诊断):知识缺乏。 **I(措施):** (1) 告知患者及家属出院办理流程及需要准备的证件,给予相关出院资料。 (2) 嘱患者出院后定期门诊随访,告知其专家门诊的时间,并帮助患者做好首次随访的预约。 (3) 告知患者注意饮食调理:细嚼慢咽,促进消化,少食多餐;合理补充营养素,提高维生素的获取量;进食富含优质蛋白质的食物;禁止吸烟、饮酒;避免进食腌制食物、

日期	时间	护理记录
		辛辣刺激食物等。 (4)告知患者拆线时间、地点。 **O(结果):** 3月25日16:00评价:患者了解出院办理流程、出院后注意事项及随访时间。

五、胃癌合并腹膜转移护理关键点和护理技术

(一)护理关键点

1. 评估

1)术前评估

(1)评估起病时间、吞咽功能、腹部疼痛症状、有无腹胀或呕吐、有无呕血或黑便、有无消瘦或贫血、原发病治疗用药情况、既往病史等。

(2)评估患者的生命体征、饮食情况、营养状况、睡眠状况、排便情况、手术部位皮肤情况等。

(3)了解患者对疾病和手术的认知程度及心理精神状态。

(4)了解实验室检查结果,如血常规、电解质、凝血功能等。

2)术后评估

(1)了解麻醉方式、手术方式及术中情况。

(2)观察患者的意识状态、生命体征及病情变化,观察伤口敷料有无渗出,引流管的类型、位置,引流管是否通畅,引流液的颜色、性质、量,以及皮肤受压情况等。

(3)观察患者有无疼痛、发热、恶心、呕吐、腹胀等常见的术后不良反应,并遵医嘱予以处理。

2. 病情观察

(1)术前:严密观察患者体温、脉搏、呼吸、血压、营养状况、意识状态等的变化;观察腹部体征及有无活动性出血;观察服用的药物疗效及不良反应。

(2)术后:严密观察患者体温、脉搏、呼吸、血压、氧饱和度、意识状态等的变化;观察伤口敷料有无渗出,引流管的类型、位置,引流管是否通畅,引流液的颜色、性质、量,以及皮肤受压情况等;观察患者有无疼痛、发热、恶心、呕吐、腹胀等。

3. 健康指导

1)疾病知识宣教 向患者降解疾病相关知识及治疗方式。胃癌是起源于胃黏膜上皮的恶性肿瘤,可能与地域环境、饮食因素、幽门螺杆菌感染、遗传因素等有关。治疗方式主要有根治性手术、姑息性手术与新辅助化疗等。

2)检查注意事项及手术配合

(1)告知患者空腹验血、胃镜检查、CT检查的禁食要求,以及进行肠镜检查的肠道准备要求。

(2)告知患者手术前应戒烟,吸烟的刺激会导致气管内的分泌物增加,痰液增多,使术

中、术后易发生痰液阻塞所导致的窒息。

（3）术前嘱患者注意保暖，避免受寒，防止发生呼吸系统感染。

（4）术前训练患者学会在床上使用便器进行排尿、排便，以适应较长时间的卧床生活，并可减少尿潴留的发生，避免留置导尿管。

（5）术前教会患者有效咳嗽的方法。由于麻醉因素等刺激，可使呼吸道分泌物增加，易导致咳嗽，而剧烈咳嗽会导致切口疼痛，因而患者可能会有痰不敢咳。若痰液不能及时排出，又会导致肺部并发症的发生。

（6）心理调整：告知患者术前应保持情绪稳定，消除思想顾虑，要正确认识疾病，建立战胜疾病的信心。过度紧张会导致内分泌失调，影响睡眠、饮食，不利于手术的进行和术后的身体恢复。

3）用药指导　向患者讲解其所使用的药物名称、作用及用药注意事项。

4）康复指导

（1）术前饮食：鼓励患者进食无渣饮食。

（2）术后饮食：①一般待肛门排气、胃管拔除后，遵医嘱可少量饮水，每次 2～3 汤匙，每 1～2 h 饮水 1 次。②饮水后无不适者第二天可遵医嘱行半量流质饮食，每次 50 ml 左右。③进食半量流质饮食后无不适者，第二天可遵医嘱行全量流质饮食，每次 100 ml，忌食奶制品及甜食等易胀气食物。④术后第 5～7 天进食半流质饮食，如粥、烂糊面、小馄饨等。⑤术后第 10～14 天进软食，可进食高蛋白、高热量食物，如瘦猪肉、牛肉、鸡蛋、鱼等，以促进组织修复。多食富含维生素的蔬菜、水果及一些有助于抗癌的食品，忌生硬、辛辣、油炸类食物。术后应少食多餐，细嚼慢咽，进食时心理上处于平静状态。

（3）活动：①入院后患者应注意休息，不要随便外出活动，避免交叉感染。②术后待患者神志清醒、生命体征平稳后，可以适当摇高床头或在他人协助下取半卧位，并主动或被动进行肢体活动。术后早期鼓励和协助患者进行床上翻身。③术后鼓励患者进行适量的床旁活动，应循序渐进，不可操之过急。若身体恢复良好，可逐步加大运动量。活动过程中如出现明显不适，应及时停止活动，并通知护士。

4. 出院健康指导

（1）保持心情舒畅，适当活动，避免劳累及受凉。

（2）饮食：①定量、适量饮食，宜清淡饮食，忌摄入过甜的食物，避免进食刺激性食物。②多食新鲜蔬菜、水果，不食易胀气及油脂类食物。③餐后休息 30 min 再活动，进食后卧床 0.5～1 h 可预防倾倒综合征。④少食多餐：出院后每日 5～6 餐，每餐 3 分饱左右，至 6～8 个月后恢复至每日 3 餐，每餐 5 分饱左右，1 年后接近正常饮食。

（3）遵医嘱服用助消化剂及抗贫血药物。

（4）保持大便通畅，并观察有无黑便、血便，发现异常时应及时到门诊或急诊就医。

（5）出现腹痛、反酸、嗳气、恶心、呕吐的患者应及时检查，及时治疗。

（二）护理技术

1. 下肢深静脉血栓预防护理技术

癌症相关性静脉血栓栓塞症（VTE）包括深静脉血栓、肺栓塞和中心静脉导管相关静脉血栓栓塞。肺栓塞是以各种栓子阻塞肺动脉或其分支为发病原因的一组疾病或临床综合征，肺栓塞的血栓主要来源于下肢深静脉血栓。VTE 风险评估及处理流程见图 13-2。

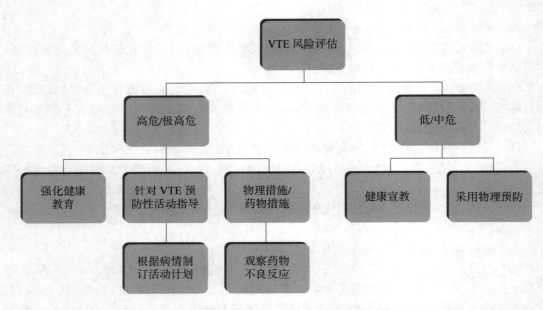

图 13-2　静脉血栓栓塞症(VTE)风险评估及处理流程

1) 下肢抗血栓压力泵操作技术

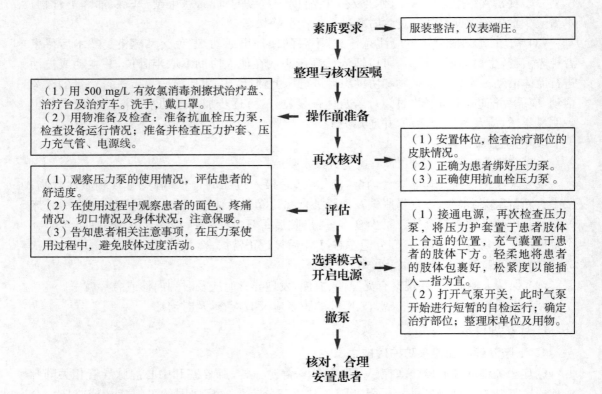

（1）用500 mg/L有效氯消毒剂擦拭治疗盘、治疗台及治疗车。洗手，脱口罩。
（2）向患者解释停止使用的原因。
（3）关闭机器开关，解开压力护套，拔下电源线，撤离机器；协助患者取舒适卧位，整理床单位。

用物处理

记录

2）穿脱弹力袜操作技术

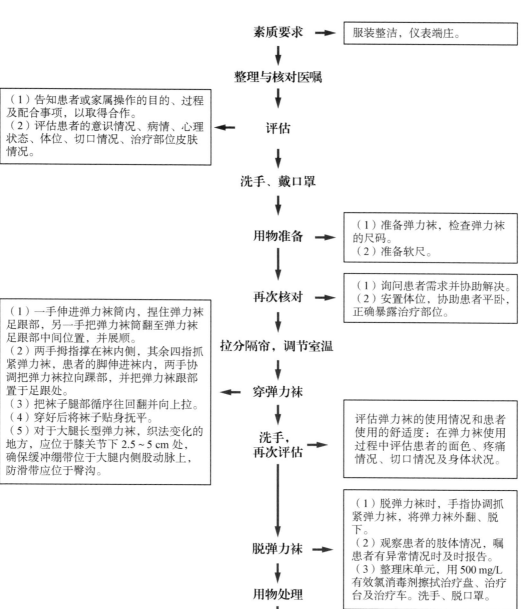

素质要求 ➡ 服装整洁，仪表端庄。

整理与核对医嘱

（1）告知患者或家属操作的目的、过程及配合事项，以取得合作。
（2）评估患者的意识情况、病情、心理状态、体位、切口情况、治疗部位皮肤情况。

评估

洗手、戴口罩

用物准备 ➡ （1）准备弹力袜，检查弹力袜的尺码。
（2）准备软尺。

再次核对 ➡ （1）询问患者需求并协助解决。
（2）安置体位，协助患者平卧，正确暴露治疗部位。

（1）一手伸进弹力袜筒内，捏住弹力袜足跟部，另一手把弹力袜筒翻至弹力袜足跟部中间位置，并展顺。
（2）两手拇指撑在袜内侧，其余四指抓紧弹力袜，患者的脚伸进袜内，两手协调把弹力袜拉向踝部，并把弹力袜跟部置于足跟处。
（3）把袜子腿部循序往回翻并向上拉。
（4）穿好后将袜子贴身抚平。
（5）对于大腿长型弹力袜，织法变化的地方，应位于膝关节下2.5～5 cm处，确保缓冲绷带位于大腿内侧股动脉上，防滑带应位于臀沟。

拉分隔帘，调节室温

穿弹力袜

洗手，再次评估 ➡ 评估弹力袜的使用情况和患者使用的舒适度：在弹力袜使用过程中评估患者的面色、疼痛情况、切口情况及身体状况。

脱弹力袜 ➡ （1）脱弹力袜时，手指协调抓紧弹力袜，将弹力袜外翻、脱下。
（2）观察患者的肢体情况，嘱患者有异常情况时及时报告。
（3）整理床单元，用500 mg/L有效氯消毒剂擦拭治疗盘、治疗台及治疗车。洗手、脱口罩。

用物处理

记录结束时间

2. 床旁腹腔热灌注化疗护理技术

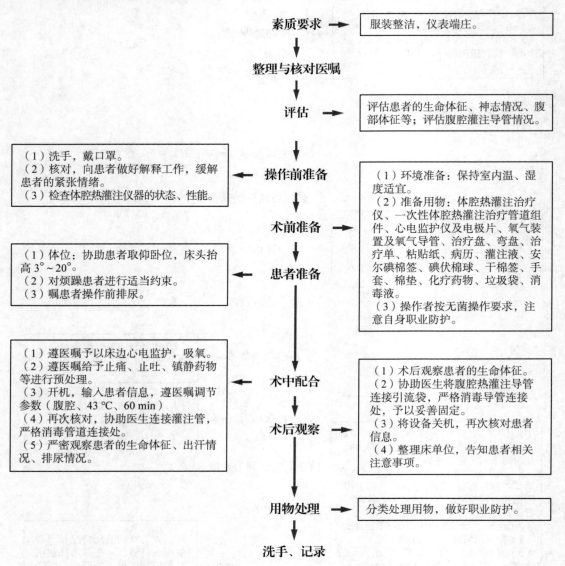

素质要求 → 服装整洁,仪表端庄。

整理与核对医嘱

评估 → 评估患者的生命体征、神志情况、腹部体征等;评估腹腔灌注导管情况。

（1）洗手,戴口罩。
（2）核对,向患者做好解释工作,缓解患者的紧张情绪。
（3）检查体腔热灌注仪器的状态、性能。

→ **操作前准备**

术前准备 → （1）环境准备:保持室内温、湿度适宜。
（2）准备用物:体腔热灌注治疗仪、一次性体腔热灌注治疗管道组件、心电监护仪及电极片、氧气装置及氧气导管、治疗盘、弯盘、治疗单、粘贴纸、病历、灌注液、安尔碘棉签、碘伏棉球、干棉签、手套、棉垫、化疗药物、垃圾袋、消毒液。
（3）操作者按无菌操作要求,注意自身职业防护。

（1）体位:协助患者取仰卧位,床头抬高3°~20°。
（2）对烦躁患者进行适当约束。
（3）嘱患者操作前排尿。

→ **患者准备**

（1）遵医嘱予以床边心电监护,吸氧。
（2）遵医嘱给予止痛、止吐、镇静药物等进行预处理。
（3）开机,输入患者信息,遵医嘱调节参数(腹腔、43℃、60 min)。
（4）再次核对,协助医生连接灌注管,严格消毒管道连接处。
（5）严密观察患者的生命体征、出汗情况、排尿情况。

→ **术中配合**

术后观察 → （1）术后观察患者的生命体征。
（2）协助医生将腹腔热灌注导管连接引流袋,严格消毒导管连接处,予以妥善固定。
（3）将设备关机,再次核对患者信息。
（4）整理床单位,告知患者相关注意事项。

用物处理 → 分类处理用物,做好职业防护。

洗手、记录

六、腹腔热灌注化疗相关知识

(一) 概念

腹腔热灌注化疗(HIPEC)是近年来一种新兴的腹腔恶性肿瘤辅助治疗手段,是指将含有化疗药物的灌注液精准恒温,循环灌注,充盈腹腔并维持一段时间,预防和治疗肿瘤的腹膜种植转移。随着现在生物技术的发展和大量 HIPEC 临床应用带来的技术要求,HIPEC 在理论和技术上要求精准化和规范化,包含了三大精准新理念:精准定位、精准控温、精准清除。目的是彻底清除游离癌细胞和临床病灶,实现 HIPEC 技术安全有效的最大化。

自 1980 年 Spratt 等首次报道 HIPEC 以来，国内外学者对其技术方法进行了不断的探索，从简单的灌注液加热后直接灌入法，逐渐演变为目前精准的腹腔热灌注化疗技术方法，其设备得到了不断创新和改进，HIPEC 已经成为成熟的临床应用技术。

（二）HIPEC 的适应证

HIPEC 的适应证为：①胃癌、结直肠癌、胆管癌、胰腺癌、卵巢癌、子宫内膜癌等恶性肿瘤腹膜转移。②腹膜假性黏液瘤。③腹膜恶性间皮瘤。④癌性腹水。⑤已侵及浆膜的进展期胃癌、结直肠癌、胆管癌根治手术后预防腹膜种植转移。

（三）HIPEC 的禁忌证

HIPEC 的禁忌证为：①各种原因所致腹腔内广泛粘连。②吻合口存在水肿、缺血、张力等愈合不良因素。③完全肠梗阻。④明显肝肾功能不全。⑤合并骨髓抑制，外周血白细胞、血小板低下。⑥严重心血管系统病变。⑦感染性疾病，尤其是严重腹腔感染。⑧出血倾向或者凝血功能障碍。⑨生命体征不稳定。⑩恶病质。

（四）HIPEC 的治疗技术参数

灌注管连接精准腹腔热灌注治疗系统，恒温、恒速、恒量地注入和排出腹腔。HIPEC 灌注液、温度、时间、循环流速等参数设定如下。

（1）灌注液为生理盐水和化疗药物混合液，一般生理盐水用量为 3 000～5 000 ml，灌注液的量以腹腔充盈和循环畅通为原则，化疗药物根据原发肿瘤来选择敏感的药物，剂量参考静脉化疗剂量。

（2）治疗温度设定为 43 ℃。

（3）治疗时间为 60～90 min，根据不同药物选择不同的治疗时间，多数药物的治疗时间为 60 min，多次 HIPEC 时，每次间隔时间为 24 h。

（4）循环流速一般为 300～600 ml/min。

（五）并发症

1. 全身系统性并发症

1）肺部感染　HIPEC 治疗过程中，大量液体进入腹腔，容易导致膈肌的抬高和胸廓的扩张，导致呼吸困难。再加上腹腔灌注化疗药物的刺激，会导致反应性胸腔积液的产生，增加患者肺部感染的发生率。

2）腹腔出血　联合灌注化疗的胃肠肿瘤根治术后发生腹腔出血的可能原因有：①灌注液体冲击，导致线结或血管夹滑脱以及超声刀结扎血管的焦痂脱落。②手术操作过程所导致的周围脏器损伤，术中未能及时处理，灌注过程导致损伤加重而出血。

3）发热　HIPEC 可以通过高温杀伤肿瘤细胞，治疗过程通常持续 1 h。高热的灌注液在杀死腹腔肿瘤细胞的同时，也容易导致患者体温升高，其体温波动范围为 37.5～38.5 ℃。《腹腔热灌注化疗技术临床应用专家共识》对腹腔热灌注化疗的温度标准做了明确规定：温度需控制在 43 ℃，波动＜0.1 ℃；恶性肿瘤在 43 ℃的灌注液持续 1 h 会出现不可逆的损伤，但正常组织却可以耐受 47 ℃持续 1 h。

4）腹膜炎　胃肠道肿瘤术后腹膜炎的病死率高，容易引起肠粘连或肠梗阻等。由于腹腔灌注治疗液在腹腔的进出，因此感染源进入腹腔内的概率增大，腹膜炎的发病率升高。此外，化疗药物的灌注可能诱发药物性腹膜炎。可以通过患者的症状和腹膜刺激征的表现等进行初步诊断。

2. 局部并发症

1) 胃肠道相关并发症

(1) 肠梗阻:肠梗阻是 HIPEC 常见的并发症之一。其临床症状表现为腹痛、腹胀、恶心、呕吐或者停止肛门排气、排便。引起肠梗阻发生的常见原因:①灌注液温度过高;②术中操作损伤肠管浆膜层,造成浆膜表面炎症反应;③腹腔感染或腹膜炎导致肠管间粘连及发生机械性肠梗阻;④患者自身的其他相关疾病。

(2) 胃肠道功能障碍:是 HIPEC 常见的并发症之一。腹腔灌注化疗过程中出现腹胀或腹痛,主要是由于迅速进入腹腔的大量液体的流动、高温及药物高浓度等的刺激。

2) 吻合口相关并发症

(1) 吻合口出血:HIPEC 治疗时应严格控制灌注液的进出速度,避免吻合口出血。当患者引流管引流出鲜血或患者出现呕血时,则需考虑为吻合口出血,此时须及时终止灌注治疗。

(2) 吻合口漏:发生吻合口漏的影响因素有很多,包括吻合口张力过大、局部供血不良、机体自身的原因(如营养状态差、贫血、低蛋白血症等)以及热灌注或灌注化疗的药物对吻合口的刺激。吻合口漏主要的预防措施有:①术中充分游离,减少吻合口张力,保证其血供;②在围手术期充分给予患者营养支持治疗,包括输注白蛋白或血浆;③灌注治疗后充分冲洗。

3) 导管相关性感染

在灌注治疗的过程中,需要密切关注灌注管口周围的皮肤颜色及敷料情况:①若出现皮肤缺血表现,如颜色发黑等,须马上停止治疗并拔除灌注管;②若灌注管口敷料浸湿,应及时更换;③必要时可缝合加固灌注管孔,适当减小腹腔内灌注容量以降低腹压;④若发生感染,及时应用相应的抗菌药物并积极予以换药,避免感染加重导致更严重的并发症。

(六) 腹腔热灌注化疗的护理

1. 床旁 HIPEC 治疗前的护理

(1) 心理护理:了解患者的心理状况,及时消除患者的心理顾虑,使其能够积极配合治疗。

(2) 术前准备:指导患者呼吸功能锻炼、有效咳嗽、咳痰等;指导家属给患者翻身、拍背排痰的方法;遵医嘱予以肠道准备,治疗前禁食、禁水 4~6 h;完善术前相关检查;查看患者的血常规检查结果。

(3) 营养支持:应给予患者高蛋白、高热量、低脂肪、富含维生素的饮食,合并腹水者应低盐饮食。

(4) 准备工作:①用物准备:体腔热灌注治疗仪、一次性体腔热灌注治疗套管、心电监护、吸氧装置、灌注药物、无菌消毒物品、灭菌手套、病历。②操作者准备:按无菌操作要求,注意自身职业防护。③环境准备:保持室内温、湿度适宜,温度为 22~25 ℃。④患者准备:符合 HIPEC 的适应证,遵医嘱于治疗前 30 min 给予患者使用镇静、镇痛药物,患者生命体征平稳,取仰卧位(头抬高 3°~20°),行持续心电监护,吸氧;四条腹腔灌注管予以妥善固定。

2. 床旁 HIPEC 治疗中的护理

(1) 治疗过程中密切监测患者的生命体征、观察曲线变化、灌注液面,如有异常,应及时告知医生。

（2）舒适护理：大部分患者在治疗过程中大汗淋漓、体温升高，可协助患者擦汗、更换湿衣服，必要时增加液体输入。

（3）腹痛、腹胀护理：腹腔充分充盈保持压力，患者可能会有腹痛、腹胀，遵医嘱给予镇静、镇痛类药物，减缓流速、安抚患者、缓解其紧张情绪。

（4）恶心、呕吐护理：及时清理呕吐物，避免发生误吸，遵医嘱使用止吐药物。

（5）注意治疗曲线的变化：若是蓝色出体温度曲线下降，应注意是否堵管。

（6）注意液袋液面的变化：若液面上升，则调大速率或调小出体流量回水阀；若液面下降，则注意是否堵管，解决堵管后再继续治疗。

（7）注意灌注液的颜色：正常呈淡红或淡黄色，如出现鲜红色或有粪水样液，应立即停止治疗并通知医生。

（8）引流管口渗液：注意保护引流管口周围皮肤，避免化疗药物刺激和损伤皮肤。

（9）灌注过程中密切观察患者的表现，及时听取患者的主诉，安抚患者，并嘱咐患者适当地左右侧卧翻身，让药液充分与腹膜接触以增加治疗效果。

3. 床旁HIPEC治疗后的护理

（1）疼痛：及时评估患者的疼痛程度，并做好用药后的评估。

（2）引流管口渗液：如有渗液时，应及时更换敷料，避免药物刺激皮肤，保护引流管口周围皮肤。

（3）发热：监测患者的体温变化，可进行冰敷或温水擦浴，必要时遵医嘱使用药物降温。

（4）恶心、呕吐：及时清理呕吐物，指导患者保持口腔清洁，必要时遵医嘱使用止吐药物。

（5）腹部管理：术后测量腹围变化，指导患者早起锻炼。

（6）血清电解质异常：遵医嘱适当减少或者补充电解质。

（7）骨髓抑制：观察患者有无寒战、牙龈出血、皮下瘀斑等情况。定时检查血常规，如白细胞、血小板偏低，应遵医嘱给予药物治疗。严格执行消毒隔离措施，定期进行空气消毒，防止感染。

（8）引流管护理及拔管：①为避免堵管，置管后应尽早开始灌注治疗，若因特殊原因需要延长引流管留置时间，则灌注管留置时间段内应每日进行冲管。②灌注管应妥善固定，避免拉扯、压迫、扭转及脱出。③若灌注时管口出现渗水，可用干辅料压迫或用蝶形胶布压迫，必要时对管口再次缝合。④最后一次灌注结束后可先行拔除三根灌注管，留一根引流通畅的灌注管，次日拔除。若需延长留置时间，可视具体情况拔除。⑤拔除灌注管时注意灌注管是否完整拔出，拔除后缝合。

4. 出院指导

（1）指导患者保持情绪稳定，正确面对疾病带来的不适。

（2）嘱患者应注意劳逸结合，出院后仍需治疗。

（3）告知患者可根据身体情况进行适当锻炼，以不感到疲劳为宜。

（4）合理的膳食结构：提倡定时、定量、清淡饮食，少食多餐，严禁暴饮、暴食，多食蔬菜、水果，戒烟、酒，不食易引起胀气的或油腻的食物；食物宜温、软、易消化。每日5～7餐，逐渐减少进餐次数并增加每次进餐量，忌食用生、冷、硬及辛辣刺激食物，逐步恢复到正常饮食。

一般坚持半年以上的半流质饮食才能逐渐恢复到正常饮食。

（5）嘱患者注意防寒、保暖，预防呼吸道感染。

（6）嘱患者坚持治疗，定期复查，如出现腹痛、反酸、嗳气、恶心、呕吐等不适，须及时检查，及时治疗。

参考文献

［1］ LYMAN G H, KHORANA A A, KUDERER N M, et al. Venous thromboembolism prophylaxis and treatment in patients with cancer: American Society of Clinical Oncology clinical practice guideline update ［J］. J Clin Oncol, 2013, 31(17): 2189 - 2204.

［2］ 李雁，许洪斌，彭正，等.肿瘤细胞减灭术加腹腔热灌注化疗治疗腹膜假黏液瘤专家共识［J］.中华医学杂志，2019，99(20):1527 - 1535.

［3］ 腹腔热灌注化疗技术临床应用专家协作组.腹腔热灌注化疗技术临床应用专家共识（2016 版）［J］.中华胃肠外科杂志，2016，19(2):121 - 125.

［4］ 中国抗癌协会胃癌专业委员会.胃癌腹膜转移诊治中国专家共识（2023 版）［J］.中华胃肠外科杂志，2023，26(8):717 - 728.

［5］ 韩媛.胃肠恶性肿瘤腹腔热灌注化疗个案管理护理实践模式的构建［D］.广州：广州医科大学，2017.

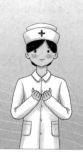

附录 1

成人免疫效应细胞相关性脑病(ICE)评分表

项　目	内　　　容	评分
Ⅰ 定向力(4分)	现在是几月	1
	现在是哪一年	1
	我们现在在哪个城市	1
	我们现在在哪个医院	1
Ⅱ 语言及命名能力(3分)	(出示手表)这个叫什么	1
	(出示钢笔)这个叫什么	1
	跟我重复一句话:"四十只石狮子"	1
Ⅲ 听从命令(1分)	服从简单命令的能力,如展示出 2 个手指,或闭上眼睛并且伸出舌头	1
Ⅳ 书写能力(1分)	能够写一个标准句子,例如:有家人在身边真的很幸福	1
Ⅴ 注意力(1分)	请您算一下 100 减去 10,然后从所得数目里再减去 10,如此一直计算下去。请您每减一次 10 告诉我,直到我说停止为止	1
总分		

神经毒性	1 级	2 级	3 级	4 级
ICE 评分	7～9 分	3～6 分	0～2 分	0 分(患者无法被唤醒且无法参加 ICE 评估)

附录 2

Richmond 躁动-镇静量表(RASS)

分值	状态	表 现
+4	有攻击性	有暴力行为
+3	非常躁动	试着拔出呼吸管、胃管或静脉输液管
+2	躁动焦虑	身体激烈移动,无法配合呼吸机
+1	不安焦虑	焦虑、紧张,但身体只有轻微地移动
0	清醒平静	自然清醒状态
−1	昏昏欲睡	没有完全清醒,但可保持清醒超过 10 s
−2	轻度镇静	无法维持清醒超过 10 s
−3	中度镇静	对声音有反应
−4	重度镇静	对身体刺激有反应
−5	昏迷	对声音及身体刺激都无反应

附录 3

重症监护疼痛观察工具(CPOT)

维度	分值	状态	表现
面部表情	0	放松	无肌肉紧张
	1	紧张	皱眉,眼轮匝肌紧固
	2	痛苦	皱眉,眼轮匝肌紧固,眼睑紧闭
身体运动	0	无运动	完全无运动
	1	保护性运动	缓慢谨慎地运动、触摸或摩擦痛点,通过运动寻求关注
	2	烦躁不安	拽管,试图坐起,捶打,不遵医嘱,撞击床柱,试图下床
肌张力	0	放松	对被动运动无抵抗
	1	紧张,僵硬	对被动运动有抵抗
	2	非常紧张,僵硬	对被动运动有抵抗并不能停止
机械通气的顺应性(与下一个维度二选一)	0	可耐受机械通气或移动	未出现异常报警,机械通气顺畅
	1	呛咳,但可耐受	自主呼吸报警
	2	抵抗机械通气	与呼吸机不同步,抵抗呼吸机,频繁异常报警

（续表）

维度	分值	状态	表现
发声（拔管患者）	0	言语正常或不发声	言语正常或不发声
	1	叹气、呻吟	叹气、呻吟
	2	喊叫，啜泣	喊叫，啜泣

附录 4

肝性脑病 West Haven 分级标准

分级	临床表现
0 级	无可察觉的人格或行为变化 无运动及反射异常
1 级	轻度认知功能障碍（如欣快或抑郁等） 计算能力降低（加法） 注意时间缩短 可引出扑翼样震颤
2 级	倦怠或淡漠 轻度时间和空间定向异常 轻微人格改变（如言语不清、行为错乱等） 计算能力异常（减法） 易引出扑翼样震颤
3 级	嗜睡至半昏迷（对语言刺激有反应） 明显定向障碍 扑翼样震颤有或无法引出
4 级	昏迷 对刺激无反应

索 引

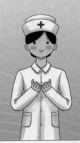